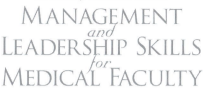

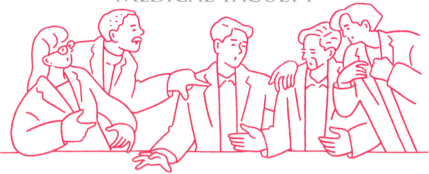

医師として知っておくべき

マネジメントとリーダーシップの鉄則

24の訓え

綿貫 聡
Satoshi Watanuki

高尾義明 [監訳]
Yoshiaki Takao

錦織 宏
Hiroshi Nishigori

丸善出版

Management and Leadership Skills for Medical Faculty
A Practical Handbook

by

Anthony J. Viera and Rob Kramer

Translation from the English language edition:
Management and Leadership Skills for Medical Faculty
A Practical Handbook, edited by Anthony J. Viera and Rob Kramer.
Copyright © Springer International Publishing AG 2016. This Springer imprint is published by Springer Nature. The registered company is Springer International Publishing AG Media. All Rights Reserved.

医学は絶えず変化し続けている科学の一分野である．新しい研究や臨床の経験により我々の知識が広がると，医学・医療にも変化が求められる．本書の著者と出版社は，完全な，そして出版時での標準に一般的に適合している情報を提供するために努力し，信頼できると考えられる情報源によりその内容を確かめている．しかしながら，人の過誤は避けられないことや医科学の変化の可能性から，著者，出版社そして本書の準備と発行に関わっている様々な団体は，本書に収載された情報がすべての点で正確ないし完全であるとは保証しないし，過誤ないし遺漏，そして本書に掲載されている情報を使用したことから生じる結果についての責任は負わない．読者の皆様には本書の情報について他の情報源によって確かめることをお勧めする．とくに，服用する薬等の添付文書を確認し，本書の情報が正しいかどうか，そして推奨用量や投与の禁忌に変更がないかを確かめることをお勧めする．この勧告は新薬や使用頻度の少ない薬についてはとくに重要である．

Japanese edition © 2019 by Maruzen Publishing Co., Ltd., Tokyo.
Japanese translation rights arranged with Springer International Publishing AG Media through Japan UNI Agency, Inc., Tokyo.

Printed in Japan

監訳者序文

　本書『Management and Leadership Skills for Medical Faculty』と出会ったのは，2015年夏にバルセロナで開催された欧州医学教育学会（Association for Medical Education in Europe：AMEE）学術総会でのブックコーナーである．私は幸いにも，錦織宏先生が責任者を務めておられる2015年度の「現場で働く指導医のための医学教育学プログラム―基礎編（Foundation Course for Medical Education：FCME）」に参加し，その中で組織変革における「リーダーシップ＆マネジメント」について高尾義明先生から学ぶ機会を得た．それまでにも臨床現場においてさまざまな課題に直面するたびにリーダーシップ＆マネジメントの必要性を感じることはあったものの，系統的な学習機会をほとんど得られなかった私にとって，高尾先生の講義はまさに「目から鱗」の内容であった．そんな中，さらに学びを深めたいと考えていた私の前に本書が登場した，というわけである．

　一般的に，医師は臨床現場における患者対応や，多職種によるチーム形成，患者安全，経営管理，組織改善，外部環境との対応などにおいて，リーダーシップを発揮する機会とその責任を負う．しかしながら，その方略についてはまったく学習する機会がなく，個々人の経験や自説において管理運営の方針が決められているというのが実情である．卒前/卒後臨床教育の中で，生物医学的な学問について学ぶには多くの時間を割くものの，基本的なリーダーシップの技術を学ぶ機会はなく，あくまで個々人の自主性に任されている．

　海外においても学習機会が少ないことに変わりはないが[1]，このリーダーシップ教育を学会単位などで提供する機会が増えてきている．たとえば，米国内科学会（American College of Physicians：ACP），米国神経学会（American Academy of Neurology：AAN），AMEEなどが，遠隔オンライン学習コースや学術総会期間中に短期の学習コースなどの機会を提供するようになってきた．また，いくつかの卒前カリキュラム，卒後レジデンシーなどにおいても特色ある教育として「リーダーシップ＆マネジメント」を学ぶ機会が提供され始めている[2]．

一方，日本においてもヘルスケアに注力した医療経営学修士（MHA）プログラム，経営学修士（MBA）プログラムの中でリーダーシップに関する学習機会が提供され始めた．また，いくつかの NPO 法人もしくはそれに準じる組織により，臨床現場で働く医師たちへの「リーダーシップ＆マネジメント」に関する学習機会が提供されているが，まだまだ非常に限られたものであることは否めない．

　医療現場においては，「患者アウトカム」「医学教育の質」「財政状況」など，多様な側面でリーダーシップを発揮する必要があり，また効果的なリーダーシップは「医師自身の満足度」や「燃え尽きの予防」「離職率の低下」にもつながるといわれている[3]．現在の日本におけるこれらの医療課題を解決するためにも，今後日本の医療職の中で「リーダーシップ＆マネジメント」を学ぶ機会が提供されることを私は強く望んでおり，本書がそのきっかけの 1 つとなれば幸いである．

　本書の翻訳にあたり，錦織先生，FCME 卒業生をはじめとした日本の臨床医学，医学教育の現場で活躍されている多くの方々の協力をいただいた．また，この分野に習熟の浅い私にとって，経営組織論の専門家である高尾先生には数多くのアドバイスをいただき，本書の翻訳の質の向上において多大な貢献をいただいた．刊行にあたっては，丸善出版（株）の堀内志保氏，程田靖弘氏に多大なサポートをいただいた．そして最後に，私の日々を支えてくれている家族，職場の方々，皆さんの協力なしにこの書籍の翻訳は成しえなかった．この場を借りて感謝を申し上げたい．

2019 年 5 月吉日

監訳者を代表して
綿貫　聡

引用文献

1) Most Doctors Have Little or No Management Training, and That's a Problem. Harvard Business Review december 15 2017（https://hbr.org/2017/12/most-doctors-have-little-or-no-management-training-and-thats-a-problem）
2) Why Doctors Need Leadership Training. Harvard Business Review october 17 2018（https://hbr.org/2018/10/why-doctors-need-leadership-training）
3) Shanafelt TD, Gorringe G, Menaker R, et al. Impact of organizational leadership on physician burnout and satisfaction. Mayo Clin Proc 2015; 90: 432-40.

監訳者一覧

綿貫　　聡
東京都立多摩総合医療センター救急・総合診療センター　医長
2006年東京慈恵会医科大学医学部医学科卒業．東京都立府中病院（現；東京都立多摩総合医療センター）初期臨床研修医，2008年同院救急総合診療コース後期臨床研修医，2011年同院リウマチ膠原病科後期研修医を経て，2016年より現職．

高尾　義明
首都大学東京大学院経営学研究科経営学専攻　教授
1991年京都大学教育学部教育社会学専攻卒業．京都大学大学院経済学研究科修士課程・博士課程．九州国際大学経済学部専任講師，流通科学大学情報学部専任講師・助教授，2007年首都大学東京大学院社会科学研究科経営学専攻准教授を経て，2009年より現職．2008〜2014年京都大学経営管理大学院京セラ経営哲学寄附講座客員准教授・客員教授．2015年米国カリフォルニア大学バークレー校客員研究員．2015年より京都大学大学院医学研究科医学教育推進センター客員研究員．経済学博士（京都大学）．組織学会評議員，社会・経済システム学会理事，経営哲学学会理事など．

錦織　　宏
名古屋大学大学院医学系研究科総合医学教育センター　教授
京都大学大学院医学研究科医学教育・国際化推進センター　特命教授
1998年名古屋大学医学部医学科卒業．市立舞鶴市民病院内科，2001年名古屋大学医学部附属病院第3内科，2002年愛知厚生連海南病院内科，2004年名古屋大学大学院医学系研究科総合診療医学博士課程，2005年英国オックスフォード大学，2006年英国ダンディー大学医学教育学修士課程，2007年東京大学医学教育国際協力研究センター，2012年京都大学大学院医学研究科医学教育推進センター准教授を経て，2019年より現職．医学教育学修士，医学博士，日本内科学会認定総合内科専門医．

訳者一覧

石原　　慎	藤田医科大学地域医療学　教授	
井津井　康浩	東京医科歯科大学消化器内科（総合教育研修センター）講師	
糸島　　尚	済生会熊本病院消化器病センター　主任医員	
井上　和興	鳥取大学医学部地域医療学講座　講師	
越後谷　良介	倉敷中央病院救急科　医長	
木村　武司	京都大学大学院医学系研究科医学教育・国際化推進センター　博士課程	
桐ケ谷　大淳	宮崎大学医学部地域医療・総合診療医学講座　助教	
古結　英樹	宮崎大学医学部感覚運動医学講座皮膚科学分野	
後藤　　淳	済生会横浜市東部病院脳神経センター　センター長	
近藤　　猛	名古屋大学医学部附属病院卒後臨床研修・キャリア形成支援センター　病院助教	
島袋　　彰	関東労災病院救急総合診療科	
田中　淳一	東北大学病院総合地域医療教育支援部　助教	
鉄原　健一	国立成育医療研究センター総合診療部救急診療科　医員	
中西　貴大	練馬光が丘病院総合診療科・救急集中治療科	
林　　幹雄	東京大学大学院医学系研究科医学教育国際研究センター医学教育学部門	
肥田　侯矢	京都大学医学部附属病院総合臨床教育・研修センター　助教（院内講師）	
廣澤　孝信	獨協医科大学病院総合診療科　助教	
藤原　広臨	京都大学医学部附属病院総合臨床教育・研修センター　助教	
溝辺　倫子	東京ベイ浦安市川医療センター救急集中治療科　医長	
安水　大介	大阪市立大学医学部第2外科・心臓血管外科	
山本　　憲	京都大学医学部附属病院総合臨床教育・研修センター　助教	
綿貫　　聡	東京都立多摩総合医療センター救急・総合診療センター　医長	

（五十音順，2019年3月現在）

原書序文：なぜ今リーダーシップが求められているのか？

Foreword：Why Lead Now?

───────◆───────

　このユニークな書籍は，医学において効率的で効果的なリーダーとなることを目指す医学部教員に対して，アカデミック・メディカルセンター（訳注：日本でいう臨床研修病院）内外から，得難い教訓を提供するものである．本書は，読者が「どのように」障壁に対処しピットフォールを避ければよいかを手助けするものである．医学において「なぜ」このトピックがとても求められているのかということに対するわれわれの思考を謹んで提供する．それには「なぜ今リードするのか？」ということへのいくらかの観察が含まれている．

　リーダーシップに興味をもつ人々は，数多くの理由ではなく少なくとも１つの理由をもっている．今すぐにメモ用紙を取り出し，現在あなたがリーダーであったり，リーダーになろうとしている理由を書き出してみてほしい．すなわち，次の２つの項目を作りなさい——あなたがこれを「自分のために」行っている理由と，「他者のために」行っている理由のリストである．リストを作るために必要な時間を十分取ること．われわれはそれが重要であると考えている．

　あなたがほとんどの人，ほとんどのリーダーのようであれば，そこには少なくとも「自分のため」に列記した項目が含まれているはずである．あなたの気持ちがそこに至り，そこから離れられない状態になっていることは何も悪いことではない．人間は公共の心と自己に対する関心が常に混在している複雑な生物である．しかしながら，われわれはあなたがもっと成功するリーダーになれると思っており，あなたが「他者のために」に列記した項目を追加することができれば，より容易に人々に支持されるであろうと考えている．

　この項目を書き込むには，どれだけの不安や不満がヘルスケアに現在存在するかを考えてみるとよい．そのほとんどが医学界における問題とされるデータの反映である．医学部とアカデミック・メディカルセンターが，少なくともその原理として，医学界をよりよい場所にリードするために存在している．それゆえに，リーダーシップを通じて違

いが出てくる場面が現在数多く存在するのである．

下記は医学が現在直面している数多くの挑戦のうち5つを記したものである．これらのうちいくつかを取り上げることで，意義深い「なぜ」の問いをあなたの「他者のために」の項目に今すぐ追加することができるだろう．

1．ヘルスケアは過剰な金銭を無駄にしている

大まかに見積もって全体のヘルスケアコストの30%は無駄であるという総意が存在する．それは年間に8,000億ドルを超える．何らかの理由で米国で1ドルが使用されるうち，5セントはヘルスケアの無駄になっているということである．その一方で貧富の差は拡大しており，米国の腐敗したインフラは無視されている．

2．ヘルスケアは十分に安全とはいえない

エラー（医療過誤）により病院で死亡した患者数は毎年18万7千人にも達するという推定がある．それは院内での死亡に限った話である．院外で亡くなった患者数の信頼できる推定は存在せず，専門家の中にはそれはもっと多いと推定する者もいる．15年間の定期的な注意喚起と努力にもかかわらず，ヘルスケアは安全になっていない．

3．決定的な研究が患者に届いていない

15年にわたってCDC（米国疾病予防管理センター）が収集したデータは障害を及ぼすような幼少期の体験が成人での疾患に大きく寄与すると提案している．

このプロセスは米国人の1,000万人程度に影響を与え，どのように救済を提供するかという研究が存在する．幼少期の障害を及ぼすような状況と，われわれが行動を起こさないことで数百万人が不必要に苦しんでいる，その後の健康に対する事実をわれわれは知るべきだ．

4．本来なされるべき研究が行われていない

われわれは，「病気をいかに予防するか」という点よりも「病気をいかに治すか」という点に，また「われわれがすでに効果的と知っている治療をいかに普及するか」という点よりも「新しい治療をいかに開発するか」という点に，非常に多くの時間を臨床研究に費やしてきた．これらの研究の優先順位は費用を抑えるということよりも利益を生むという展望により動かされ，本来なされるべき研究は研究補助を受けられなかった．

5．ヘルスケア組織は過剰なトップダウンのリーダーシップにより苦しんでいる

米国による匿名調査によると，ヘルスケアにおけるわずか半数の被雇用者しか，「エラーや不適切な行為を見かけた時にためらわずに声を上げられる」とは回答しなかった[1]．一方で現代のリーダーシップの理論家たちはボトムアップによる安全文化構築を裏づけており，それは被雇用者のイニシアチブとコミットメントが組織の文化とパ

フォーマンスを革新するといわれている（たとえば「すべての階級での」リーダーシップの形成）．

「なぜ」の項目を作るにあたって，あなたの内面，魂，本当に気にかけていることについて見返してみる機会をもつことをお勧めする．このプロセスは自己での振り返りと自己の気づきを得る1つの方法であり，業務上の関係性においてあなたの才能を試すことができる方法である．それができれば，リーダーになることの目的と意味合いについてより明確に認識することができるだろう．

誰がリーダーであっても，いつでもどこでも，これらのリーダーシップに対する「他者のため」の「理由（なぜ）」を後生大事に保ち続けることは困難かもしれない．「他者のため」の項目によって困り果てた状況になる危険性は高いが，鼓舞してくれるそれらの項目を保つことに挑戦することは素晴らしいことである．しかし，いつの日か，あなたは正式なリーダーシップの役割から降りる時が来る．戦いや，合理化や，好意や嫌悪は意識から抜け落ちるだろう．その時に，次のような質問が残される：果たして私は何を行ったのか？　私は違いを作り出せたのか？

これらの質問への答えは本日から始まり，あなたの手にある紙切れの2つの項目にそれらの答えが最終的に書き込まれることになるだろう．あなたが成功する可能性はまだあるし，いつの日か振り返る機会を得て，あなたのリーダーシップのもとで起こったことに対して平和的に笑える日も来るかもしれない．

ペンシルベニア州フィラデルフィア　Robert C. Whitaker, M. D., M. P. H.
ニューヨーク州ニューヨーク　Henry F. C. Weil, M. D.

引用文献

1) 2014 User Comparative Database Report. Chapter 5: overall results. March 2014. Agency for Healthcare Research and Quality, Rockville, MD. http://www.ahrq.gov/professionals/qualitypatient-safety/patientsafetyculture/hospital/2014/index.html

Robert C. Whitaker は，フィラデルフィアにあるテンプル大学小児科および公衆衛生学の教授である．
Henry F. C. Weil は，ニューヨーク州クーパーズタウンの Bassett Healthcare の Columbia Affiliation におけるシニアアソシエイトの役割を務め，ニューヨーク市コロンビア大学の内科医・外科医臨床医学部門における教授でもある．

原書まえがき

Preface

　AAMC（Association of American Medical Colleges）によると，全米で141の，全カナダで17の医学部が公認されている．これには，約400の有名な教育病院やヘルスシステム，51の退役軍人病院，90の学術的な科学の学会が含まれている．これらの組織や団体を通じて，12万8千人の教員メンバーが存在し，彼らは8万3千人の医学部生，11万人のレジデントの教育と訓練を担っている．

　本書の第一の目的は，これらの教員やそれに類似したプロフェッショナルに対して個人のキャリア開発，エグゼクティブスキル，リーダーシップの原則などといった，医学部やレジデンシーの訓練では通常カバーされないトピックについて，現代的で直接的な関連資料を提供することである．われわれが強調したいのは実践的な技術のアドバイスとリーダーシップ開発であり，それには個人的な改善が含まれ，それは学術的な医学のキャリアのどの段階でも用いることのできるものである．

　一般的なリーダーシップに関する書籍や資料はたくさんあるが，われわれはこの医学部教員に対して仕立てられたハンドブックが，加速するヘルスケアの変化の風潮，研究補助金に関する競争，医学教育の変革に弾みがついている状況において，その隙間を埋めてくれることを期待している．

ノースカロライナ大学チャペルヒル校
Anthony J. Viera, M. D.
Rob Kramer

原書編集者について

Rob Kramer は，ヘルスケアと教育病院における重大な経験をもつエグゼクティブコーチであり，リーダーシップ開発のプロフェッショナルである．彼はノースカロライナ大学（UNC）のトレーニングと組織開発をはじめ，15年以上を高等教育において勤め上げ，同大学の1万2千人の教官とスタッフのマネジメント，指導主事，リーダーシップ開発を監督した．そして彼はノースカロライナ州A＆T州立大学においてリーダーシップと組織に関する研究拠点のセンターを創立した．UNCにおいて教員のリーダーシップ開発について業務を続け，UNCでの学術的リーダーシッププログラムと主任教授のリーダーシッププログラムをともにファシリテートした．『Stealth Coaching』の著者であり，Advance Healthcare誌においてリーダーシップに関するコラムを寄稿している．Creative Leadershipのセンターにおけるエグゼクティブコーチでもあり，この組織は世界中で最も優れたエグゼクティブ教育プログラムを提供していると評価され，Federal Executive Instituteの補助教員メンバーであり，連邦政府におけるエグゼクティブ開発プロバイダーである．

Anthony J Viera は，ノースカロライナ大学（UNC）チャペルヒル校の医学部における家庭医療学講座における Charles B. Wilkerson Distinguished Scholar の准教授である．彼は臨床医として勤務しながら多作の書き手であり135本のindex論文，3つの書籍，数多くの書籍の章，数点のモノグラフを出版している．熟達した研究者であり教員である．研究助成金（合計で数100万ドル程度）をNIH，HRSA，その他組織から得ている．加えて，複数の教員賞を受賞している．Viera博士はMD-MPHプログラムのディレクターとしても勤務しており，それは国家における最古のものの1つであり，そのようなプログラムの中で最も高く評価されたものである．彼は2012～2013年度のUNCアカデミックリーダーシップフェローの1人として選ばれ，その間にRob Kramerと出会った．

原著者一覧

Warren Blank, PhD, MBA, MS, BA　The Leadership Group, Vero Beach, FL, USA

Rebecca Bradley　Partnership Coaching, Inc., Palmetto, GA, USA

Martha E. Brown, MD　University of Florida College of Medicine, Gainesville, FL, USA

Todd Callahan, MD　Vanderbilt University Medical Center, Nashville, TN, USA

F. John Case, EdD　Operations and Finance, Morehouse School of Medicine, Atlanta, GA, USA

Ellen Mohr Catalano, MAABS, PCC, CPCC, BA　The Catalano Company LLC, Charlottesville, VA, USA

Thomas F. Catron, PhD　Vanderbilt University Medical Center, Nashville, TN, USA

William O. Cooper, MD, MPH　Vanderbilt University Medical Center, Nashville, TN, USA

Christopher J. Evans, MPH, DHA, FACHE, CMPE, ACC, BCC　Health Capitol Advisors, Inc., Lewisville, NC, USA

B. Glenn George, JD　UNC Health Care System, Chapel Hill, NC, USA

Janet M. Guthmiller, DDS, PhD　College of Dentistry, University of Nebraska Medical Center, Lincoln, NE, USA

Robert E. Gwyther, MD, MBA　Department of Family Medicine, UNC School of Medicine, Chapel Hill, NC, USA

Chris Hamstra, PhD　Davenport University, Grand Rapids, MI, USA

Leilani Raashida Henry, MA　Being & Living Enterprises, LTD., Conifer, CO, USA

Rob Kramer　University of North Carolina at Chapel Hill, Chapel Hill, NC, USA

Matthew Mauro, MD　Department of Radiology, University of North Carolina at Chapel Hill, Chapel Hill, NC, USA

Johan Naudé, PhD　Center for Creative Leadership, Greensboro, NC, USA

Warren P. Newton, MD, MPH　Department of Family Medicine, UNC School of Medicine, Chapel Hill, NC, USA

James W. Pichert, PhD　Center for Patient and Professional Advocacy, Vanderbilt University Medical Center, Nashville, TN, USA

Mary Jane Rapport, Pt, DPT, PhD, FAPTA　School of Medicine, Physical Therapy Program, Department of Physical Medicine and Rehabilitation, University of Colorado, Aurora, CO, USA

Doug Silsbee　Georgetown University's Institute for Transformational Leadership, Washington, DC, USA

Center for Presence-Based Leadership, Asheville, NC, USA

Tom Stevens, MSW　Hillsborough, NC, USA

Kim Strom-Gottfried, MSW, PhD　School of Social Work, UNC Chapel Hill, Chapel Hill, NC, USA

William H. Swiggart, MS　Vanderbilt University Medical Center, Nashville, TN, USA

Sue Tolleson-Rinehart, PhD　Department of Pediatrics, University of North Carolina at Chapel Hill, Chapel Hill, NC, USA

Elizabeth B. Upchurch　PT Consulting, Fort Mill, SC, USA

Anthony J. Viera, MD, MPH　University of North Carolina at Chapel Hill, Chapel Hill, NC, USA

Lynn E. Webb, PhD　Vanderbilt University Medical Center, Nashville, TN, USA

Betsy Williams, PhD, MPH　Department of Psychiatry, Professional Renewal Center®, University of Kansas School of Medicine, Lawrence, KS, USA

目　次

第1部　現場で使える交渉ツールを身につけるストロングポイント

1章　自分自身を成長させよう　　　鉄原　健一　……2
　　Developing Yourself

2章　効果的なコミュニケーションを習得しよう　　　近藤　猛　……13
　　Communicating Effectively

3章　フィードバックの仕方，受け方を知ろう　　　後藤　淳　……23
　　Giving and Receiving Feedback

4章　対立・衝突（コンフリクト）をうまく切り抜ける方法を学ぼう　　　木村　武司　……33
　　Navigating Conflict

5章　時間の上手な管理法（タイムマネジメント）を知ろう　　　糸島　尚　……48
　　Managing Your Time

6章　「壁にぶちあたってもくじけない」逆境でも折れない心を鍛えよう　　　井津井康浩　……60
　　Developing Resilience

第2部　マネジメントスキルを身につけるストロングポイント

7章　マネジメントの原則を学ぼう　　　肥田　侯矢　……74
　　Principles of Management

8章　効果的に会議を進めよう　　　越後谷良介　……90
　　Running Effective Meetings

9章　指導者のリトリートを企画しよう　　　田中　淳一　……99
　　Conducting Faculty Retreats

**10章　アカデミック・メディカルセンターでの
　　　リーダーシップの変化の潮流を知ろう：性別と民族人種**　　　桐ケ谷大淳　……111
　　Changing the Faces of Academic Medical Center Leadership：Gender and Ethnicity

11章　マネジャーの管理方法を学ぼう　　　林　幹雄　……123
　　Managing Managers

**12章　プロフェッショナリズムとプロフェッショナルの
　　　責任を推進しよう**　　　藤原　広臨　……134
　　Promoting Professionalism and Professional Accountability

13 章　医療訴訟について学ぼう ……………………………… 古結　英樹 … 151
　　　　Medical Legal Challenges

第 3 部　リーダーシップを身につけるストロングポイント

14 章　自分なりのリーダーシップの取り方を探そう …………… 林　幹雄 … 164
　　　　The Leadership Stance
15 章　コーチングとメンタリングの違いを知ろう ……………… 中西　貴大 … 177
　　　　Coaching and Mentoring
16 章　上司をうまく動かそう …………………………………… 廣澤　孝信 … 192
　　　　Leading Up
17 章　政治的な賢さをもとう …………………………………… 山本　憲 … 201
　　　　Political Savvy
18 章　勇気をもとう ……………………………………………… 溝辺　倫子 … 214
　　　　Moral Courage
19 章　変化を導こう ……………………………………………… 安水　大介 … 223
　　　　Leading Change
20 章　戦略的に考えよう ………………………………………… 島袋　彰 … 236
　　　　Thinking Strategically

第 4 部　自分のキャリアを前に進めるストロングポイント

21 章　今の役割の中で成長し，新たな段階に到達しよう ……… 井上　和興 … 252
　　　　Growing in Your Current Role：Reaching the Next Rung on the Ladder
22 章　教育スキルを向上し，医学のキャリアを考えよう ……… 石原　慎 … 263
　　　　Faculty Development and Promotion in Academic Medicine
23 章　管理職の医師を育成しよう ……………………………… 綿貫　聡 … 275
　　　　Executive Physician Development
24 章　異動と昇進について知ろう ……………………………… 綿貫　聡 … 291
　　　　Moving Out to Move Up

あとがき：変化するヘルスケアの風景 ………………………… 綿貫　聡 … 303
Afterword：The Changing Healthcare Landscape

索　引 …………………………………………………………………………… 309

第 *1* 部
現場で使える交渉ツールを身につける
ストロングポイント

Tools of the Trade

1章　自分自身を成長させよう
2章　効果的なコミュニケーションを習得しよう
3章　フィードバックの仕方，受け方を知ろう
4章　対立・衝突（コンフリクト）をうまく切り抜ける方法を学ぼう
5章　時間の上手な管理法（タイムマネジメント）を知ろう
6章　「壁にぶちあたってもくじけない」逆境でも折れない心を鍛えよう

1
自分自身を成長させよう
Developing Yourself

> 「医者よ，汝自身を治せ」
>
> ルカ伝 4:23

1.1 まず「あなたのニーズ」を考える

　まず，由緒ある教育病院で小児循環器のフェローシッププログラムの指導者をしている Clint Reed を紹介しよう．彼は柔和な笑顔で目を輝かせ挨拶をし，彼のオフィスに私を迎え入れてくれた．彼が何を残念に思っているかは，机全体を覆うファイルと書類の山をみれば明らかだった．高い将来性を秘めたリーダーとして，彼の組織が提供するリーダーシップ開発プログラムの中で，私が Clint の上級コーチに選ばれた．つまり私は，コーチング費用に対する投資利益（return on investment：ROI）を示す責任を与えられたわけだ．率直にいえば，Clint は組織の資産を守るか，われわれのコーチング契約の目にみえる結果として収入を上げるかのいずれかを期待されていたのだった．

　Clint は私にこう説明した．このプログラムは，世界に通用する医師を卒業させ，一流の志願者を引き付け続けるフェローシッププログラムの責任を負っていると．さらに彼は，部門の資金を調達し，論文を投稿し，会議で論文についてプレゼンテーションを行い，とりわけ可能な限りベストな治療を患児に提供する責任があるともいっていた．Clint は，彼が背負う圧倒的な量のあらゆる責任に対して不屈であり，かつ仕事を愛しており，患者とフェローの人生に変化をもたらす

知識に満たされている人物であることは明らかだった．

彼の成長戦略と何を改善したいかについて話すにつれ，彼は，論文掲載の締め切りにかなり遅れていること，フェローシッププログラムのデザインに重大な変更を行いたいと思っていること，常に遅れを取り戻そうとしている感情が彼をいらいらさせ始めていることを打ち明けてくれた．Clintが共有したこの最後の気づきは，彼が逼迫した状況になるまで同僚やフェローとの厳しい対話を避けた結果であり，最終的に逼迫した事態に対処したにもかかわらずうまく対処できなかったと感じていることだった．彼には愛する家族がいたが，無数の仕事への責任により多くの関心を寄せざるをえず，家で妻や子どもにとっては存在していないも同然なのではないかと感じることがある，ということだった．

彼は，リーダーとしての役割をより効果的にしたい（前向きにフェロープログラムに影響を与えたい），スマートに働く方法を習得したい（計画と優先順位づけ），一貫して単純に組織化したシステムを維持したい（容易にものをみつけ，実際に書類の山を片づけて机をみえるようにしたい），資金提供者に働きかけたい（資金調達努力を最大化したい）という欲求があった．また，子どもの活動に参加し，妻を助けて，家族を楽しませることができるように，仕事の時間をコントロールしたいとも思っていた．

これらの話に，読者の皆さんも聞き覚えがあるのではないだろうか…？ Clintの話題にはのちほど戻るが，まず，読者であるあなたについて，つまり，なぜあなたが本書を選んだのかについて考察してみたい．たとえば，あなたにもClintのような事態に遭遇する可能性がある．当然，変わることを試みなければ，絶望的に遅れをとったり，バーンアウトしたり，何らかの方法であなたが貢献している人に悪い影響を与えたりするだろう．逆に，リーダーシップとマネジメントのスキルについてまさに今関心が高まり，仕事へのよりよいアプローチについての助言がみつかるかもしれない，そんなことをあなたは期待しているのではないだろうか．いずれにしても，あなたは正しい方向に向かっている．

1.2　自己開発の5つの要素

医学部の教員であることは特別なことであり，もちろん，その仕事には責任が生じる．教員には，学生，インターン，レジデント，フェローに，診断や病気の治療の教育をして，能力をつけさせる責任があるだけでなく，患者が病気を予防

したり，健康に過ごす支援をするために，患者と連携することを教える責任もある．Clint のように，効果的な時間管理，論文掲載や講演，学生の監督，場合によっては他の教員の管理や彼らに影響を与えることや，資金調達の責任もあるかもしれない．これらのチャレンジにうまく対処するためには，リーダーやロールモデルにならなければならない．次に，患者の人生によい影響を与える方法を学んでもらわなければならない．——これは簡単な仕事ではない！

だからといって，ひるんではならない．読者であるあなたは，すでに最初の最も重要なステップを踏み出しているのだ．それは，本章が扱っていること，すなわち自己開発である．臨床や教育の場で検証している自己開発には，5つの要素がある（図 1.1）．それぞれの要素が，効果的で新しい習慣と行動パターンを作ることに大きな影響を与えてくれる．

1. 気づき：物事はよりよくなるという本質的な気づき

私たちはみな，日々の生活を時として，あたかも自動運転のように行っている．状況が悪くなりつつある時さえ，周りの人々や世界とどのようにかかわっているかについて十分に振り返ることなく，アクションからアクションへと移る傾向がある．しかし，物事がうまくいっていないことや，よりよい方法があることに気づいた時，奮闘や欲求不満は治まり，自ら望んだ状況の中にいることができる．異なるアクションを起こし，ルーチンで無意識に行っていたこととは異なる選択

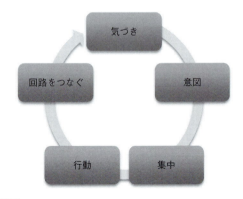

図 1.1　自己開発の要素
(1) 気づき：物事はよりよくなるという本質的な気づき，(2) 意図：変化することへのコミット，(3) 集中：個人の有効性への日々の直接的な注目，(4) 行動：新しい/異なる方法で行う，もしくはふるまうこと，(5) 回路をつなぐ：新たな神経回路が恒久的につながるまで，新たな行動を繰り返す．

をするには，今がまさに絶好の機会といえる．気づきがなければ，望む結果を得られないにもかかわらず，それでも習慣的な行動をしてしまうよう，私たちは運命づけられているのだ．

　私が幹部たちをコーチングした27年間で担った最も重要な役割の1つは，リーダーが自分自身と自分の能力を「**正確に**」観察するのを手伝うことであった．ただし鋭く自己認識できるリーダーはまれで，権力の立場にいる者にとっては正確かつタイムリーにフィードバックを受けることは極めて困難な作業といえる．

　では，どのように気づきを開発するのが適切だろうか？　下記にいくつかの提案を挙げてみたい．

- 定期的に（できれば週に1回，あるいは月に1回），以下について個人的な振り返りをしてみる．(1) あなたの人生でうまくいっていること，(2) うまくいっていないこと，(3) あるいは異なるアクションをとっていたとしたらよりよい結果をもたらしたであろうこと，など
- 定期的に自身のリーダーシップ行動について，主な利害関係者（同僚，より上級のリーダー，スタッフ，学生）にフィードバックを求める．それを始めるにあたってよい方法は，あなたがリーダーとして自己開発に取り組んでいることを彼らに話し，彼らがうまくいっていると思っていること，あなたの役割においてもっと効果的になれるように行動を変えることについて，提案を受け付けることだ．（たとえ聞きたくないフィードバックであっても）常にフィードバックを与えてくれる人に感謝する．今日では，より正式で着実な過程を構築するために，たくさんの360度評価の手段（上司，同僚，直属の部下）を活用できる[1]．このタイプの評価を用いれば，本質的なリーダーシップ能力が同定され，主な利害関係者が認識した強みや開発領域についてコメントが記載された匿名のフィードバックを集めることができる．データが集まれば，リーダーの開発計画過程の基礎として示され，一般的には上級コーチにより計画が増大される
- 日々を過ごす中で，欲求不満に感じること，奮闘していること，効果的に感じられなくても努力していることに気づくこと．それぞれについて，「原因は何か？」「理想的な結果は何か？」「他にできることは何か？」と自分に問うてみる
- 自分の強みにもっと気づき，今以上に効果的になるべく，自分の強みを生かせているかどうか，定期的に評価してみる

- 「心の底から」したいことを熟考し，実現困難だとか不可能なこととしてそれを諦めてしまう衝動は避ける．集中と行動によって，あなたのビジョンへの最初の1歩を踏み出せるかもしれない

そしてさらに少し立ち止まって，疑問を湧き上がらせる次の気づきについての問いを考えてみよう．10点を満点とする10段階であなた自身を評価するとよい．
1. 私が望む結果に至るような，自分の有効性は？
2. 仕事に対する満足度と充実度は？
3. 仕事から離れた時の自分の存在と楽しみは？
4. 私のすべての幸福度は？

自分自身に容赦せず，そして率直になる必要がある．上記の問いについて考えることによって，個人的にも職業的にも生産的で満足感を得られる生活を過ごすことに対して，改善の余地があることがわかるだろう．

2. 意図

意図とは，目的であれ，使命であれ，ミッションであれ，結末であれ，最終的な結果に向かうエネルギーの集合体をいう．意図のあるところでは，常に新しい方向へコミットしていくことができる．自己への気づきは肥沃な土地で，意図は新しい成長のために植えられた種であると考えてよいだろう．Gary Zukav は，著書『Seat of the Soul』のなかで，「すべての行動，思考，感情は意図により刺激され，意図は効果をもつものとして存在する根拠である．意図が現実を作るのだ」と述べている[2]．

自分の生活がどんな風にみえ，どんな感じのものであってほしいか，そして実際にはどんな生活になってほしいかがはっきりすればするほど，ビジョンを達成することにコミットしやすくなる．心にはっきりと描くことができない場合，焦点を維持することが難しくなるだろう．

Clint と私は，彼が職業的にも個人的にもはっきりとした正確な今の現実（気づき）の全体像をもつことをクリアした時点で，彼の意図が確立したのだった．彼が一度に2つ以上のことにも集中できないほど忙しい状況を鑑み，まずわれわれは優先順位をつけ，彼が最も重要な領域，組織化に取り組むことに決めた．彼の意図は「自分自身を効果的なリーダーにすることが可能な，仕事と生活を計画し

組織化するシステムを90日以内に準備し，それを活用する．そのことによってまた，家族との自由な時間を楽しむ」というものだった．Clintは，この根本的な要因にうまく対応できるようになれば，他の意図についてもうまく対応できることもわかっていた．

そしてアクションを前に進めるための最終段階は，覚悟（gut）の確認だった．私はClintに「10段階で，この意図へのコミットメントのレベルはいくつですか？」と聞いた．ここで改めて，意図とは自分自身が変化するためのコミットメントである，ということを思い出してほしい．この重要な質問への答えが10でない場合は，「どうすれば10になりますか？」と聞いてみることだ．この質問によって，意図がどのように調整される必要があるか，どの要素が調整される必要があるか，なぜ要素が調整される必要があるかが明らかになる．たとえば，意図が壮大すぎて，いくつかのプロットに分けて考える必要や，目標達成までの時間的余裕がないケースがあるかもしれない．そのような心底の合意形成が得られないケースでは，意図は進行を維持する十分な威力をもたないことをわきまえる必要がある．

ここで，強固な意図を記述するためのステップを示す．

1. 今の現実を知る：最初に，うまくいっていないことと，どのように成長や改善をしたいかについての気づきを用いること．
2. 望ましい将来を描く：理想的な生活の状態や，目標を達成する時にそれがどのようなものか想像すること．大きなものを達成したり満足したりしている感覚を経験している光景を想像すること．
3. それを書き留める[*1]：望ましい将来の状態を簡潔に書き留める時間を設けること．すでに行っているかのように現在時制で書くこと．このことによって完成図が心に浮かぶことだろう（これは，次の段階である焦点の一部でもある）．期限を設けることで望ましい将来の状態に達するための付加的なエネルギーを引き寄せること（「pull energy」）になる．「エネルギーを引き寄せること：pull energy」は，強く希望し，目標とするものの達成に向かって私たちを強く動かす感覚であり，私たち自身や他の人に対して特定の日までに達成することを宣言すること．

[*1] Mark McCormack. What They Don't Teach You in Harvard Business School, Bantam Books, New York, 1994. McCormackは，1979年のハーバードMBAの卒業生に対して行われた研究を引用した．目標を書いた3％の卒業生は，10年後に，残り97％の卒業生の平均収入の10倍もの収入を得ていた．

3. 集中

あなたは日々，おそらく刻一刻と，注意を払う状況の選択をしていることだろう．その日の終わりの時点でのあなたの生産性，達成したこと，それ以外の楽しみ，満足感までもが，最も強力な達成手段，すなわち集中を注ぐ状況をどのように選択したかによって，その日の成果が決まってくるのだ．

変化する必要性に気づき，はっきりとした意図をもつことができた場合は，注意とエネルギーを注ぐ場所に焦点をあてる段階に来ているといえる．しかしそうはいっても，Eメール，書類，電話，立て続けの会議はいうまでもなく，患者をみて，教育し，同僚と働き，研究計画を管理し，学生とともに研究を行う，という絶え間ない努力をともないながらどうやって集中を維持することができるだろうか．集中を最もよく維持する方法は，気づきを活用することであり，気づきを増やす効率的な方法は，あなた自身に焦点を絞った質問をすることである．そこで，以下にいくつか例を示してみたい．

- 自分が＿＿＿＿＿（余白を埋めてみよう）であることに役立つことで，今日集中することができた最も大事なことは何か？　例：よりよい聞き手となる，より組織化する，職員と接触する時間をもつ，自分のコミュニケーションスキルをより効果的に使う
- 今日，自分が望む結果を得ることを妨げている，現在起こっていることは何か？
- 今日，この領域の開発に対して注意を最大限に注ぐために，私が踏み出すであろう第一歩は何か？
- この領域に十分にコミットするには何が必要か？
- この領域に集中することを妨げている，競合しているコミットメントは何か？
- 双方のコミットすべきことを管理するために，私ができることは何か？

集中力を鍛えることは，筋肉が長い時間をかけて強くするために行うエクササイズと似ている．私たちが十分にコミットして，集中するための構造を作らない限り，それはうまくいかない．集中するための構造を作る例を以下に挙げる．

毎朝短い日誌をつけることにコミットし（最大10分），そしてその日に達成したい3つの成果を立てること（意図）．多くの人は，（活動への集中から気を逸らすことを避けるために）Eメールを打ちはじめる「**前に**」この活動を行うことが有用であると感じている．成果のうちの2つはあなたのto-doリストから，3つ目はあなたの最も重要な成長領域を扱うものとする．さらに，前日からの3つの

成果について進捗のコメントを加えること.

　Clint の集中におけるコミットメントの経験と，その役割を振り返ってみよう．彼は，組織化に関する技術を発展させ始めるとすぐに，不快な打ち合わせを避けるという傾向に対処することを決めた．つまり，彼は難しい打ち合わせに，後ではなく，より早く対処すると決めたのだ．彼はその状況を避けようとする不快感と衝動よりも，機会と望ましい成果に集中し始めたといえる．

4．行動

　究極的には，行動することと，行動パターンを変えることが肝心である．今いるところから自ら行きたいところへ行けるように促す行動を計画することが鍵となる．1人で考えることは，新しいあり方を育まない．習慣になるまで新しい行動パターンを実践する，という「快適ではない場所」に進む必要があるのだ．

　Clint の場合，彼の最初の開発領域は組織化だった．彼は，自分の生活の他の領域を改善することにコミットする一方，最初にスケジュール，計画，優先順位をつけること，書類を管理するという行動に集中することを選択した．また，オフィスにそれまでより30分早く行くことにコミットすることによって，日々のルーチンを変え始めた．そして，日々の活動を計画し優先順位をつけることと，前日のフォローアップをすることにその時間を使った．Clint はまた，日々の「to do」リストにただ反応するよりも，先を見越して，戦略的に考えることを確実にするために，規則正しく週間，月間の計画を彼のスケジュールに落とし込んだ．最後に，彼は執筆と管理業務のための保護された時間をカレンダーに記した．2カ月以内にClint は実際の改善を見始め，確実により多くのことを管理していると感じ始めた．それから7年後，最近の会話の中で，もし組織化のスキルを最初に改善しなかったら，論文掲載の締め切りを守ること，寄付金を増やすこと，フェローシッププログラムを改善すること，困難な打ち合わせを効果的に運営すること，といった他の目的を果たすことはできなかっただろう，と彼は明言している．

　以上のことをふまえ，行動を変え始めるために，自分自身に以下のことを問うてみるとよいだろう．

① もし一貫して行われた場合，どのような行動が行動様式の変化を可能にするか？
② 一貫してその行動を行うことの潜在的な利益は何か？
③ 新しい行動にコミットすることに，障害になるものは何か？

④今日この障害を克服するために，できることは何か？

5. 回路をつなぐ

　変化した行動パターンを長年にわたり定着させるのは，至難の業だ．私たちは，新しい行動パターンを自動化し安定化するために，新しい神経回路を作らなければならない．幸運なことに，現代の神経科学は変化を可能にし，永続的な脳回路の再構築をサポートするエビデンスベースの手段と技術を提供することで，個人的，職業的なコーチングの領域と自己開発に大いに寄与している．脳がその回路を再構築する能力である神経の可塑性は，人々が新しい言語を学んだり，ゴルフがうまくなるようにしたり，強迫神経症の人が薬を服用しなくても望ましくない行動パターンをコントロールすることさえ可能にしている[*2]．

　変化を回路に組み込むための考えは，以下の通りである．

- 一度に改善する領域を1つだけに絞ること
- その領域に最低90日は取り組むこと（数日や数週間では不十分である）
- 少なくとも1人は支援を提供してくれる人をもつこと．可能ならコーチと一緒に進めること
- ゴールのおよそ半分で壁にぶち当たることを予想すること．抵抗は自然な変化の一部である．それでも進み続けること！
- 実践することは，いつまでも完璧にはならない．実践とは永続的に行うものである！　他の人にフィードバックを求めることで望ましい行動パターンを確実に組み込み，一貫してうまくいくことを確実に繰り返すこと
- 正しく行うことに意識して集中する必要がなくなった時，あなたが取り組む変化の領域で「セメントが乾く」時を知ることになる．バイクに乗ったり，車を運転したり，スキーや水泳をしたりすることを学んだことが今までにあれば，筋肉が記憶することや，会話や他のことを考えたりしながら，自動的に機能を果たせるということがどんなことか知っているだろう．「セメントが乾く」まで止まってはならない

[*2] この概念を変化の原則に適応すると，私たちが望むような変化を意味する新しいことにスポットライトを当てれば，私たちの脳は新しく接続を作る．これはただ理論的な可能性を示すだけではない．脳はこのように新しい接続を作るのだ．「神経可塑性の研究を通してこれが真実と判明した．注意を集中させることが脳の物理的な変化に大きな役割を担っている」(Rock & Schwartz, 2006, p.36). David Rock and Linda Pane Ph.D. Coaching with the Brain in Mind. Wiley and Sons, 2009.

1.3 結　論

　自己開発の5つの要素と推奨される方法は,「セメントを乾かす」ように一貫して十分な時間をかけて適用すれば，実用的で効果があるだろう．もちろん，模範を示して率いることは究極のリーダーシップの能力といえる．その利益は，個人的かつ職業的に大きく，とりわけ重要なのは学生，トレーニング中の医師，仲間の教員に刺激を与えることである．自身を改善させるために必要な労力を費やしているところを他の人にみせれば，尊敬と，究極的にはフォロワーシップを集めることになるだろう．そして，結局は，それが人や組織を率いることのすべてなのだ．

ヒントとピットフォール

- あなたの熱狂的なファン以外の者からフィードバックを求めること．よりよいリーダーになるために，増やせること/減らせることを尋ねること
- 他の人へあなたが与えている影響に気づくこと，そして，あなたの意図が周りに明らかであると思い込まないようにすること．人は，あなたのリーダーシップ能力をあなたの行動で判断する．すなわち，あなたの意図が誤解されることがあるかもしれないということをわきまえること
- 認知したことが現実であると理解すること．周りの人があなたを不快と感じているとしたら，たとえ自分自身を率直だと考えていても，彼らにとっての現実はあなたが不快であるということを確信することができるはずだ
- 個人の成長の過程で最も重要な局面の1つは構造である．あなたを成功に導く構造を作ること．構造の例としては以下の通り
    - コーチ，メンター，信頼できるアドバイザー，説明責任をもつパートナーのような支持構造
    - 記載された目標
    - 計画や優先順位をつけるための毎朝の集中する時間
    - 洞察や達成を定期的に記録する日誌
- 他の人からフィードバックがない場合に，彼らがあなたのリーダーシップによって幸福を得ていると思い込んではいけない．他の人から正確で率直なフィードバックを求め，フィードバックを与えてくれた人に報いること
- 一度にいくつもの変化に挑戦しようとすると，いずれに対してもあなたの努

力は希釈され，あなたの脳が変化を組み込もうとする足をひっぱることになるだろう．自動化するまで１つのことに集中し，１つの領域に執着すること
- 気づきの力――自己の，他の人の，そして他の人へのあなたの影響への気づきを過小評価してはいけない．気づきがなければ，行動や行動パターンの変化は成功しないことだろう

引用文献

1) Zukav G. Seat of the soul. New York: Simon & Shuster; 1989.
2) Dubinsky I, Jennings K, Greengarten M, Brans A. 360-Degree physician performance assessment. Healthc Q. 2010;13(2):71-6. Pulse 360 Program for Medical Professionals. www.pulseprogram.com.

参考文献

1) Mindtools website: https://www.mindtools.com/

Rebecca Bradley は，ICF Master Certified Coach であり，重役とそのチームに 27 年間コーチングしてきた．私的，公的な部門で米国やシンガポールで働き，7,000 人の管理職に対して特許をもつパートナーシップコーチングモデルを教えた．Rebecca は，リーダーが強みと才能を最適化し，自己認識を深める支援をすることに情熱をもっている．

2
効果的なコミュニケーションを習得しよう

Communicating Effectively

2.1 はじめに

　コミュニケーションは，人類の歴史を通じて最も多く扱われたテーマであり，最も理解されていないテーマでもある．実際に，人類は誕生時からコミュニケーションをしようとし続けてきた．人類が火の周りに座り洞窟の壁に書き記した太古の時代から，人類がカンファレンスの席についてメールを打つ現代に至るまで，「効果的なコミュニケーションとは何だろう？」という疑問が続いてきた．変化し続けるヘルスケアや学問的医学の中で，われわれはどうやって効果的なコミュニケーションを実践すればよいのだろうか？

2.2 内容とつながりのバランスをとる

　効果的なコミュニケーションとは，**内容**と**つながり**のバランスをとって，よりよく意図を共有する行為だ．昔公園にあった，両側に1人ずつ乗るシーソーを覚えているだろうか？　きちんと「シーソーで遊ぶ」ためには反対側に座っているそれぞれが，一定のバランスを取る必要があったはずだ．これは，効果的なコミュニケーションにおいてバランスを取ることと似ている．バランスを取るために重要なのは，一方は**内容豊富なメッセージ**が簡潔かつ素早く共有されることだ．そしてもう一方は，人間同士の**つながりと関係性を作ること**である．同僚・スタッフ・上位のリーダー・患者のいずれとコミュニケーションを取る場合でも，バランスが取れていることが欠かせない．

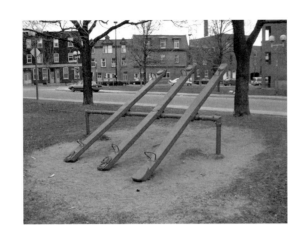

　シーソーでバランスが崩れた時のことを思い浮かべてほしい．片方が年上だったり大きかったりすると，シーソーはうまく動かない．バランスが偏っていれば，どんなにバランスを取ろうと頑張っても後ろ向きに倒れてしまう．同じように，コミュニケーションも内容とつながりのバランスが取れていなければうまくいかない．患者を訪室した医師や看護師が診断結果を伝えたものの，つながりを作らないまま立ち去ってしまうことは多々あることである．専門用語や技術的な細かい話，学術的内容をまくし立てるものの学習者の関心を考えることができず，教室の学生達とつながりを作ることができない医学部の教授を考えてみればよいだろう．

　以下の滑稽なエピソードは，つながりが内容よりも強調されすぎると何が起こるかを示してくれる．ある医療者が耳の感染症と診断された患者を治療しようとしている．処方箋には，10日間夜に2滴点耳するように書いてある．家族が後で確認のために電話をした時に，家族の確認しようとする質問を医師は聞いていなかった．あげく，不快かつ軽蔑したような口調で「処方はきちんと書いてある」と電話越しに怒って言ったのだった．医師はその週の後半に患者がまだ耳の感染症に苦しんでいるのをみて驚いた．医師は家族が書かれた通りに薬を使っていたことを知った．その点耳薬は医師が考えた右耳（Right ear）ではなく，処方に書かれた通り耳の後ろ（R ear）に使われていたのだ．つながりに比べて内容が強調されすぎると，ミスコミュニケーションは頻繁に生じる．

　内容に満ちたメッセージが効果的ではないことはあるが，つながりだけに

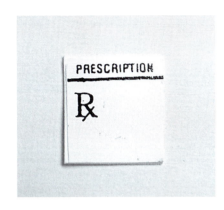

フォーカスを置いた場合にも同じことがいえる．とても人はよいのに，適切な援助のための医学的知識を効果的に提供できない医師を想像してみてほしい．つながりだけにフォーカスした医学教育者や医療者は，適切な診断や治療のために欠かせない情報を落としてしまう．つまり，**内容**と**つながり**のバランスが効果的なコミュニケーションを達成するためには大切なのだ．

2.2.1 簡単な練習とディスカッション：内容とつながりのバランスをとる

内容のバランスを取る簡単な方法は，言葉や用語に気をつけることである．日頃，同僚とよく使う技術用語や専門用語で，他の人には理解しにくいものはあるだろうか？ 自分には常識と思える言葉の短いリストを作ってみてほしい．効果的なコミュニケーションを行うために，あなたの職場グループ外の人と共通理解をもってつながるのを助けるために，職場の内容をどのようにバランスを取っていけばよいだろうか？

よく知っている単語や言い回しを最初の列に5つ記入してほしい．コミュニケーションを取る時に，その言葉を知らない人にどうやって説明すればよいだろうか？ それを2列目に記入してほしい．

専門用語・俗語	一般に共通の言葉
例：EHR（electronic health record）	電子カルテ

2.3 なぜ効果的なコミュニケーションが重要なのか

　患者のケア，同僚とのコミュニケーション，教育をうまく行うには，アカデミックな医学環境の中で共通理解があることが欠かせない．ヘルスケアでの効果的なコミュニケーションについては，医療施設認定合同機構が彼らの報告書である「病院のためのロードマップ」の中で取り上げられている．そのレポートによれば「効果的なコミュニケーションは，単に患者にとっての権利と考えられるだけでなく，ケアの質と患者安全のための必須の要素である（p.1）」とされている．

　医療施設認定合同機構は，効果的なコミュニケーションのためにSBAR方式を示唆している．SBAR方式は，もともと軍事分野で使われていたが，1990年代頃には医療分野に広がり，医師や看護師の効果的なコミュニケーションを促進するために使われるようになった．このテンプレートは，ヘルスケアのどんな領域においても使うことができるだけでなく，他の産業に使うこともできる．SBARは，1人の人が他の人に重要な情報を伝えるための枠組みを提供する．SBARはコミュニケーションの4つの重要な要素を覚えるための語呂合わせになっている．

Situation（状況）：何が問題か，何のためにコミュニケーションを行うのか
Background（背景）：どのような背景と情報が使われているのか
Assessment（アセスメント）：どのような行動や物事が懸念されるか．事実を要約する
Recommendations（次にすべきこと）：次のステップは何か．何をすべきと思うのか

　職場での1例をみてみよう．ある研究指導者が生徒（Mark）の行動にフィードバックをしようとしているところだ．

S（状況）：「Mark，研究室でのあなたの行動について話さないといけないことがあります．あなたはとてもよくやっていたけど最近変わったようですね」

B（背景）：「私がみたのと同じようなことについて，研究室であなたと一緒に働いているメンバーから多くの報告がありました」

A（アセスメント）：「報告はすべて同じような内容で，ほかの人があなたに助けを求めた時，あなたが防御的もしくはかたくなになっているというものでした．私自身もここ4〜6週間で何度か同じようなことを経験しました」

R（次にすべきこと）：「このような振る舞いを変えてもらえるとこの研究室はもっとうまくいきます．何か私が気づいていないことはありますか？ 何か私にできることはありますか？ またうまく行くように一緒にプランを考えましょう」

SBAR 方式は迅速で簡潔な情報共有のために重要である．SBAR には，人によってさまざまなコミュニケーションスタイルをつなぐことをできる柔軟性があるのだ．

2.3.1 アクティビティとディスカッション：SBAR を使う

　ここ最近で，あなたが他の人に情報を伝える必要があった状況を1つ選んでみてもらいたい．自宅で大切な人や家族といる時，職場にいる時，友人といる時，どのような状況でも構わない．パートナーを選んで，重要な状況を口頭で伝えるのに SBAR を使う練習をしてもらいたい．

2.4　SBAR を用いて話すコツ

1. SBAR を用いて効果的に話すためにはコミュニケーションプロセスの言語的・非言語的要素を考慮する必要がある．効果的に話すために以下の ABCDE を意識すること
   (a) **A**ppropriate eye contact：適切なアイコンタクト
   (b) **B**e simple and be clear：話す時には簡潔かつ明確に
   (c) **C**alm：落ち着いた口調と声量で話す
   (d) **D**one speaking：静かにして話を聞く
   (e) **E**nd：疑問を明確にし，要約をして終える

SBARは，書く時にも使うことができ，共有すべき重要な情報を明確にすることができる．

2.5　SBARを使って書くコツ

1. SBARを使って書く際には以下のことを念頭に入れてほしい
   (a) 常に簡潔に，しかし詳細と情報をしっかり含むこと
   (b) 状況を記述する正確な単語と語句を用い，俗語を使わないこと
   (c) 能動態を使って書くこと
   - 受動態を使うと複雑になり行き詰まりがちになる．たとえば，「患者は内服後，吐き気を感じさせられた」というのは受け身の文である
   - 能動態を使うことで情報を提供し理解を促すことにつながる．上の文を能動態にすると「患者は薬を内服し，その直後に吐き気を感じた」となる
   (d) 綴りと文法を確認すること

2.6　効果的なコミュニケーション：複雑な状況に対応する

学問的医療のプロとして，略語やテンプレートを利用するのは1つの手段であり，簡単に速記することができる．効果的なコミュニケーションのためのSBARを用いた書き方や話し方は，情報を伝わりやすくし効果的にしてくれる．

しかし，残念ながらテンプレートに従うことは医療や学習で常に有効なわけではない．現実では効果的なコミュニケーションはより大雑把で，決まった方式に従うことは滅多にない．混沌とプレッシャーに満ちた状況の中で何に従えばよいのだろうか？　時には，効果的なコミュニケーションには追加の手段が必要になる．運転中のGPSシステムのように，コミュニケーションの目的地へはたくさんの異なる道があり，効果的なコミュニケーションというゴールにたどり着くには「再探索」が必要になることがある．次の2つの「道しるべ」を加えて考えておくことが重要である．(1) コミュニケーションは**複雑なプロセス**であること，(2) コミュニケーションは基本的には**人間**の活動であること．

基本的な問題は，一見単純にみえる行為であるコミュニケーションが，驚くほど多くの要素を含むということだ．ミスコミュニケーションは外面的な行動にお

いても，内面的に先入観をもった予想によっても，1日中起こっている．混み合った部屋の向こう側にいる友人にアイコンタクトをして手をふったものの，まったくの見知らぬ人がその人に向けて手を振ったと思い，困惑した顔をして手を振り返している場面を想像してみてほしい．人間はいつも明確で見たままであるわけではなく，単純なコミュニケーションのようにみえても，最初に考えたよりも複雑さを必要とすることがある．

2.6.1　ミスコミュニケーション：外的なもの

　部屋の友達に向かって「おーい」と手を振るというこのコミュニケーション法は，以下の外的な要因によって複雑なものになる．違ったチャネルにメッセージがいってしまうこと，あなたと他者（友人）でさまざまな言語的・非言語的な解釈や行動がされうることである．

　コミュニケーションの複雑さと「おーい」というあなたのメッセージがどんな違ったところに届くのかを考えてみよう．先に述べた友達に非言語的な手を振るという動作の場合，ある人から別の人への「おーい」という言語的メッセージは他の人にも届きうる．他の人に向けたつもりでなくとも，「おーい」というメッセージはあなたの友人の周囲に座っている人や，部屋の隅にいる人などのまったく意図しなかった相手に届いてしまう．コミュニケーションの複雑さは，非言語的ジェスチャーの意味を考える時にもさらに現れる．手を振るという動作は，いろいろな意味にもとれる．手を振るのは「こっちをみて，ここにいるよ」と笑顔で伝えたいのだろうか，それともただカジュアルにちょっと目を合わせて手を振りたかっただけだろうか．どんな意味を伝えたかったのか？　手を振って「おーい」というだけの簡単にみえるメッセージは，驚くほど複雑だ．コミュニケーションの複雑な性質については，考えていなかったようなフィードバックが起こり「考え直し」が必要になるまで，通常は意識されない．

　さらに，あなたが部屋の中に歩いていって友達に手を振った場合に問題になるコミュニケーションの人的要素について考えてみよう．このメッセージは，その人ごとの背景・文化・状況・その他の多様性によって意味が大きく変わってくる．たとえば，ある人はのろのろとした手の振り方を「丁寧で友好的なあいさつ」ととらえるかもしれないし，他の人は「本当は手を振るつもりじゃなかったのに，ただ目が合ったから手を振っただけなんだ」と，真摯でない動作ととらえるかもしれない．

2.6.2　練習：ありがちなミスコミュニケーションを探そう

　インターネットを使って，あなたの専門分野で起こっているミスコミュニケーションを数分間で探してみよう．たとえば，Google 検索をすれば患者への栄養に関する教育で起こるコミュニケーションエラーの例や，医療スタッフ間での用量間違いの例がみつかるだろう（訳注：例「医療 コミュニケーションエラー 例」など）．そういった例を 5 つみつけて書き出して，検討してみてほしい．何がそのエラーを起こしているのか？　どのような「考え直し」ができるだろうか？

2.6.3　ミスコミュニケーション：内的なもの

　外的な要因がミスコミュニケーションにかかわる一方で，より問題のあるミスコミュニケーションは内的なものであり，前提や思い込みによって起こる．思い込みは，根拠がなかったり乏しかったりすることを真実だと考えた時に起こるものだ．指導医や臨床家は通常，四感もしくは五感を使い続けている．教室や臨床現場で，これらの感覚は視覚・嗅覚・聴覚・触覚を通して入ってくる．外的もしくは内的なミスコミュニケーションの要素を考えてみてほしい．よりよい結果に向けて「考え直し」をするために，思い込みと情報源について考察しよう．

2.7　聞くこと：重要な最初の一歩（話すために聴く）

　「考え直し」を行うための最初の重要な一歩は，自身の耳と目でよく聴くことである．漫然と「聞く」ことと意識的に「聴く」ことには根本的な違いがある．「聞く」だけの場合は，通常受け身で，刺激に対して反応するだけである．「聴く」ということは，意味を能動的に探ることを含む．人間は，読む・書く・話すといった他のどんなコミュニケーション・スキルよりも，聴く技術に多くを頼っている．学問的医療者がクリニックや教室で聴くことをしなかった場合に，しばしばミスコミュニケーションが起こる．聴くというのは，耳・目だけでなく「心：heart」を使った全身の活動のことである．以下に，HEART という語呂合わせを紹介しよう．

Have：オープンマインドをもち，口を閉じる——相手がコミュニケーションしようとしているのに備え，気づくこと．このステップで大切なのは，自分が聴くために十分な余裕を確保することである．心を落ち着けて聴こう．ただ聞くだ

けでなく，集中して相手を理解できるように聴き入ろう
Eye：アイコンタクト——非言語的動作を大切にしよう．アイコンタクトをし，話し手に顔を向け，頷く，といった聴いているという非言語的メッセージを送ろう
Ask：確認のための質問——聞いた内容から，意味や有用な情報を能動的に探そう．誤解や思い込みを確かめるようにしよう
React：共感と誠実さをもって反応する——その人にしっかりとかかわり，自分の個人的なバイアスが邪魔することがないように気をつけよう
Trust：信頼——フォローアップすることで信頼を築こう．何をいっていたか思い出し，適切なタイミングのよいアクションをしよう

2.8　効果的なコミュニケーション：人間的要素

2番目の問題は，コミュニケーションとはまさに**人間が行う**プロセスだ，ということである．コミュニケーションは面倒で，時間を要するかもしれない．皆の健康と幸福のために理解すべきことは，効果的なコミュニケーションとは互いに異なった身体・心・価値観をもった個人同士がともに作り上げていくものだ，ということである．対話や文字による効果的なコミュニケーションとは，異なった環境や人々の中で絶えず作り替えられ続けるプロセスである．内容とつながりのバランスを保ち，望ましいゴールに到達するために考え直しをする必要が多く出てくる．

2.9　ベストプラクティスと概要

コミュニケーションは困難なプロセスである．コミュニケーションはスキルであるだけでなくアートであり，それについてよく知り育んでいく必要がある．Quentinは，『Communicating for Life』という著書の中で「コミュニケーションに関する研究は，われわれを通常の生活から引き離し，生と死の究極的な問題まで導いてくれる」と述べている[1]．

コミュニケーションは振り返りを通じて初めて完全なものになることが多い**スキル**である．毎日のコミュニケーションについて考える時間を取ってほしい．そうすれば，将来うまくいくための素晴らしい変化のきっかけがあるはずだ．

2.10 効果的なコミュニケーション： ピットフォールとヒント

ピットフォール	ヒント
略語や俗語を使う	聴き手を知る，内容と人と人とのつながりのバランスを取る
受動態を使う	能動態を使う
聞く前に話す	まず聴く，HEARTを使う
支離滅裂な話し方	SBARを使う

引用文献

1) Schultze QJ. Communicating for life: Christian stewardship in community and media. Grand Rapids, MI: Baker Academic; 2000.

Chris Hamstra は，ミシガン州グランドラピッズにあるダベンポート大学の准教授として現在勤務している．彼の研究対象はリーダーシップ・コミュニケーションの思想であり，ストーリーテリング，サーバント・リーダーシップ，オーセンティック・リーダーシップ，自己主導型学習などを通じて実践されているものである．

3 フィードバックの仕方，受け方を知ろう

Giving and Receiving Feedback

3.1 はじめに

　大学病院などで与えるフィードバックは，医学生や研修医，レジデントや指導スタッフを育成する極めて重要な機会であり，気楽な立ち話やタイムリーなフィードバックから年度末の人事評価に至るまで，さまざまなものがある．効果的なフィードバックを与える最善なタイミングとは，ただちに行動が要求され，対話の時間もほとんどないような緊急事態の最中のことではない．しかしながら，通常，マネジャーやリーダー（といわれる人々）は，緊急であるかどうかにかかわらず，フィードバックをあまりにも早く与えてしまいがちだ．そうしたフィードバックの質は，往々にして熟慮されたものや巧妙に与えられるものとはほど遠いものとなる．注意深く聴く時間をもう少しだけ設けたり，よく問いかけたりすることで，質の高い情報の流れが担保され，他者とのラポール（訳注：信頼関係）や信頼構築を助けてくれる．

　フィードバックの最善の実践には，聴くこと，自由回答式（open-ended）の質問をすること，明快なコメントを提供すること，自己管理，承認や「Ｉステートメント（私はこう思う，という声明）」を用いることが含まれる．教育研修病院の中には，緊急招集後（post code）や緊急事態のフィードバック・セッションを行う練習に主眼を置いているところもあるが，本章の焦点は，どちらかというと診察室や学習環境の現場での（形式的フィードバックとして知られている）同時進行のフィードバックを与えることにある．いずれにせよ，効果的なフィードバックが最高のレベルで実践されることによって人間関係に信頼が構築され，その結

果としてさらにモチベーションの高い職員を作り出すことにつながる．

3.2 積極的な傾聴と強力な問いかけを フィードバックのよりどころとして使用する

3.2.1 タイミングこそすべて

　会話が始まるやいなやフィードバックをしたくなることもある．こうした習慣は，しばしば他者に警戒感を抱かせうるために問題を招き，対話が閉ざされてしまうことにもなりうる．指示が迅速に与えられ，ただちに従わなければならないような緊急事態でないなら，時間をかけて，ほかの人にも，基本的だが見過ごされがちな質問（「うまくできたことは何か，改善できることは何か？」）をする時間をつくることが有益である．そうしたアプローチによって，学習者は自らが取り組むべき領域を理解できる．その結果，行動や振る舞いを変えようという彼らのモチベーションはより高いものとなる．なぜなら，アイデアはあなたからではなく**学習者自身**に基づいているのだから．

3.2.2 サンドウィッチ・テクニック

　Mary Preston 医師は，バージニア大学医療センターの老年科での輝かしい経歴を退いた後も，1 年目の医学生たちにかかわっている．彼女が担当する典型的な 6 人一組の学生チームは，週に 1 回，毎回 4 時間，これを全部で 18 カ月間繰り返し集まっている．このミーティング構成は，グループのメンバーが互いを知るのに十分な時間を与え，フィードバックを与え合うのに快適なレベルの雰囲気を作り出すことができる．グループメンバーの 1 人が患者役に，別の 1 人が医師役になって，症例検討をロールプレイで学ぶ．そして，症例の医学的側面からばかりでなく，「患者」との間に確立したラポールの側面からも，フィードバックを与え合う．学生たちは身体所見をとるスキル（たとえば，血圧計の腕帯を正しく巻くことができるか）や，いかに真摯に取り組んでいるか，また患者のいうことに興味をもっているか，といった対人関係のスキルについてフィードバックのやり取りを行う．

　学年が進むにつれて，Preston 医師は，ほとんどの学生達はフィードバックのやりとりがより上手でスムーズになり，フィードバックを人格への攻撃ではなく

「中立的な情報」として取り扱うことに熟達することに気がついた．また，同僚によるフィードバックが，専門家のコメントよりも，パフォーマンスに対するより強力な効果を与えることも彼女には明白だった．彼女は，自分が専門家としてみなされている中で，いかにして学生たちをこのような自由で珍しいアプローチで訓練したのだろうか？

まず彼女は，フィードバックの場面を彼らの口頭や文書でのプレゼンテーションで改善が必要なところに絞って行うようにした．彼女の定期的なセッションは，次の通りである．

1. 症例をロールプレイする
2. 医師役の学生に，最初の質問をする．「どうでしたか？」
3. 患者役の学生に，フィードバックをするよう頼む
4. グループの残りの学生が，その後で彼らのフィードバックに割って入る．Preston医師によれば，グループ生活を始めた当初は，お互いに「いいひと」で，建設的なフィードバックを躊躇するという．しかしながら，グループ内の信頼ができあがるにつれ，フィードバックも率直なものになっていく
5. Preston医師は，最も経験豊富で最も「実力」をもった者として，最後に話をする．彼女は，自身が観察した強みを告げ，改善のための提案をしたうえで，強みを要約する「サンドウィッチ・テクニック」を用いる

Preston医師は，ロールプレイでの学生には傷つきやすい自尊心があるので，フィードバックのプロセスは明瞭であるべきで，注意深く取り扱わなければならない，と繰り返し強調している．初年度の学生たちは，批評に慣れてきているかもしれない一方で，それまで「オールA（全科目最高評価）」の評価を受けてきて，修正するように批評を受けることに慣れていない可能性がある．レジデントやインターンは，生死が問われる状況でオーダーを書くことがあるため，誤りを犯すことで精神的に打ちのめされる可能性もある．さらに彼女は，病院でのシステム上の職位によらず，サンドウィッチ・テクニック（ポジティブ，ネガティブ，ポジティブ）を使い，同僚と比較しないことで，生じるかもしれない防衛姿勢を生じさせないようにすることができると述べている．

3.3 自己管理

3.3.1 前提条件と意図

　フィードバックの対話を始める前に，憶測と意図を確認してほしい．意図するところを吟味する中で，あなたはこの人物にフィードバックを与えることで何を得たいと望んでいるだろうか？　自分自身を明確にして，動機を正直に見直してほしい．「つけ上がらせない」ようにしたいと思うほど，あなたにとって迷惑な（うるさい）人物なのだろうか？　そのフィードバックは，患者の安全を可能な限り高めるためのものになっているだろうか？　そのフィードバックは，新たな行動や次の行動への一歩を教える手助けのために与えられたものだろうか？

　次に，フィードバックを与える前にあなたが抱いている憶測について見直してみよう．そんな問題はどのように処理すべきかわかりつくしているだろうか？　問題は解決しただろうか？　「すでに解決策を知っている」という考えを棚上げすることによって，代わりに，解決されるべき問題や変えられる行動についての好奇心を抱き探索を促していくことができる．この方略では，あなたと学生，あるいは従業員や同僚との人間関係における力の**均衡**を段階的に発展させる．あなたは問題解決の仲間であり，パートナーなのだ．

　特に学生たちは，教授たちとのパートナーシップという考え方に抵抗があるかもしれない．しかしながら，こうしたパートナーシップの感覚を徐々に教え込む時間をもつことは貴重である．マネジメントの第一人者たちは，「命令と管理」の態度から距離を置き，アイデアが自由に流れるところでのより風通しのよい対話によって，永続的で持続可能な解決策を創造する美徳を長年にわたって称賛してきたのだ．

3.3.2 帰属の回避

　もしもあなたが，気がつくたびに「私は君がなぜそうしたのか知っているよ」と言っているのだとすれば，あなたは自動的に，その人の行動に対しての動機や意味を与えていることになる．この態度が，災いのもとである．こうした態度ではない理性的な態度をとることが最善の方法である．以下のように自由回答式の質問をしよう．

> 「どうしてこのような決断・行動に至ったのですか？」
> 「あなたの目標・意図は何ですか？」
> 「あなたの決断・行動のもとにある根本的な影響力は何ですか？」
> 「この方向に進めていく時にもっていたデータは何ですか？」
> 「この方向性での行動から，あなたはどのような結論を引き出しましたか？」

質問への反応を注意深く（そしておそらくその過程であなた自身も何か新しいものを学びながら）聴いた後で，「I」メッセージの形をとった，よりよいフィードバックを与えることができる立場に立てるのだ．

> 「私もそう思いましたよ」
> 「あなたがこれについてどのように考えているのかをみていて，私はまた別の選択肢を考えてみました．なぜなら…」
> 「このことに対するあなたの見解を聴いて，私はあなたがどこからやってきたのか，あなたの立場についてよりよく理解できましたし，あなたの目標や意図にたどり着く助けになると確信できるフィードバックがいくつかあります」

3.3.3 自由回答式の質問の言葉

あなたは，上の節で挙げた質問がすべて「何か」を問うているのに気がついたかもしれない．自由回答式の質問の特徴は，さらなる会話を促し，警戒を霧消させるのに役立つよい方法の１つであることだ．「こんな風には考えないんですか？」といった一問一答式の質問（closed-ended question）は，誘導尋問の１つで，あなたがすでにその答えを知っていることを示唆している．

3.3.4 怒りのフィードバック

怒りの中で与えられたフィードバックは，いつも信頼感を蝕んでしまう．たとえば，「もっとよく知っているべきだった」とか「君はいつもそうする」といった言葉は，恐れや他者への不信をもたらす．冷静になって，相手ではなく，問題点に集中できるまで待つのがよいだろう．誰かを貶めるようなフィードバックは，

あなたの周りで失敗することを恐れるようになるため，相互信頼の道筋を脱線させてしまい，失敗を隠すようになってしまうだろう．そしてさらに悪いことに，彼らは将来あなたに相談することを避けるようになるだろう．加えて，厭味ったらしいフィードバックにも注意しよう．皮肉交じりのユーモアのつもりでも，人を戸惑わせるために裏目に出てしまったり，いわれた人が気まずくなったりして，どのようにすべきか確信がもてなくなってしまう，ということが起こりうる．

3.4 強みを見抜く

　弱点や失敗は，よく目につくものだ．誤りを指摘することは，往々にして長所を見つけて認めることよりずっと簡単なことだ．マネジメントの心理学の領域の研究では，新しいスキルを学んでいる人は，手厳しく訂正されるより，むしろ賞賛や激励を受ける中でよりよい成果を達成することが明らかにされている．1つを「否定すること」に対しておよそ5つを「賞賛すること」を勧める専門家もいる[1]．有能なマネジャーは，その組織風土において，どの程度賞賛すべきか，最良の判断を行うことを求められている．たとえば，屈強な兵士たちの裏章の文化では，賞賛に対してけちくさい傾向がある．小学校の教師であれば，教え子たちにその倍の賞賛を与えるかもしれない．結論としては，その組織風土によらず，従業員も学生も，自らのパフォーマンスへのフィードバックを必要としているのだ．どんなものであれ，賞賛のないところでは，改善へのモチベーションを維持するのは厳しく，最悪の場合には自信を喪失してしまうものだ．ZengerとFolkmanは，ハーバード・ビジネスレビューの記事の中で，理想的な批評と賞賛の比率に関してこのように論じている[1]．「ネガティブ・フィードバックは，われわれが断崖に向かって恐ろしいことをしようとしている人を止めた方がよいことや，われわれがしていないことでただちに始めた方がよいことを注意喚起してくれるものとして重要である．しかし，十分に意図された批評であっても，人間関係を破綻させ，自信や自主性を損なわせてしまうことがある．それは確かに行動を変えるが，人々から最高のパフォーマンスを引き出すものにはならない」．

　しかしながら，もしも賞賛が過度に行われたり，それが心からのものでなかったりした時には，受け手は疑い深くなってしまうだろう．とりわけ，フィードバックがあまりに漠然としていたり大雑把であったりする時にはそうなりがちだ．

> 「あなたは素晴らしい」というのは，具体的な行動の観察と相まっていなければ，サッカリンのような甘い言葉にすぎない．「あなたはここで献身的に細部に注意を払ってすばらしい仕事をなし遂げ，われわれがよりよい行動方針をまとめる手助けをしてくれました」といったほうがよいだろう．

よい行動を指摘するのが難しかったり，賞賛の言葉が真実味に欠けるように聞こえるのではないかと恐れるのであれば，素直に支持することができる中立的な行動を取り上げてみてほしい．

> 「あなたが患者から十分な情報を引き出したということを私はよくわかっていますよ（謝辞）．あなたが取り組むべきことは，それをプレゼンテーションにまとめることです．担当医が分かりやすいように論理的なフォーマットにまとめてください（修正）」．

3.5 「Ｉ」ステートメント

「Ｉ」ステートメントとは，自分の視点，または観察からできあがるコメントのことをいう．フィードバックを与える時によくある誤りは，フィードバックの妥当性を確認するために第三者を用いることだ．例を挙げると，「ほかの人たちが言っていたけれど…」とか，「この部門では当たり前のことだけれど…」といったものだ．このように，第三者をもち出すと防衛反応を引き出すので，一般的には裏目に出がちである．フィードバックの受け手は，しっかりと聞かなければならないフィードバックに集中せず，たいてい「そのほかの人とは誰のことだろうか」とか，「こんな噂が部門内で飛び交っています」といって議論を始めてしまう．問題が懸念されるものだったり，実際に誰かがその内容をあなたに伝えたのであれば，フィードバックを特定の人物のものと**しない**方がずっとよいだろう．ここでも再び「Ｉ」ステートメントを使うことになる．「先週の回診で，あなたはこの領域で秀でているのをみました」とか，「私は，あなたがその約束を大急ぎで済ませるのをみていましたよ」と伝えると，より直接的で私的な一次情報に基づいているため，より強力なステートメントになるのだ．

3.6　私がそう言ったんだから

　しばしばあなたは，自分が行動変容への自覚が乏しい人の成長を助ける立場にあることに気づくことがあるだろう．ティーンエイジャーとかかわる人は誰でも，ケアと共感とともに届いた良質なフィードバックであったとしても，限界があるという．本章で示されたアプローチを試してみたうえで，あなたは自分がもつ期待を明確化（あるいは再明確化）する必要が出てくるだろう．「私があなたにしてもらわなければならないことは○○○○○です．そして，あなたがそれをしなかったための顛末は○○○○○です」などのように．深呼吸を1つして，遠回しにではなく，言い訳なしに自分の立場を貫きましょう．

3.7　フィードバックの受け止め

　フィードバックの受け手としては，とりわけ批判的なフィードバックの場合は，リラックスして傾聴しよう．データは中立的に扱い，個人攻撃と受け取らないようにすること．誰にとってもネガティブな批評を聴くのは難しいことであるうえ，特にそれが不当な場合や悪意を感じる場合にはなおさらだ．批評に直面した時には，息を大きく吐いて，次の言葉を繰り返す．「私は，他者からのアイデアにオープンだ」．いつの間にか自分を正当化しようとしたり，他人に責任を負わせようとし始めていないか気づくこと，そうなってしまうと，あなたが自己防衛に妨げられていて学ぶための心構えができていないことを相手に対して印象づけることになる．

　さらに，フィードバックが賞賛であった時には，弁明するのをやめよう．それよりも賞賛を受け入れるべきである．あなたはよくやったのだ．フィードバックを与えてくれた人にしっかりと感謝し，あなたがそれをしっかりと聞き入れたということを伝える．あなたがほかの人からのインプットを真剣に扱うのを人々がみれば，あなたへの信頼を呼び覚ますばかりでなく，そのような対話が奨励される環境を作り出すのだ．

3.8　結　論

　あなたがフィードバックを与える**前に**，よく傾聴し，明快な自由回答式の質問

をすれば，フィードバックの受け手にとって，問題行動を改善し振る舞いを見直すよい機会となる．いつでもどこでも，長所が示されているのをみたら，それを認めよう．こうしたアプローチによって，協働することや動機づけへの道が敷かれ，持続的かつ強固な解決策を見つけ出す可能性が高まる．

フィードバックのパール	フィードバックのピットフォール
定期的で時宜を得たフィードバックを行うために，コンテキストを設定する	否定的なフィードバックで他人を待ち伏せする
内面での意図を確認する	怒りとともにフィードバックを与える
自己管理	過剰反応
「I」ステートメントを使用する	「人々が私に…といっている」といったように第三者を使い，自己防衛を誘発する
自由回答式の質問から始める	一問一答式の質問を使用する
強みを探す	賞賛を過剰に使用する
会話中のどこかにポジティブなコメントを入れる	嘘をつく
フィードバックを与える前によく聴く	事態の詳細/解決法/解答を相手が知っていると仮定する
形成的な言葉を使う	評価する言葉を使う
	「少しフィードバックしてあげてもよいですか？」といって対話を始める
課題には厳しく，しかし人には柔軟に	

引用文献

1) Zenger J, Folkman J. The ideal praise-to-criticism ratio. Harvard Business Review. March 15, 2013.

参考文献

1) Algiraigri A. Ten tips for receiving feedback effectively in clinical practice. Med Educ Online. 2014;19:25141. Accessed 3/22/2015.
2) Covey S. The speed of trust. New York: Free Press; 2006.
3) Ende J. Feedback in clinical medical education. JAMA. 1983;250(6):777-81.
4) Michaelsen L. Making feedback helpful. Organizational Behavior Teaching Review. 1988, 13(1)109-113.
5) Newell T, Reeher G, Ronayne P, editors. The trusted leader. Washington, DC: CQ Press; 2012.
6) Patterson K, Grenny J, McMillan R, Switzler A. Crucial conversations. New York: McGraw Hill; 2012.

7) Waggoner-Fountain L. How to give feedback. Power Point slide presentation. Charlottesville: University of Virginia School of Medicine. 2012. Accessed 3/22/2015.

Ellen Mohr Catalano は，エグゼクティブコーチおよびコンサルタントであり，効果的な対人関係スキル，チームの構築，および変革管理に重点を置いている．彼女は生産的なコミュニケーションと職場でのコーチングの価値について情熱をもっている．

4
対立・衝突（コンフリクト）を うまく切り抜ける方法を学ぼう

Navigating Conflict

> 「平和とは，コンフリクトの不在ではなく，コンフリクトに対する創造的な代替案が存在することである．代替案は消極的なものも，積極的なものもあるが，暴力に対する代替案である」
>
> —— Dorothy Thompson, ジャーナリストおよび雑誌『Time』1939年ウーマンオブザイヤー受賞者（Eleanor Roosevelt との共同受賞）[1]

4.1 まず「これ」を考える

4.1.1 対立・衝突（コンフリクト）は人生において避けては通れない

　組織はその環境の健全さによってコンフリクトが最小にも最大にもなる．健全な環境というのは健全な水に似ている．水の状態がよければ，たとえば綺麗で，澄んでいて，絶妙な pH ならば，その水は生活を維持する偉大な道具になるだろう．健全な海（と私たちの体）は完璧な酸塩基平衡に由来する．適切な海の pH は多様な生命の成長に寄与する．pH がたった 0.1 変わるだけで，サンゴは死に絶え，水中の生物が苦しむことになる．これは個人，関係性，組織においても同様である．職場環境が適切な pH になっていれば，期待されるものごとははっきりしており，責任は果たされ，個人と集団の最良を引き出す．このバランスは飛躍的進歩，学習，革新という恵みをもたらす．私たちの職場は私たちの主要な生活

環境の1つでもある．調子が「正常な範囲のpH」になければ，望ましくない振る舞い，お粗末な結果，そして多大なコンフリクトをみることになる．不健全な状況はモチベーションを低下させ，進歩を遅め，有害な職場環境を恒久化する．臨床医，学生，スタッフそして患者が苦しむことになる．

4.1.2 対立・衝突（コンフリクト）を最小にし，操作する鍵は何か？

コヒーレンス（可干渉性）について考えてみよう．コヒーレンスとは同調し，調和する状態を指している．コヒーレンスな状態からは，人やシステムはよりよくコンフリクトを扱うことができる．特に学術的な医療の場において，人はしばしば給与とは異なる理由のために働く環境を選ぶことがある．多くの人が才能を発揮し，肯定的な違いを生み出そうとする．仮に組織が障壁を取り去り，能力が発揮されるさまざまな方法を支援すると，人やシステムは防衛・同調からコヒーレンスに移行する．

4.1.3 組織における指標

組織の「pH」が過剰に酸性な時，非友好的で，受動的攻撃行動や間接的攻撃や対立するコミュニケーションを招く．消極性，無関心，エンゲージメントの欠如は過剰にアルカリな状態で現れる．適切なpHの範囲は進んで責任を負うことや継続学習をすることを促進する．

なぜ衝突が起こるかにかかわらず，状況を過程から戻すことに時間と注意が払われるべきである．反対意見にできるだけ早期に気づくことやその出どころを判断すること，健全で友好的な方法でそこからの成長を促すことは挑戦である．あなたや組織自身の中に健全な葛藤を生成する．ずば抜けた結果は人々に選択肢を与え，思い通りにそれを叶えられる組織から生まれる．

4.2 対立・衝突（コンフリクト）の構造

> 「この世界における苦々しい矛盾と致命的なコンフリクトは，感情と情熱が収まっている個々の胸中で続く」
>
> —— Joseph Conrad, Author[2]

否定的な環境とともに現れる無気力を克服するのには努力と強さを必要とする．コンフリクトは私たち自身の内面や外面である他人や組織全体に向けられる．それは抵抗，対立や反対により増強する．私たちが抱いている，コンフリクトへの上手な対応を阻害している集合的な仮定は何だろうか？ コンフリクトについての以下の仮定で聞き覚えがあるものはどれだろう？

- 非常に困難で，痛みをともない，消耗させ，時間を浪費する
- 抵抗が現在も続いていて，一度始まると中止が困難．習性は打開しにくい．きっと解消されない
- 判断や決断がされ，ポリシーが決まり，変更が困難
- このやり方がいいのに，何で変えるのか？
- 新たな認識も対話も不要．無視し続ければ，コンフリクトはどこかに行って，自然に寛解する
- 新しい案を試す時間がもったいない．もっと重要なことに忙しすぎる
- それは優先事項ではない，より高い優先事項に集中すべきだ

コンフリクトに対する嫌気が拡散するのは容易である．コンフリクトによる不健全さは組織内に拡散する．その文化は実践者，研究者，管理者，スタッフが機能するのを困難にする．私たちはその「部屋の中の象」（誰もが認識しているが無視している重要なる問題）あるいは「神聖な牛」（重要なので批判されないもの），という批判やコメントから守られたアイデアを隠すことで物事を複雑にしてしまっている．

一方で，ある組織では煩わしいコンフリクトに価値があり日常的なことだったりもする．たとえば，部署間の協働より競争が望ましい場合，混沌と争いが激しくなる．従業員にとっては，評価・表彰・手当などの不足といった意図しない結果から感情が傷つけられたりする．これは容易にモチベーションを低下させる．

以下のピットフォールはコンフリクトや防御反応を増悪させる．あなたはどれを認識しているだろうか？

- チーム，システム，プロセスではなく特定の個人へ非難や過失を見出してしまう
- 信頼の欠如は意見することへの恐れにつながる．従業員は自分たちのアイデアが熟慮されるとは信じておらず，無関心となる
- 透明性と参画の欠如．決定が組織のトップから下位層（職員，スタッフ，管理

者）の意見をまったくかほとんど取り入れられずになされる．決定の過程は隠され説明が十分でない．それは「やりましょう」でなく「やれ」というメッセージになる．従業員は鍵となるステークホルダーと思えなくなる．この例を考えてみよう

　ある市中病院において，経営層はバイオハザードについて気がかりがあった．細菌が拡散しないように机の上に水の入ったボトルを載せず，むしろ中央管理するようなルールが作られた．このルールの実施初期に，ある看護師が自分のボトルを彼女の机に置き，それが取り払われた．看護師が上司に「この新しい方針の真の目的はなんですか？ なぜ誰かが私のボトルを私の机からどこかにやってしまったのですか？」と尋ねた．上司は会話することを拒み，「なぜなら私がそういったからよ」といった．
　すべての水の入ったボトルはあらかじめ決められた場所にまとめておくよう求められた．1週間ほどして，その部門全体がインフルエンザに罹患した．水のボトルを一緒に置いていなかった人間だけが罹患しなかった．結局，経営層はその方針は使えないものと結論づけた．

- 仲介や促進する気がない．慢性的なコンフリクトは時に第3者の介入が必要である．しばしば組織やリーダーは介入を不要で価値がないとみなしがちである．その態度が「私が何とかする」や「そのコンフリクトは何とかなるだろう」となってしまう．この例を考えてみよう

　ある研究部門ではある状況が2年以上見過ごされてきた．2人の傑出したスタッフ医師が人間関係のコンフリクトを抱えており，それは部門内の派閥をつくりだした．互いの派閥はほとんど会話をしない．たとえ何かをなすべきことがあるということに同意していても，彼らはスタッフのミーティングや他の公的な場では口を開こうとしない．部門長はコンフリクトを認識していたが，その状況をなんとかするために助けを求めることをしなかった．全員にとって悲劇的なことに，コンフリクトは解決せず，スタッフの士気は低下し，その結果，診療の質が被害を受けた．

- 説明責任の欠如，成果や時間枠を最後まで守ることの欠落

- 細かすぎる管理．定期的に「人の肩越しに見渡し」，他者がなすべき決定を行い，他者に代わって会話する
- パワープレイ．ひそかに手柄を独り占めする人がいる．罪悪感，不平，恥のゲームに焦点を当てる人もいる．時に人は組織権威者の立場に対して自分の価値を損なわないよう情報共有をしないことがある．競争がはびこり，環境にまで広がる
- 意見，視野，教育や経験の違いから「私が正しくてあなたが間違っている」や「これは意味がない」というコンフリクトが生まれる．時に目にみえる違いが不快感を生み出し，コンフリクトにつながる．例を挙げれば私たちは民族や性，文化，性的嗜好，身体的能力，年齢がみるからに異なる．信頼関係の構築に代わりラベリングをすると有害なコンフリクトを生む（10章参照）
- 組織のコンフリクト．「過剰な酸性」環境はルール，構造，現状の管理スタイルの型によって過度のコンフリクトを生む．どのようにルールを実施するかでもコンフリクトが生まれるかもしれない

4.3　対立・衝突（コンフリクト）の対処

　コンフリクト対処への健全な状態を確立するには不要な対立を減らすための対応にコミットすることが求められる．時に対処への第1段階はコンフリクトの頻度や強度を下げることかもしれない．あなたは状態が変化するのに対応してうまく進めていくスキルを学ぶ必要がある．究極的には事前に動き出す必要がある．そのコンフリクトは，どのような潜在的問題や挑戦を示唆しているだろうか？　原因を発見しよう．その状態の，何が，どのように，誰が，いつ，そしてなぜについて明瞭にする．コンフリクトにかかわる人間からどのように将来コンフリクトへ対応するのかについて賛同を得て維持する．他人の行動が言明された基本的事項と一致しない場合は，あえて弱者の状態を取ることに賭けてみる．

　他人とあなたの経験や感情を分かち合うようにする．尋ね，明確に選択肢を述べる．首尾一貫した明確なコミュニケーションを提供し，求められる目的を鍵となるステークホルダーに向けて述べることは重要な鍵となる．文句をいったり会話で人の気をそらしたりするのは避ける．会話，ミーティング，文書化した期待を通して明確な共通基盤を作るために時間をかける．

4.3.1 組織の対立・衝突（コンフリクト）

職場環境において「健全な pH」が維持されている時は，組織には健全なコンフリクトへの方向づけがある．以下は健全な組織風土においてみられる．
- 役割が明確：人は全体（組織のビジョンや価値観）の中でどのように働くべきか知っている
- リーダーシップが望ましい組織の原則/環境/合意を形づくる
- 全員が同じルールや基準にのっとって責任を果たす．調整は明確なコミュニケーションによってなされる
- すべてのレベルでコミュニケーションと信頼は最適である

このような風土は対話を通して参加を促し，過程を効率化し，コンフリクトに光を当てることで達成される．

参加の促し．賛同がないことは誰かを仲間外れにしたり悪口を推奨したりすることを意味しない．リーダーは集団としての相乗効果を増大するために全員と信頼関係を築いておくことが必要だ．スケープゴートや外れ者でさえ，そうした信頼関係を築く何らかの価値をもっている．リーダーはメッセージをもたらした人に共感しないかもしれないが，メッセージは重要であるかもしれない．若手のレジデントは攻撃的になっていないか？　常勤雇用者は偉ぶっていないか？　教員や同僚は女性医師のことを批判的に言っていないか？　多数派に属さない医療スタッフは歓迎されていない感じをもっていないか？　もしこれらがあった場合，取り組むべき潜在的なパターンがあるかもしれない．もし差異が歓迎され推奨されたら，コンフリクトを解決する前向きな共通認識が構築される．

過程の効率化．阻害や重複がどこかにないだろうか？　人が「誰が何をいつやる必要があるのか」について合意していない時，怒りやエンゲージメントの低下が発生する．たとえば，ある質問について誰が上級医の代わりに答えられるのか？　どちらのシフトが患者を評価するのか？　誰の予算が出費や増大に支払われるのか？　リーダーシップが競合した優先順位と金銭的重複を解決できるかもしれない．

対話を通して光を当てる．どのように，どの領域で組織の中の学習が止まっているか？　グループや部門間のコミュニケーションの質はどうか？　どのようにそのチームはミスを挽回するか？　組織としての成功を導く要因を認識しなさ

1.	5～6名の小グループかペアになり，一般的な話題，たとえば職場のコンフリクトを取り上げる．ゴールは対話を通して集合的な知性を構築することである．1人が心に浮かんだオープンクエスチョンをする．時計回りか反時計回りに回って進んで行く **質問例**：人の頭に考えが浮かんでみえて，相手の考えがみえるとしたらどんな違いが生じるだろうか？　私たちが向かう必要がある方向へ100％賛同したらどのような違いが生じるだろうか？
2.	次の人が考えや感情や質問を聞いて思いついたことで反応する．完璧な「正しい」答えを探す必要はない．すべての反応，感情や考えは妥当である **返答例**：私は，人はもっと正直で自分の視点をもっと明らかにすると思う．私たちは互いの軋轢を解消し，より生産性があって楽しい仕事ができるかもしれない
3.	それから，その同じ人が新たなオープンクエスションをする
4.	次の人が返答する．どの方向に回答を広げてもよく，前回の質問と結びついてもいなくてもよい
5.	3周行う．重要なことはそれぞれ自分の番になった時に質問にだけ答えられるということ．この方法は傾聴と創造的緊張を生み出す
6.	最後の人の回答が終わったら，最後の問いをなげかけ，それには誰も返答しない
7.	テーマや洞察，みていて気づいたことなど振り返りする．この経過は自然と開放的な対話になるだろう．物事をみる新たな視点や問題解決法が現れるだろう

表4.1　探求サークル対話エクササイズ[3]

い．うまく回っていることを強化しよう．組織コンフリクトを改善するためのアイデアを聞いて尋ねよう．グループとして全体としての課題と機会を一層理解するためゆっくり進めよう．表面化する必要があるより深い質問とアイデアを表出しよう．必要な洞察力を得るために探求的サークル対話エクササイズ（inquiry circle dialogue exercise，表4.1）を用いてもよい．

4.3.2　対人関係の対立・衝突（コンフリクト）

> 「私たちは振る舞いから他人を判断している．私たちは自分たちの意図で自分たちを判断している」
>
> ——Colonel Montague Jocelyn King-Harman, Author[4]

　組織内で一度健全なコンフリクトに向けた状態が動き出したら，対人関係のコンフリクトを何とかしていくのはずっと容易になる．私たちは自分たちが感じる他人との距離を縮めなければならない．感情移入や共感を通して何がわかっていないかを知っていくようにしよう．他人の考え，経験，そして感情とつなげていくようにしよう．理解度を確認しよう．言及されていないことに耳を傾けることで仮説を同定しよう．質問の裏にあるのは何か？　他人の意図を妥当なものとし

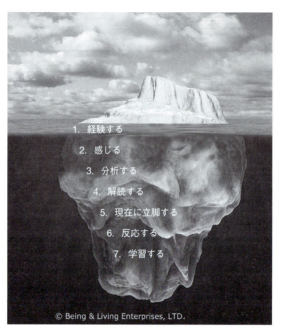

図 4.1 氷山モデル[5)][6)]
(1) 経験する：何かが起こること：例「私は人種差別主義と非難された」．(2) 感じる：感情が沸き起こること．快も不快もある．感情についてよい悪いの判断は止めよう．「私は不当に責められたと思う」．(3) 分析する：何が起こったのか意味合いについて信念や仮説を内省する．偏見をもたないように．例「どんなよい人だってミスはする」．(4) 解読する：自然な状態を維持し他の経験とそれを比較する．または類似点を探す．例「それはまるでダンスフロアで他人の足でステップを踏むようだ．そしてその人は痛みで足を引きずっている」．(5) 現在に立脚する：過去に起こったことでも，今この瞬間に何が起こっているかについてオープンになろう．例「私は打ちのめされ，無力感を覚えている」．(6) 反応する：何が起こったかを対話する．好奇心をもち，可能性について広く加味する．もはや自分に役立っていない前提を解き放つ．例「私は一見異なる人々について敬意を払って長きにわたりやってきました．私たちは，全体として過去について敏感で意識的である必要があり，私たちがともに創造していくために現在に立脚する必要があります」．(7) 学習する：自身の内省や他者との対話を通して予期しない考えや見解が表面化することを受け入れる．例「健全な対話を使うことについて全員をトレーニングし，そのスキルを日常的に実践しよう」．

て深く考えてみよう．このような戦略は調和を阻害しているものが何かを明らかにするだろう．より大きなパターンのどこにこのコンフリクトは当てはまるだろうか？　関係性がみえるような視点から俯瞰しよう．無知と無自覚を，意識と自覚に置き換えよう．話の全体が把握できると，共通点が明らかになる．

　こちらからかかわっていくようにしよう．時に，コンフリクトの舵取りには強い相互作用が求められる．時々，冷静になる前にカッとなってしまう．エスカレー

トすると不適切で，一時的な結果しか得られない．わだかまりは発散することが求められる．率先してコンフリクトを扇動することは止めよう．自分の感情と行動に責任をもち，意図的に悪循環を断ち切ろう．

あなたが他人と相互にかかわる場合は氷山のように表層の下に多くが隠されていることを覚えておこう．もし表層の上やその近くにとどまると，私たちは応答の代わりに反応してしまうだろう．私達は応答する時は話の全体を明らかにする．「氷山モデル」（図 4.1）は表層から下にもぐり，学習するスタンスを得るのに健全な方法である．学習スタンスをもつことで，コンフリクトは効果的に変化に取り組む時に使える情報となる．対人関係のコンフリクトでは氷山モデルを用いて舵取りしよう．

4.3.3 症例：氷山モデルと探求サークルを効果的に用いた例

> 私は大学の大きな看護部のトップである Sarah に雇われた．大学は彼女のチームが大きなコンフリクトを抱えていることを知り，学長は彼女の部門の人員減や内部からのフィードバックが乏しいことについて疑問に思っていた．部門内の環境では陰口，傷つけ合い，不平，信頼の欠如があった．考えは共有されず，情報は抱え込まれ，多くのことの要領が悪く，責任が重複している．従業員は細かく管理されすぎている感じを訴えていた．誰も無数の問題を話し合うために立ち止まらない．Sarah が問題を解決するために取った戦略は，パーティを行なうことで職場の関係性構築を行うことだった．直近のパーティ（ハロウィーン）は，我慢の限度を超えさせるもので，部門の機能不全が爆発した．
>
> Sarah と彼女が率いるリーダーシップチームは黒人に扮した寸劇を行った．彼女たちは誰も傷つけるつもりではなく，純粋なハロウィーンの仮装だと主張したが，その寸劇はうまくいかなかった．多くの従業者が衣装とメイクに嫌悪感を抱いた．リーダーシップは認められそうになく，その行為によって学生や常勤が怒ったことへのケアが必要であった．
>
> Sarah と氷山モデルを共有し，彼女に部門内の対話能力（質問，共感，傾聴，そして仮定への挑戦，を探求サークルと氷山モデルで内省する）向上のための訓練に同意した．目標は数年来多くの人が感じていたトラウマを表面化させることとした．数週間の各種エクササイズを通して，ハロウィーンの体験を事例として用い氷山モデルのリハー

サルを行った．従業員は互いに自分をさらけ出すようになり，自分の体験談を共有するようになった．Sarah は自分の非を認め謝罪した．共感と寛大がみられるようになった．関係性は修復し，チームワークが改善した．仕事の流れを図示化することで激しいコンフリクトの原因となっていた重複の問題は明らかとなった．仕事についての論争は明らかに減少した．どのように前進させていくかについての同意が形成され維持された．職場に適切なバランスが戻り，看護部門の教育による評判は再び高評価となった．

4.3.4 個人の対立・衝突（コンフリクト）

「私たちを苛立たせる他人についてのあらゆることが自己の理解につながる」
——Carl Gustav Jung[7]

　私たちは，われわれの内的環境，すなわち内的な自己において最もコントロールをもっている．私たちの心や精神の質は私たちの組織の環境に影響を与える．職場で（あるいは人生において）どのように表現するかは100％自己責任である．もし一貫性を欠けばコンフリクトを引き起こす危険を冒すことになる．1日の始まりが急かされて苛立ち，コーヒーや朝食がなかったらどうだっただろうか？　仕事までにあなたは戦う態勢になってしまうだろう．ストレス下では自分自身の問題や修羅場で頭がいっぱいになる．この精神状態で他人に共感するのは不可能とまではいわないものの困難である．

　コンフリクトの悪影響を最小限にするには内部の首尾一貫性が鍵となる．私たちが穏やかで，冷静で，かつ集中していれば，周囲の人もわれわれの存在によって好影響を与えられるだろう．しかも，私たち自身が他人とコンフリクトへの貢献について話し合う時，回復力をもつようになる（6章参照）．

　私たちは内省すると，選択肢を広げ，気がつくようになり，意識的で考え抜いた変化をもたらすことができる．探求は私たちの短所と長所を認識させるのに役立つ．自己に問うてみよう：コンフリクトは自分の中で何を引き起こしているのか？　何を見逃しているのか？　何を忘れる必要があるのか？　自分の感情，考え，決定，行動に責任をもつようにしよう．あなた自身を癒すのに何が必要か？　あなたの何が引き金になっているのか？　自分から相手に差し伸べ，他人

とコンフリクトに直面してもバランスをとるとともに「汝，自身を癒せ」．関係性を構築するのに何があなたを駆り立てるのか認識せよ．

メンターや親友にアドバイスを求めてみよう．この過程は厳しい状況を収めることに役立ち，何をどのようにコンフリクトの状況で反応すればよいか鮮明にみえてくる．適切な時に反応できるよう，自分の中と外のシグナルを感じておく．たとえば，他人のトーン，表情，ボディランゲージが言葉と一致していないか気づくようにする．この不一致は，彼らが意見を十分に整理したり，再考したり，言い換えたりする余地を必要としていることを表しているかもしれない．重要なことに優先順位をつける．あるコンフリクトは他に比べて，解決したり処理したりするのに時間がかかることがある．他人からのフィードバックを歓迎する．賛辞や建設的批判はあなた自身とあなたの能力を結びつけるのに役立つ．

自分の中のコンフリクトは鏡のように働く．私たちがこの矛盾を認めた時，前進により近づく．自己の中にコンフリクトを認識した時，立ち止まって，深呼吸して内省し，それから行動する．自分自身への我慢も必要だ．『内的な平和』がないと不安感を生み出し，結果的に他者に対する受容を欠くことになってしまう．このパターンは他人とのコンフリクトについて悪循環にしてしまう．心理的抵抗を好奇心に変えてしまえばいい．自覚を高めれば，より簡単に変われるだろう．

4.4　身体と心のエクササイズ[8]

しばしば私たちは同じ場面で相反する2つの感情に晒されることがある．たとえば，「私はこの仕事が大好きだ」と「私は職場で協力が得られず疲弊している」それぞれの発言に対し身体はどのように感じているだろうか？　あなたは相対的に開放的な態度から閉鎖的な態度へ，それぞれの発言の時に切り替えているかもしれない．どのように自分の頭を動かしているかに気をつけてみよう．「私はこの仕事が大好きだ」といっている時に頭は持ち上げられているだろうか？　「私は職場で協力が得られず疲弊している」といっている時，肩が前かがみになっていないだろうか？

身体のどの部分が最も緊張しているだろうか？　感じることで緊張を探索してみよう．1～10段階で（10が最も緊張している），どの数字をその不快感に与えるだろうか？　それぞれの発言を考えた時に，どんな色，形，音が自分の頭に浮かぶだろうか？　お腹の下から深い呼吸を3回してみよう．それから下の5つの

環境のうち 1 つを選ぼう．
- 海
- エメラルドグリーンの森
- 大好きな文化的イベントやレストラン
- 美しい太陽と広大な砂漠
- 壮大な山の山頂からの景色

　選んだ環境に自分を置いてみよう．その匂い，味，音，高ぶる感情，触感や視覚の体験をあなたの心が吸収するのを感じよう．さらに 3 回腹の下から深い呼吸をする．言葉を繰り返す．たとえば「私はこの仕事が大好きだ」と「私は職場で協力が得られず疲弊している」．それから自分に再度問う，どの数字が今の緊張に当てはまるのかと．自分の心と体に何かしら変化を発見するだろう．

　実際は，あなたの体に滞ったエネルギーについて，無視したり注意を払わないようにしたりするより，認め解放することで動かす方が最良である．私たちが考えているより身体と心は密接な関係がある．

　もしプライマリ・アウトカムが相乗効果にあるなら，相乗効果とは私たちの中，私たちの関係性，チーム，組織に存在する，私たちの考えや感情がコンフリクトの舵取りの鍵となる．水の研究者で著述家として有名な江本勝博士は「水からのメッセージは私たちの内面を見るということである」といった[9]．江本博士は初めて氷の結晶を撮影した．1 万人の患者への水の研究の癒しの効果は水の力を再認識させた．水に内包される言葉の効果を測定することと水の自然な形で彼は有名であり，水の結晶を前後で撮影した．彼の研究では，水をグラス内に入れ，異なる言葉をそれぞれに書き，それから凍らせて結晶化した．

　「やれ」と「一緒にやろう」とではどのような違いがあっただろうか？　典型的には，最初のフレーズは命令．2 番目のフレーズは団結やサポートを表現したフレーズである（図 4.2，図 4.3）．

　2 つのイメージのみた目の複雑さと魅力に気づくだろう．高名な彼の水の結晶の研究により，江本博士は言葉と意図の力の視覚的表現を捉えた．しばしばコンフリクトは協力，参加，つながりの欠如から起こる．「一緒にやろう」や「ありがとう」ということは敬意に満ちたコミュニケーションにより作られた，美しく，バランスが取れた結晶を生みだす．江本博士は「水は自分の心を写す鏡である」と結論づけている[10]（図 4.4）．

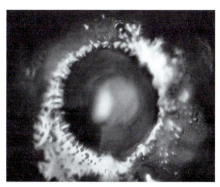

図 4.2 「やれ」の氷の結晶

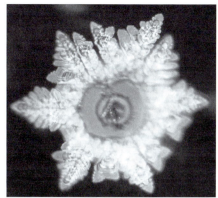

図 4.3 「一緒にやろう」の氷の結晶

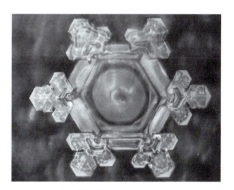

図 4.4 「ありがとう」の氷の結晶「ありがとう」「やれ」「一緒にやろう」の氷の結晶の例示
オフィス・マサル・エモト合同会社のご厚意による[11]

4.5　結　論

　私たちの存在やスキルはどのようにうまくコンフリクトを予防し，減らし，舵取りするかについての違いを生み出す．リーダーシップ・コヒーレンスを構築する以下の能力[12]を実践しよう．

対話を促進する．会話で変化を促進する：
- 考えの過程，仮定，信条について気づき解きほぐす

- 込められた感情や非言語のメッセージを含めたコミュニケーションのすべての部分に気を払う
- 適切にコンフリクトを盛り上げたり，収めたりする
- 反対意見を学習道具として用いる
- 物語に引き込む．それは人から興味や視点を引き出す．物語を語ることで人に考えさせる

違いを扱う．コンフリクトは容易である，もしあなたが：
- 他人からのフィードバックを受け入れるならば
- 理解を確実にするために質問をするならば
- 相互に益がある解決法を求めて交渉するならば
- 物事を沈静化させるための沈黙の価値を知るならば

内なる pH のバランスを取る：
- ストレスを簡便に手早く対処する
- 身体，感情，精神，魂を統合する
- 自分と他人に正直でいる
- 感情知性を実践し，他者と自身の感情を自覚する

引用文献

1) Thompson D. http://www.goodreads.com/quotes/tag/conflict. 2 January 2016.
2) Conrad J. A set of six. Release date 9 Jan 2006［ebook no. 2305］last updated 17 Nov 2012. Kindle location 1859-1861. Project Gutenberg. http://www.gutenberg.org. Accessed 2 January 2016.
3) Ellinor L, Gerard G. Dialogue: rediscover the transforming power of conversation. 1st ed. Hoboken: Wiley; 1998. p. 346-9.
4) King-Harmon MJ. http://www.quoteyard.com/we-judge-others-by-their-behavior-we-judge-ourselves-by-our-intentions. Accessed 2 January 2016.
5) Henry LR. Iceberg model. Denver: Being & Living Enterprises; 2002.
6) Steidl J.［Photo］http://www. Dreamstime.com.
7) Jung CG. http://www.brainyquote.com/quotes/quotes/c/carljung114802.html. Accessed 2 January 2016.
8) Henry LR. Environmental metaphor body mind exercise. Denver: Being & Living Enterprises; 1994.
9) Emoto M. Messages from water. 14th ed. Tokyo: I.H.M. Research Institute, HADO KYoikusha;

2001. (Front cover).
10）Emoto M. Messages from water. 14th ed. Tokyo: I.H.M. Research Institute, HADO KYoikusha; 2001. (Back cover).
11）Emoto M. Messages from water. 14th ed. Tokyo: I.H.M. Research Institute, HADO KYoikusha; 2001. p. 91, 102, 101.
12）Henry LR. Leadership vitality checkup. Denver: Being & Living Enterprises; 2010.

参考文献

1）Argyris C. Overcoming organizational defenses: facilitating organizational learning. 1st ed. Needham Heights: Allyn & Bacon; 1990.
2）Block P. Community: the structure of belonging. 1st ed. San Francisco: Berrett-Koehler; 2009.
3）Lynch D. Leap: how to think like a dolphin & do the next right, smart thing come hell or high water. 1st ed. Gainesville: Brain Technologies Press; 2012.
4）Nichols W. Blue mind: the surprising science that shows how being near, in on or under water can make you happier, healthier, more connected, and better at what you do. 1st ed. New York: Little, Brown; 2014.
5）Ryan K, Oestreich D. Driving fear out of the workplace: creating the high-trust, high-performance organization. 2nd ed. San Francisco: Jossey-Bass; 1998.
6）Vitale J, Hew LI. Zero Limit: the secret Hawaiian system for wealth, health, peace and more. 1st ed. Hoboken: Wiley; 2007.

Leilani Raashida Henry は，Being and Living® Enterprises の創設者である．職場の創造性と幸福の領域における思想的リーダーであり，Fast Company, Forbes や Fetzer Institute において引用されている．Brain Jewels® Wellness System の製作者として，Regis University's Institute on the Common Good において，ダイアローグや身体と心の関連性の最適化における業績における広い認知を得ている．

5
時間の上手な管理法
(タイムマネジメント) を知ろう

Managing Your Time

5.1　まず「これ」を考える

　医学のキャリアは，やりがいはあるが大変なものだ．一般的には，成功するためには臨床業務，教育，学問といった多数の領域での業績を必要とする．加えて，教育者は自分自身の所属する部門や大学，学問領域全体において役に立つことを期待される．医学において多くの要求や期待をされたり，機会を与えられたりすることで，容易にコミットメント過剰が起こりうる．

　ワークとノンワーク（趣味の時間や家族との時間など）の正しいバランスを保つことは，健康を保ち，燃え尽きを避けるために非常に重要である．学術的目標を追求する中で，楽しみの時間をいつも犠牲にしないようにし，個人的充足感をもたらす他の活動を放棄しないようにすることは重要である．しかし，医学の成功追求には，「通常の」業務時間を超えた労働を必要とする．

　目標や新しいイニシアチブを目指す障壁について尋ねると，教育者からは「時間の不足」がよく挙げられる．もちろん，時間はゼロサムゲームだ．時間をさらに得ることはできない．「後になれば時間ができる」というのはよく考えられるが，ただの神話にすぎない．生産的であるためのスキルは，自身の時間を効果的に**管理**できることにほかならない．

5.2 時間浪費家（時間のかかる仕事） 対 時間の罠（割り込んでくる仕事）

　医学での活動の中には，患者の治療や教育などに不可欠な，時間のかかる注意が求められるものがある．患者の診療時間，学生への教育などのそうした活動の多くは，しばしば厳しいスケジュールの中にある．他方，本来かけるべき時間以上に時間がかかってしまうような，割り込んでくる予定外の活動もたくさんある．Eメールの返信，割り込んでくる事象への対応や長い会議などがそれだ．大きな2つのくくりとして，計画された予定の活動と予定外の活動では，タイムマネジメントにおいて違う戦略を必要とする．一般的には，時間のかかる仕事に対して効率を最大化しようとして，割り込んできて時間を消費する時間の罠については最小限にしたい（もしくはなくしたい）と思うものだ．そのようにすることで，学術論文を執筆したり，研究プロジェクトを指揮したり実行したり，新しいカリキュラム教材を作成したりするような，他の学術活動へより多くの時間を割くことができる．

5.2.1 患者ケア

　教育者のスケジュールの中では，一般的には臨床での時間が最も定まった時間となる．臨床業務に割ける時間は，その業務を完璧にこなすために必要な時間よりもだいたいいつでも少ない．電子カルテの記載や電話対応，患者とのEメールでのやりとり，書類の必要事項の記載など，対応しなければならない項目は増えていくが，臨床に割ける時間内に可能な限り業務を完了させることが重要だ．貴重な数分間を確保するため，電子機器による医療記録（electronic medical record：EMR）システムでの記録を入力することについて，できるだけ効率的になる必要がある．入力の時間を**減らす**ためには，テンプレートやショートカットできるシステムを利用することだ．もし必要なら EMR に詳しい人から指導を受けることに時間を投資する．1日の中で特定の時間を選んで，患者との電話対応や電子通信，処理しなければならない書類や，その他の細々とした業務を行う．サポートスタッフには，これらの事柄のスケジュールへの干渉が最小限となるように，こうしたことが他をどのように進めるのが望ましいと考えているかを知らせるようにする．

　臨床医は，自らの給与の一部分を臨床業務に頼っているうえ，財政的誘因から

は臨床業務が好まれる傾向にある．しかしながら，大量の臨床業務に引き付けられることは，特に多くの時間を要する書き物（論文の原稿や助成金の企画書）といった学術的な努力をすることを犠牲にせざるをえなくなる．自らの臨床に対する時間の投資が限度を超えていないか，気をつけなければならない．

5.2.2　教えること

多くの医学の臨床家が医学生や研修医，専攻医に教える機会に魅力を感じている．よく練られた講義を開発するため十分な時間が必要になる．アクティブ・ラーニングや，教室を活性化するための授業を開発するため，さらに多くの時間を必要とする．もしあなたがコース責任者であれば，すべての内容を体系化したり，教員の調整をしたりする仕事が追加される．

最大限に時間を節約するために，教える活動と他の学術活動を可能な限り連携させることは有用である．たとえば，自身の研究と重なるような教育課程を開発したり，レジデントに教えているトピックで臨床的レビューを書いたりすることである．こうすることで，自分の活動にあてるべき時間の一部を他の活動にあてることを可能にするのだ．

5.2.3　時間の罠（割り込んでくる仕事）

Eメールは，おそらく最も代表的で圧倒的な時間の罠だろう．Eメールでコミュニケーションをとることの簡便さは恩恵である一方，不幸の元凶にもなる．効果的であるがゆえに，教員が毎日 150〜200 通以上の Eメールを受ける理由は容易に理解できる．それだけに，急ぎの対応を要する重要なメッセージが，重要ではない Eメールの海に埋もれてしまうことも簡単に起こる．また，Eメールに遅れをとることもとても簡単である．Eメールが時間に与える影響を最小限にするために，Eメールの扱いに対する戦略が必要である．

Eメールを扱う第一の（そして間違いなく皆が喜ぶだろう）方法は，メッセージを**削除する**（delete）ことだ．この方法は，情報を含む重要でない，あるいは価値のない多くの Eメールに適した方法だ．もし Eメールに返信する必要があり，ほかの誰かが対応できるなら，それを**任せる**（delegate，すなわち指示とともにほかの誰かに転送する）ことだ．もしあなたが**返答する**（deal）必要がある場合は，読んだらできるだけすぐに簡潔かつはっきりと返事を打って，理想的には読んですぐに送ろう．もし即座に対応できない場合は，可能な限りすぐにできるよ

うに後でわかるようにしておくこと．Eメールでのやり取りが長いやり取りを要する時（あるいは微妙な事柄の時）や，間違いなく 10 回以上メールのやり取りになりそうな時は，Eメールは**保留して**（defer）電話にしたり個人的に会って話すほうがよいだろう．Eメールの扱いに対する 4 つの D（表 5.1）のうちの 1 つでも使用することで，Eメールへもっとうまく対応できるようになるはずだ．

おそらく圧倒的な量のEメールに対して最も動揺する時は，休暇から戻ってきた時だろう．休暇の間，電子製品から離れEメールをチェックしないことにした時などは特にそうである．戻ってきた時にメールボックスに 1,500 通ものEメールがあれば，対処するのに容易に丸 1 日（あるいはそれ以上）を要するだろう．別の戦略としては，休暇中にEメールを確認する時間を少し取ることで，この考えの利点としては，職場に戻ってきた時にそこまでEメールへの対処に時間を要しないことである．さらに，最も積極果敢な方法としては，「私は 2 週間後まで不在にしており，この期間に受け取ったEメールは自動ですべて削除されます．もし私がメッセージを見る必要があるなら，私が職場に戻ってから再送してください」と自動返答するようにしておくことだ．

マネジャーやリーダーの側面からすると，教員やスタッフに最もよいEメールの使用方法についてガイダンスするのは有用なことである．たとえば，何かすぐに返答することを必要とする時に，「時間に敏感」になるような表題にすることである．もし非常に多忙な週や旅行に行っている週であれば，ほかのメンバーに対して返事が遅くなるかもしれないことを自動で返答するようにしておくことは役立つかもしれない．

会議もまた時間の罠になりえ，情報を伝えるだけのものならなおさらである．会議でいっぱいの日を避けるように予定を組むことで，少しでも他のタスクに割く時間を残しておける．もし会議に出席するために出かける時間を確保する必要があるならば，電話で参加できないか考えてみる．出かける時間を節約するだけでなく，会議に参加できるうえに，自分の机にいながら他のタスクをすることが

Delete it：Eメールを消去する
Defer it：Eメールを保留する
Delegate it：誰かに任せる
Deal with it：うまく対処する

表 5.1　4 つの D：Eメールの取り扱い

できるかもしれないのだ．マネジャーやリーダーの側面からすると，他の教員やスタッフに代理として会議に参加してもらうことも検討する．そのように試みる方法は，自身の時間を節約するだけでなく，あなたの代わりに参加する人へのよいプロフェッショナルな教育にもなりうる．

5.3　時間マネジメントの4つのP

　時間マネジメントに関するほぼすべての書籍が，組織化と優先順位づけの上に同じ基本原則をカバーしている．時間マネジメントの重要なタスクを要約すると，計画（plan），優先順位づけ（prioritization），生産性を高める（"pack" for productivity），粘り強さ（persevere）の4つのPを活用することである．

5.3.1　計画

　時間の管理において最初の段階は，どうやってその時間を費やすか計画することである．計画は具体的でタスク志向でなければならない．言い換えると，あなたがしようと思っている行動，成し遂げるつもりの事柄といった，するつもりのことを計画することだ．1日のうちにすること，1週間のうちにすること，1カ月のうちにすることを記したリストは役に立つ．

　やらなければならないことは，カレンダーを毎日容易にみられるようにしておくことである．紙の計画書やカレンダーに，その日の，週の，月のタスクを書き込んでもっておくことは役立つかもしれない．ひと月全体をすばやく（Wi-Fiや電子製品なしで）一目でみることができる能力は，より効果的・効率的に計画を立てるのを助けてくれるだろう．もし電子カレンダーを好むのであれば，いつでも変更したり参照したりできるよう，コピーして手元に置いておくことは役立つかもしれない．加えて，もしあなたのカレンダーにアクセスできる管理スタッフがいるのであれば，会議や約束事のスケジューリングのあなたの優先順位や，どんなことに彼らが断りを入れることができるのかについて，彼らを教育しておくことは重要である．カレンダー上に驚くような出来事をみつけるのは，とても気がかりなことである（そして時間も費やすことにもなる）．

5.3.2 優先順位づけ

Cobey の『Seven Habits of Highly Effective People（邦題：完訳 7つの習慣 人格主義の回復）』の中で有名になった4象限マトリクスは，優先順位づけを助ける1つの戦略かもしれない[1]．このフレームワークを使用することで，緊急性と重要性の観点から to-do リスト上でタスクをどうするか考えることになる（表5.2）．Cobey は，表の半分である緊急性のあるものは，私たちに「影響を及ぼす」物事であると記している[1]．そうではなく，自身のゴールへと近づけてくれることをやりたいだろう．

IIの象限に可能な限り時間を費やすことが優先順位づけの鍵だろう．IIの象限は典型的には最も創造的かつ生産的で，自身に貢献でき，願わくば最も満たされる領域である．

委任することはIIの象限にもっと時間を費やすことを可能とするよい戦略であ

	緊急	緊急でない
	象限 I	象限 II
重要	多数の患者ケアの事柄（臨床検査値）	臨床の質の改善
	締め切り間近の助成申請書（実際には可能なら象限IIになるのが望ましい）	メンタリング
	学生の成績や問題	ブレインストーミング
	現在の研究計画の登録	原稿書き
		分担執筆（象限IVになるかはキャリアステージによる）
	危機（たとえば人事問題）	配偶者やパートナー，家族，友人と過ごす時間
		運動
		長期計画
	象限 III	象限 IV
非重要	多くの電話	多くのEメール
	たくさんの会議	多くの紙メール
	多くの邪魔	ささいなタスク
		ソーシャルメディア
	形式的なレポート	テレビ番組をキャッチアップする（特にシリーズ物を一気に見る）

表5.2　優先順位づけのための Cobey の4象限マトリクスの使用例

る．自身が携わる必要のないタスクは可能な限り誰かに委任するべきである．重要でない活動を最小限にするために他に鍵となる戦略は，他人からの電話や介入，おしゃべりから巧みに一線を引くことである．

5.3.3　生産性を高める

　働いている時には，時間に対して厳しくなり1分1分を大事にしようと試みるべきである．日々の日常には移動時間（病院から診療所や，診療所から講義室まで），何かが（会議や講義など）始まるまでの「空き時間」，昼食を食べる数分間，（患者が来るまでや，会議と会議の間などの）「隙間時間」がある．たしかにこれらの時間は同僚とのおしゃべりによく利用されるし，ちょっとした休憩に利用される．しかし，臨床医の1日のうち20%がこれらの時間に利用されていると推定されている[2]．自分のバックパックやキャリーケースに詰められた適切なアイテム（読むべき文献，査読の論文，スマートフォン，タブレットPC，成績をつけないといけない文書，ボイスレコーダー，レビューするためのスライドなど）を考えれば，1日のうち少ない時間でも自分ができることがあることにびっくりするだろう．

　スタンフォード大学メディカルセンターの耳鼻咽喉科医であるRobert Jacklerは，この戦略を「1日の隙間活用」と呼んでいる[3]．Eメールに対して4つのDのうち1つでも使うことでこの隙間時間をもっと有意義に使うことができる．隙間時間に電話会議にすら参加できるかもしれない．また，原稿や助成金申請書の1段落でさえ書くことができるかもしれない．この考えは隙間時間を使って生産性のある時間にしようというものである．

5.3.4　粘り強さ

　結局のところ，医学において生産的であるための鍵は，耐えてやり抜くことに起因している．時に生産的とはいえない場合もあることは，疑いようのない事実である．最近のうちで非常にやる気があった日のことを思い起こしてみても，準備をして申請書や原稿，あるいは書籍の執筆に取り掛かっても，気が散って（そのほとんどが象限Ⅳに少し象限Ⅲが混じった事象により）3時間経過しても全然進んでいない，ということがあるだろう．そのような時に諦めたいと思う気持ちを乗り越えて象限ⅠとⅡの仕事に戻ることが，耐えてやり抜く，ということなのである．

もしかすると，皆さんにも論文執筆のため時間をみつけて（数カ月かけて）60時間ほど要して執筆しても，最初の提出で掲載を拒否される，という経験があるかもしれない．それでも耐えてやり抜かねばならない．すでに多くの時間をその計画に費やしているのだから，論文を改善する方法をみつけて手直しして，別の雑誌に投稿する必要がある．同じことは助成金申請にも当てはまり，うまくいくことよりも，正当な理由もないのにうまくいかないことが多いものだ（6章参照）．

　忍耐力は，プロジェクトを成し遂げるための計画を続けるだけではない．延ばし延ばしになる傾向をできるだけ避けたり，最小化したりすることにつながる．優先順位づけされた to-do リストと，予定と関連づけられたカレンダーは計画を続けるうえで役に立つ．もし自分で成し遂げようと始めたタスクを先延ばしにする傾向にあることに気づけば，どんな理由で先延ばしにしがちなのか振り返ることができる．タスクを行うのに必要な技術がないのだろうか？　そんな時は助言をくれるメンターを探すとよい．気が向かない（しかしそうはいってもやり遂げなければならない）タスクだから先に延ばすのだろうか？　そのような時はやりたくないタスクでも，やり遂げた時の恩恵を時には考えなければならない．いつかやりたいと思えるタスクを行うことができる時もくるだろう．自身が望んでいないタスクを素早くやり遂げる必要はないかもしれないが，少なくともやり遂げる必要はあるだろう．

5.4　全体としてバランスのとれた生活の維持

　仕事に費やす時間と仕事に費やしていない時間の分離を示すため，よく「ワーク・ライフ・バランス」という用語を使用する．実際に家族や友人と過ごす時間や趣味，運動，充実した活動に費やす時間は非常に大事なものである．しかしながら，「ワーク・ライフ・バランス」という用語の問題は，「ライフ」が仕事以外の要素をすべて含んでいるところにある．仕事は人生の一部であるということに変わりはなく，また理想的には非常に重要で明らかな一部である．うまくいけば楽しみながら働くこともでき，それが自身に貢献しているという誇りをもたらすだろう．そういうわけで，一部の仕事を家でもする，ということが本質的に悪いということはない．

　Robert B. Taylor は彼の著書『Academic medicine：A guide for clinicians』の中で，医学におけるいくつかの神話を挙げている．彼が挙げた神話の 1 つを以下に

紹介しよう．「あなたの職務記述書（job description，訳注：職務の内容や求められるスキルなどを記した職務を定義する文書）には，考えたり研究したり文章を書いたりするためのたくさんの時間が含まれている」[4]．現実はといえば，研究をする多くの医師が夜間や週末に学術的な仕事をしている．それゆえ，学術的活動をする医師が自宅で仕事をすることは一般的になっている．鍵となるのは，それを調整するやり方と時間を知ることなのだ．

　働くのに適した時間がおそらく多く存在し，働く時間のための tips は「てんびん秤」と呼ばれている．たとえば，書類の締め切り（助成申請書など）に直面した場合に，申請が認められるまで余剰時間を捧げて働くだろう．別の場合でいうと，（入院患者業務など）夜間呼び出し電話もあるような特に臨床業務が多忙な週があるだろう．別の週では仕事がそれほど多くなく，仕事以外の活動により多くの時間を捧げることもあるだろう．もちろん休暇は，秤を反対方向に傾ける．秤を完全に仕事に傾けることと個人の時間に傾けることとの間で，目指すべきものは，自分と自分の愛するものにとって正しい調和を維持することなのだ．

　バランスが仕事に傾きすぎていると感じる時に有用な戦略は，仕事以外のことを加えることだ．仕事以外の活動は，すべてを仕事に捧げる事態から避けることに役立つ．たとえば，運動する時間を予定したり，土曜の午後から家族とピクニックに出かけたりゲームをする時間を設けたり，配偶者やパートナーとダンスレッスンに行くことである．それゆえバランスというものは，時間を分けて行うというものではなく，むしろ自分自身や自分の生活にかかわる他人にとって，意味のある時間を費やすことができるかどうか，ということである．昔からの決まり文句を使うならば，骨休めをすることは重要である，ということなのだ．

5.5　パンクす前になる時

　あなたがもつべきタイムマネジメントの道具箱の中で非常に強力な道具は，丁寧に「ノー」といえる能力である．学術部門に初めて参加した時は，自分の業務時間は比較的空いており，この道具を使う機会はないだろう．実際，やってくる多くの機会にすぐに「イエス」といえることが，自分の活動のポートフォリオ（業績成果表）を作っていくために重要な方法である．よい仕事をすることが名を成す方法であるし，もっと頼まれる人になる方法である（これが多忙な学術研究者のパラドックスというわけである）．しかしながら，仕事でパンク寸前であると感

じた時は「ノー」といえる能力が重要になる．多忙な人物であるという理由によって，断ることの正当性をもつことができる．そのような時のいい方はこのように，「素晴らしい機会だと思いますし，その仕事の重要性も知っています．しかし，もしその機会を引き受けると私は…を諦める必要が出てくるのです（…には自分がしている重要な研究や教育活動，サービス活動が入る）」．最終的に，仕事にのめり込み過ぎてあなたの仕事や幸福が損なわれないということは，すべての関係者にとってよいことなのだ．

自身の活動や責務の方に秤を戻す必要がある時は，決定するためのシステマチックなアプローチを使うのが望ましい．1つの方法が，ビジネス界で使われる成長/市場シェア・マトリクス（ボストン・コンサルティング・グループマトリクスとしても知られている）から適合したものである．それは，投資-生産性マトリクスと呼ばれている（表5.3）．自分の学術活動やプロジェクトのポートフォリオを考えてみよう．それらを4つのカテゴリーの1つに分類する．

- **金のなる木**：これらの活動は続けるために少しの投資やコミットだけでよく，あるレベルの生産性（またはポジティブな結果）を生み出す
- **花形**：これらのプロジェクトは成長しているものであり，さらなる投資をすることで金のなる木に変わる
- **負け犬**：これらの活動は自分にとってどんな「生産的な点」にもつながらない．これらには投資してもたいした（もしかするとまったく）利益を生まない．これらはすでに終わった活動である
- **問題児**：これらは「疑問符」と呼ばれる．なぜなら（ちゃんと投資しても）花形になるのかどうか予測することが難しいからである．これらはたいてい新しい活動では「リスキー」と考えられる

おそらく金のなる木をキープしたいと思うだろうし，自分のエネルギーを花形に捧げたいと思うだろう．ビジネスの世界では「負け犬」は売却されるだろう．

		生産性やポジティブな成果	
		高い	低い
時間や労力の投資	高い	花形	問題児
	低い	金のなる木	負け犬

表5.3　投資-生産性マトリクス

これらの活動については捨て去るあるいは委任することも考慮するべきである．「問題児」についてはもっと考慮することが必要かもしれない．あまりにリスキーと考えるかもしれないし，一方でチャンスを得たいと思うものかもしれない．

5.6　結　論

ほとんどの場合，自分でコントロールできることには限りがある．ストレスを最小限にしながらできるだけ生産的であるためには，自分の時間をよくマネジメントすることだ．時間は最も貴重な資源である．この技術に長ければ，医学のすべての領域で大きな成功を収めるだろう．最も重要なことは，よいタイムマネジメントは調和のとれた生活を得ることの助けになってくれることである．

これが『真髄』だ

- 自分がどのように時間を過ごしているか評価してモニターしよう
- 時間の過ごし方を生産的にするため4つのP（計画，優先順位づけ，生産性を高める，粘り強さ）を用いよう
- 象限Ⅱにあたる，重要ではないことに費やす時間を最小にする
- 委任する．一見すると小さく繰り返しのタスクは結局のところ積み重なるとかなりの時間になる
- ふさわしい時には，丁寧に「ノー」という
- いっぱいいっぱいの時は，有意義でないわりに時間を必要とする活動（負け犬）は捨てる
- 自分自身や自分が愛するものをおろそかにしない
- 仕事以外の活動に予定された（取っておいた）時間を使う

引用文献

1) Covey SR. The 7 habits of highly effective people. New York: Free Press; 2004.
2) Jackler RK. How to be organized and manage time. In: Roberts LW, editor. The academic medicine handbook. New York: Springer; 2014. p. 17-25.
3) Tipping MD, Forth VE, O'Leary KJ, et al. Where did the day go? A time motion study of hospitalists. J Hosp Med. 2010;5:323-8.
4) Taylor RB. Academic medicine: a guide for clinicians. New York: Springer; 2006.

参考文献

1) Allen D. Getting things done: the art of stress-free living. New York: Penguin; 2015.
2) Covey SR. The 7 habits of highly effective people. New York: Free Press; 2004.
3) TED Talk on work-life balance. http://www.ted.com/talks/nigel_marsh_how_to_make_work_life_balance_work?language=en

Anthony J. Viera は，ノースカロライナ大学チャペルヒル校医学部（University of North Carolina：UNC）の准教授である．臨床的なケアと教育に加えて，MD-MPH プログラム，プライマリ・ケア＆ポピュレーションヘルス奨学生プログラム，および高血圧研究プログラムを UNC で指揮している．

6
「壁にぶちあたってもくじけない」
逆境でも折れない心を鍛えよう
Developing Resilience

6.1　はじめに：レジリエンスの必要性

　いま私たちの前にある根本的な問題とは，学術的な医療分野のリーダーは，どのようにしてリーダーの資質としてレジリエンス（訳注：逆境において折れない心）を意識して築き上げていくのだろうか，というものである．

　この問いに対する答えを出すべく，私の同僚である Bev Wann と私はたくさんの方々と長い年月をかけて対話してきた．これらの対話の相手には，死を間近に迎える人，看護師，医師や CEO（Chief Executive Officer）たちが含まれている．さらには，アフリカで活躍する市民的開発リーダー，特殊部隊の隊員，治安の悪いスラム街出身の成功者や，たとえどんなことが起ころうとも自らの活動の焦点，エネルギーやコミットメントを保つことができる社会的地位のある方へのインタビューも含まれている．これらの会話を通して，レジリエンスとして必要なものを何度も議論を重ねて，5つの要素としてまとめた．

　私たちは，これらの要素を米国内外の医療界，経済界，非営利団体のリーダーへ教えてきた．これらの教訓は，並外れた経験をした人々から引き出されたものであるが，そうした経験をしていないわれわれにとっても，それらの教訓は妥当なものであるというフィードバックが一貫して得られた．それらの教訓を手にしつつ，レジリエンスを身につけるためにしっかりコミットすることは，有効性，エネルギー，楽観性や粘り強さへの大きな見返りが得られることを私たちは見出してきた．

　医師，医療分野のリーダーや病院管理者たちは，増大するコスト，医療費負担

適正化法，加速化する競合や統合，新しい技術や，パンデミックや多剤耐性菌といった新たな脅威によってもたらされる劇的な変化に打ちのめされている．ストレスや押しつぶされるような感覚が普通の状態になってきている．

　レジリエンスをもつ個人の能力を伸ばすことは，ストレスを生み出す状況を最初からすぐには変えることはできなくても，激動する環境の中で効果的であり続けるために，どんなリーダーの戦略においても必要な要素なのである．

6.2　レジリエンスの要素

　レジリエンスを伸ばすための焦点として役立つ中心的要素は，以下のように示すことができる．すなわち，目標（purpose），ものの見方（perspective），パートナーシップ（partnership），前向きさ（proactivity），実践（practice）である（図6.1）．それぞれの能力は，広い領域をカバーしている．それぞれの要素のもつ力は，第六の要素，すなわちどこに注意を集中して向けていくかを選ぶ力によって引き出される．エネルギーと行動は，注意と自覚の後についてくる．その結果として，リーダーがどこに注意を払うかは，機略に優れ，創造的であるための能力を維持していくために核となるものである．

　レジリエンスは，「何が起ころうとも，機略に優れ，創造的であり，決断をし，

現在に集中すること （Presence）	注意を向け，集中する能力を開発する
目標 （Purpose）	その仕事が誰に役立っているのか，何に役立っているかに対して，明確で揺るぎない焦点を維持する
ものの見方 （Perspective）	多くの可能なものの見方から，最も自由を広げるものを選択する
パートナーシップ （Partnership）	価値観，目標，目的を共有する人たちと連携を作り出し，仕事を進めることができる
前向きさ （Proactivity）	障害物ではなく，何ができるかに焦点を当て，行動する
実践 （Practice）	一貫性を持って，回復に役立つ，身体的実践や，楽しい実践や，心身を鍛える実践を行う

図6.1　レジリエンスを伸ばすための中心的な要素（6つのP）

効果的な行動をする能力」と定義できる．突き詰めると，主体性を行使して意識的に選択し，状況から切り離して自身の注意力を調整することが，その能力に含まれているといえる．ユダヤ人の精神科医である Victor Frankl の言葉によると，「どんな状況でも，自分自身の態度を選ぶことができることが，人間の自由の最後の姿である」[1]．Frankl は，ナチスの強制収容所で過ごした3年間でこのような認識に至ったが，彼が苦労して手に入れた洞察はあらゆる状況に対応するものであり，今日の複雑でストレスのあるアカデミック・メディカルセンター（訳注：日本でいう臨床研修病院）でも当てはまる．事実上，レジリエンスは，このような，時に定義しがたい現実とかかわる知性を涵養し維持することといえるだろう．

　学術的な医療分野のリーダーは，コミットメントが競合する状況で働いている．臨床，教育やメンタリング，運営，研究といった責務には，おのおの独特の難題があり，それぞれ骨の折れるものである．これらの難題が集まると気持ちが圧倒されるかもしれない．

　ストレスに対する従来の管理方法として，呼吸法，運動，会話，ストレスを減らし，対処するための時間と優先順位づけのマネジメントなどの方法がある．それらは役に立つ方法だが，たいてい過負荷やストレスに対する特異的な徴候への反応である．ストレス管理は，ほとんどの場合，軋む車輪のような専門職の忙しすぎる日常をターゲットとする一連の能力である．こうしたアプローチは，レジリエンスの根底にある能力を長年かけて伸ばす包括的な戦略とは異なるものである．

　レジリエンスの能力であるメタコンピテンシー（訳注：変化に対応し，新たな能力を自ら学習していく能力，行動特性）を発展させると，リーダーは人生における思いもよらない展開に対して，創造性，臨機応変さやリーダーシップを継続的に発揮して対応することができる．対症療法というより根治的治療を行う医療介入のように，レジリエンス戦略は，短期的な戦術というよりも，まさに発達的なものである．単なる一時的な快適さや安心ではなく，長期間の有効性と満足感を生み出す．

　レジリエンスは実践を求める．レジリエンスの5つの要素が入り口である．これらの複数の要素が絡み合った個人的戦略を作り出すことが，創造性があり臨機応変に対応できるリーダーとしての能力をより確かに支えることになる．

6.2.1 目標（purpose）

> 星を頼りに進め．過ぎ去った船の明かりには目をくれるな．
> ——Omar Bradley

コンサルタントとして，私は米国赤十字社血液センターで数年間働いていたことがあった．厳しく予測できないスケジュール，細かい，技術的な，絶えず変化していく規約によっていらだつと，看護師や現場スタッフは，自分たちの感情を私に発散させていた．

それにもかかわらず，彼らに自分がしていることをなぜ行っているかを尋ねると，彼らの目が生き生きするようになり，1人ひとりが「命を救うこと」と答えた．具体的な仕事は血液を採取したり，採取した血液を保存したり，献血者を募ったり，研究所で血液を検査したりすることであるとしても，究極的には彼らが血液を必要とする人々の命を救うことになっていることは赤十字社で働く人にとって明確であった．

われわれがすべての職業の人々と，彼らの仕事が<u>誰に役立ち</u>，<u>何に役立っている</u>かについて話し合った時，仕事そのものについて話している時とは違い，彼らは活動的になり情熱的になっていき，明るくなり，彼らの活気が声に現れる．この違いはいうまでもない．

レジリエンスをもったリーダーは目標に結びついている．リーダーは，個人的に意義が感じられ，感情を呼び覚ますような目的をもっており，それに向けた行動を日々取ることによって目的を体現する方法を探している．目標が，リーダー自身を元気づけてよい方向を指し示す原則となっている．自分自身に以下を問うてみよう．

- 私の目標は何であろうか？
- 私は<u>何のために</u>何を行っているのか？
- 私がしていることと，私がしていることによって誰の役に立っているかが関係しているかをどのようにして言葉にすることができるか？
- その関係を自分自身に思い出させるために，日々何をしているか？（たとえば，**ワシントンDCのロナルド・レーガンビルディングにある米国国際開発庁のシニアリーダーは，彼らが支えている第三世界の貧しい子どもたちの大きな写真をもっている**）

6.2.2　ものの見方（perspective）

> 世界を制御することはできない．しかしそれをどのように考えるかを制御することはできる．
>
> ——Walter Mischel

　われわれの世界観が，どんなに現実的で堅実なものであっても，大部分が主観的であるという認識にレジリエンスは起因する．確かに，われわれの日常生活の中には扱いにくい事実に向き合わなければならないことがある．しかし，どのようにこれらの扱いにくい事実を扱うかについて，われわれがしばしば認識しているよりもずっと柔軟性がある．

　私の友人の1人であるLucyは，卵巣がん患者であった．彼女は自分の病状を「トレーニングのパートナー」としてみていた．このような見方を取れば，Lucyが毎日直面している難しい決断，体の痛みや怖れは，自己を知り，自分自身を癒す過程に積極的にかかわる機会となっていた．彼女に残された時間が大変少ないとわかってくると，彼女は自分が常にしたいと思ったことをやり始めて，自分が愛した人たちにより率直に話し始めた．彼女の生命を脅かす病状が，病気になる前にはほとんど到達できなかった，生きる活気や喜びを発見する助けになったと，彼女は繰り返して言っていた．

　われわれの態度は，自分の前にあるものをみたり解釈したりするレンズやフィルターとなるものであるが，非常に主観的であり，変化に対してオープンである．レジリエンスをもったリーダーは，無力化してしまう見方や制限のある見方を乗り越え，自由をもたらし，エネルギーを与える見方を積極的に選び取る．規律，時間，実践によって，自由をもたらす見方を内面化することができれば，そうした見方がわれわれの真実になる．物事を解決できるような行動を取ることができる．この他に，新たに生じたレジリエンスから，楽観的な考え方や暗闇の中でも創造する機会をみつけることができる能力が現れる．

　Franklのレジリエンスは，彼の英知を表す内面的な統制の所在から導き出されるものであるが，人間が耐えることができる最も厳しいトラウマ経験の1つを超越する助けとなった．Lucyのレジリエンスは，不屈の精神やエンゲージメントの発見から引き出されたが，どちらも同じ原理に由来する．どんな挑戦も，そのように考えることができたならば，ものの見方を選択する実践的課題として役立つ．

レジリエンスをもった人々は，新たに生まれてきたものの見方は選択するためであると理解している．リーダーは自身のものの味方を賢い選択をしていかなければならない．自分自身に次のように問うてみる．
- 制約を感じたり，もどかしい経験をしている状況で，どんなものの見方を今もっているだろうか？
- 同じような状況に対して，他の見方を採用することはできないか？
- そうした他のものの見方を支持する証拠を見つけることができるか？
- どのものの見方が，最も自由をもたらし，エネルギーを与え，活気にあふれているだろうか？

6.2.3　パートナーシップ（partnership）

> 私たちがともに協力すれば，不可能なことはない．私たちがバラバラになれば，すべて失敗する．
>
> ——Winston Churchill

　人間は，元来社会的な動物である．私たちはかかわりながら活動している．人間関係のかかわり合いのなかで巧みに働くことは，物事を進めたり，よい人生を過ごすためには重要である．レジリエンスをもったリーダーは，ゴールの達成を助け，自分のエネルギーや楽観的な考えをサポートする人間関係を構築している．レジリエンスをもったリーダーは，リーダーを疲れさせる人間関係の負の効果を最小限に止める戦略も見つけている．

　Rick は，Northeast US Hospital System の Chief Medical Officer である．彼は，やむことのない管理上の仕事の負荷で疲れており，臨床業務は新鮮味がない．個人としては優れた業績を出しているにもかかわらず，リーダーシップや人間関係構築能力を開発できていないたくさんのリーダーを観察してきたので，Rick の CEO や他の医師は，将来有望なリーダーの能力を養成することに焦点を当てた，これまでになかった医師向けリーダーシップ開発プログラム（Physician Leadership Development Program：PLDP）を意欲的につくりだした．

　Rick は，そのプロセスを豊かな学びを与えるものと評している．始めに激しい抵抗にあうと，彼は他の重要なリーダーと一緒に共通の原因をみつけ出し，共通の利害に基づくパートナーシップを構築した．より当事者意識をもって，影響力

をもつ他のリーダーたちも参加してくれた．これらのリーダーの中には，医療能力が高い医師で，医療の能力による実力主義が将来のリーダーシップを決定する明らかな方法であるという理由でこのプログラムを当初は軽く見ていた人たちも含まれていた．「成功を得るための投資」を共有することは，PLDPのプロセスへの集合的な当事者意識を構築し，よりダイナミックで協調性のある文化を促進させた．それ以来，PLDPは他の場所でも繰り返されるプロセスとなっている．

Rick 自身のリーダーシップに関しては，彼は挑戦的で発展性のどちらもある，後期キャリアについてのこのプログラムから個人的に利益を得てきた．

次のように自分に問うてみよう．
- 挑戦的な状況で，自分の関心があることを誰と共有するのか？
- どのような関係がサポートを提供するのか，自分のやる気を伸ばすのか？
- どのような役に立つサポートや資源を要求することができるのか？
- 誰かにこの頼みごとをできるだろうか？

6.2.4　前向きに行動すること（proactivity）

> 神よ，われに与えたまえ．自分の力で変えられないものを受け入れる平静な心と，変えられるものを変える勇気と，そして両者の違いを知る（変えられないものと変えられるものとを識別する）知恵を．
>
> ――Serenity Prayer

Charles は，20歳代後半であり，ナイロビのスラム街で育った．彼が幼かった時，泥に埋め込まれた柱に掛けられたプラスチックのシートで覆われた家で，4人の兄弟姉妹と両親とで住んでいた．その後，鉄製の掘っ建て小屋に移った．彼の両親が AIDS で亡くなった時，できる限りのことをしながら兄弟の面倒をみなければならなかった．11歳の時に小さい床屋で散髪する仕事を始めて，数年は生計を立てていた．友人や兄弟の1人はうまく生きることができず，暴力に巻き込まれたり流行病にかかったりして死んでいったり，売春や犯罪に手を染めたりした．Charles は，根性と粘り強さによってこのような状況を脱却し，装飾品を作ったり，タクシー運転手をしたり，電気工事をしたり，ラグマットを売ったり，他にも不定期で仕事を行いながら兄弟を養っている．

動かない乗客でいるというよりも，積極的に行動に出ていく参加者として動き

続けることがレジリエンスの鍵である．前向きさ（プロアクティビティ）には，結果に最もつながりそうな行為が何か見定め，その行動をとることも含まれる．多くのがん患者が証言しているように，自分自身をコントロールしている感覚を維持していることが，自分の気持ちや精神，さらには治癒にとって大切である．

前向きに行動することとは，「学習性無力感」[2]に対する解毒剤である．「学習性無力感」とは，どんなことを自分が行っても変化を生み出せないと信じるようになる精神状況のことである．われわれは，工場の現場，高度に規制された医療環境，資源に乏しいコミュニティ，状況をよくさせることができるかどうかを患者と医師で困っている時などに，このような状況をみることがある．

前向きさとは，自分がコントロールできないことを受け入れて，どんな状況でも，自分でコントロールできること（たとえば，自分が取れる何らかのアクション）をみつけることが<u>できる</u>という態度を維持することである．自分が何もできないことの理由に注意を払うことよりも，自分ができることに焦点を当てることのほうが，ずっと元気が出ることとなり，楽しいことになる．以下を自分に問いかけてみよう．

- 自分が挑戦している状況の中で受け入れる時が来ている事実はどんなことか？
- 自分は何もできないと言いきかせたくなる状況はどのようなものか？　どんな時に実際に選択肢をもてるのか？
- 目の前にあることで，自制心を失わないでいられる単純な行動はどんなものか？

6.2.5　実践すること（practice）

> 身体を健康に保つことは義務である…そうでないと自分の心を強くしたり素直になることはできない．
>
> ——The Budda

最近，Ruth という 65 歳の大病院のアカデミックな臨床医と話をした．Ruth はマラソンランナーであり，年に 3～4 回完走している．彼女は記録を更新することには関心がないが，マラソンを行うのに必要な厳しいトレーニングを行っているおかげで，並外れた健康維持，バイタリティ，レジリエンスをもてていることを明確に認識している．彼女は 20 マイル（約 32 km）あたりの標識付近を走って

いる時にものの見方を変えることが必要であることを雄弁に語っていた．ちょうどそのあたりで，身体の筋肉すべてが休みたくなり，彼女は粘り強さの源となる深い井戸をみつける．臨床医，指導医そしてメンターとしての責任感で打ちのめされている時にも，このものの見方の変化は同じように彼女に役立っている．実際，そうした大変なことが起こった時，彼女は自分のランニングのことを考えていて，彼女は同じ決断の井戸を活用し，すべてのマラソンには終わりがあることを思い出す．

　いくつかの実践，たとえば定期的な運動，読書する時間，リラックスする時間，遊ぶ時間やちゃんとした食事は回復に役立つと幅広く認識されている．孫と毎週貴重な時間を過ごしたり，愛する人と過ごしたり，犬と散歩したりするような他の実践も，感情の充電をすることができる．医療分野のリーダーに必要なことは，人々を上手にリードし，他者を治癒する能力は，自分自身の健康，スタミナやレジリエンスを維持することに依存していると再認識することなのである．

　レジリエンスのあるリーダーは，自らのケアと健康維持のための習慣的な実践を行っている．

- 回復を得るために，定期的にできることは何だろうか？
- ストレスを解放し，自分のバイタリティや活気を上げるために，どんな習慣をずっと用いていたか？
- 自分のレジリエンスをサポートするために，今から始めることができる実践はどんなものか？

6.3　第六の因子：今起こっていることに集中する（presence）

> こころがすべてです．あなたは，あなたの考えた通りになります．
> ——The Budda

　F-16のパイロットであるFrankとレジリエンスについて話をした．F-16のコックピットにある操縦桿の操作とボタンで，操縦桿の動きとボタンの組み合わせで100以上の異なる機能を実行している．トレーニングには，空中戦も含まれている．そこでは，パイロットは最大17人までの「敵機」を同時に相手をする．パイ

ロットに考える時間はなく，飛行機が体の延長になるように，パイロットは，直感に頼ったり，この瞬間に集中して，飛行機と一体化しなければならない．事実，パイロットの神経系と飛行機の制御系は一体になり，相互に接続されたものになっている．F-16の並外れた操縦性とパイロットのこの瞬間への集中（presence）が合わさると，敵パイロットの意識決定の中に入り込むことができ，すぐに敵を困惑させるほどの優勢をもてるようになるという．

　神経科学は，行動や行為の繰り返しは，注意を払って行えば，脳の回路を修正することにつながることを示しつつある．この神経可塑的な変化によって，習慣，態度やレジリエンスにかかわる新しい神経系の具現化が起こり，それらの習慣や態度，レジリエンスをいっそう用いることできるようになる．混沌とした只中で自分自身を落ち着かせたり，恐れている時に率直に話すことを選択したり，難しい局面で新しい行動を起こしたりするといった特定の行動や態度を繰り返せば繰り返すほど，そうした行動は自分たちの取れる行動のレパートリーとなり，自分たちにとって「標準的な」もののうちの1つになって，使えるものになる．

　同様に，諦め，屈服，学習された無力感は，実際のところ，訓練された習慣である．これらは世界の客観的な説明というより，世界についての物語に基づいた視点である．自分たちに選択の余地がない自分自身にいい聞かせることを繰り返して行うと，この信念が深く埋め込まれることになり，挑戦しがたい事実になる．その習慣によって，私たちが有用なオプションをみつけることはできない．

　私たちには，レジリエンス，創造性，機知を養うものを認識し実践することが可能である．腹筋運動をして腹筋を鍛えることができるように，私達は自分の注意を払い発達させる日々の実践や，仕事や生活において自己を生み出すことができる実践からレジリエンスを養うことができる．私たちは物事を可能にするような特定の視点を実践することができて，強い関係性や支援を構築できるような要求を作り出して実践することができる．困惑するような状況の中で，冷静さを取り戻すものに注意を向けることを実践できる．

　今の瞬間に心を向ける能力，すなわち行為の真っ只中で選択する能力は，鍛錬することができる．瞑想，ヨガ，太極拳，武道類といった，マインドフルネス[3]や，心身の鍛練[4]の実践（practice）が生理学的にもレジリエンスにも有用であるといった研究が，この数年でとても多くなされてきている．これらの実践は繰り返すことにより，次のような新しい能力を築くことができる．その能力とは，平静になり，血圧を下げることに注意を向けること，ストレスの徴候を減らし[5]，創

造性や機知にアクセスする生来の力を養うことなどである．

　さらに，人間の神経系は生涯を通して大きく変化し成長することができるので，これらを実践すると新しい神経経路や脳で働いていない部分を活性化することができる．要するに，心身の鍛錬は，レジリエンスを高める生理的な能力を養うのに有効な方法であり，打ちのめされるようなトラウマに対した時に，医師や最初に対応した者が平静になり対処することができたり，管理者が議論を引き起こすような戦略ミーティングのファシリテーションを効果的かつ巧みに行ったり，看護師は安心させるような声をかけてパニックになっている患者を平静にすることができたりするようになるのだ．

　心身の鍛錬はわずか1日数分を継続的に行えば効果がある[6]．心身の鍛錬は，これまでの5つの要素を利用するメタコンピテンシーの中心となり，現在の瞬間についての気づきへと結実する．現在の瞬間に集中することは，よりすぐれた機知や創造性，新たな可能性への気づき，活力や活発さの増加などへのアクセスを徐々に増やしていく．以下を自分に問うてみよう．
- これらの主張が真実ならば，自分にとっての潜在的な利益は何か？
- これを探求するために，自らに対してどんな実験を計画することができるか？
- どのようにして，シンプルな心身の鍛錬を自分の日々のルーティンに取り込んでいくことができるだろうか？

6.4　結　論

　要点は何だろうか？　レジリエンスは生まれながらにもっている能力である．アカデミックな医師，病院管理者，開業医に備わったこの固有の能力を，複雑さ，緊迫性，矛盾した約束によって奪われることはない．確かに，ある環境は他の環境よりも困難である．しかし，人類は，レジリエンスをもち，創造性があり，機知に富んだ存在としてデザインされており，そうした困難は，レジリエンスが発達するような現場とみなすことができる．

6.5　パールとピットフォール

- 現在のストレスの高い状況が一過性のものであり，物事は「正常に戻る」とリーダーが考えることは罠である．たいてい，現在の状況こそが正常であり，

そうしたリーダーのおかれる状況は，将来にはいっそう混乱を招くものであり，ストレスを与えるものになっていく．ピットフォールは，「いまだけ」ストレスの徴候に耐えたり管理したりして，根本的なアプローチを先延ばしにしたりすることである

- リーダーは，発展を促すような挑戦を通して自分自身を管理することはできない．新しい技術的な能力やより効果的なプロセスは，現在の状況を緩和することができる．しかしながら，これらは短期間の効果であり，より深く発展上の問題が残る．リーダーは，現在発展させようとする仕事を行う能力を伸ばすことを選択するか，いっそう困難な状況を生み出す挑戦的な仕事が出るまで待つかのどちらかになる．遅かれ早かれ，自らを発展させるような状況での投資が必要となる
- 実際に乗り越えられそうにないようにみえる挑戦やストレスが，リーダーを進化させ，発達させ，リーダーシップやレジリエンスを新しいレベルへ上げる厳しい状況を作り出していることを理解するのは有力な見方である．発達のための触媒としてこうした挑戦を再認識することができる
- レジリエンスを獲得することへの投資は生涯にわたるプロセスであり，その投資が危機への対処から始まるとしても，危機への短期的な反応とは異なっていることを認識しよう
- これらの要素のうちのいくつかを含む戦略を発展させよう．時間をかけて続けていける心と体を整える実践は少なくとも１つ含めよう．定期的にこの戦略を取り上げて，更新しよう．そうすることでその戦略がいつも新鮮なままで念頭に置かれることになる．そこから非常に大きなものが得られるが，意識的な注意をもって時間を投資していくことになる

引用文献

1) Frankl V. Man's search for meaning. Boston: Beacon; 2006.
2) Seligman M. Learned optimism: how to change your mind and your life. New York: Vintage; 2004.
3) Kabat-Zinn J. Full catastrophe living. New York: Bantam; 2013.
4) Strozzi-Heckler R, Dojo L, Silsbee D. Presence-based leadership: cultivating self-generative leaders through body, mind, and heart. San Francisco: Jossey-Bass; 2008.
5) Hanson R. Hardwiring happiness: the new brain science of contentment, calm, and confidence. New York: Harmony; 2013.
6) Davidson R. The emotional life of your brain. New York: Plume; 2013.

参考文献

1) http://presencebasedcoaching.com/subscribe から無料の一連の E メールを購読することができる．または，レジリエンスの動画やさらなる情報を Doug のウェブサイト http://presencebasedcoaching.com から閲覧可能である．

Doug Silsbee は，リーダーシップのコーチで，著者で，アシュビル（ノースカロライナ州）における熟練した教師である．彼の最近の著作は『Presence-based coaching』である．

第 2 部

マネジメントスキルを身につける ストロングポイント

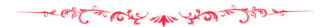
Management

- 7章　マネジメントの原則を学ぼう
- 8章　効果的に会議を進めよう
- 9章　指導者のリトリートを企画しよう
- 10章　アカデミック・メディカルセンターでの
　　　　リーダーシップの変化の潮流を知ろう：性別と民族人種
- 11章　マネジャーの管理方法を学ぼう
- 12章　プロフェッショナリズムと
　　　　プロフェッショナルの責任を推進しよう
- 13章　医療訴訟について学ぼう

7
マネジメントの原則を学ぼう
Principles of Management

―――――◆―――――

7.1 はじめに

　マネジャーとリーダーは，2つの重要な組織の役割である．マネジャーには役割と身分，そしてスタッフ（すなわち「直属の部下」または「配下」）が割り当てられる．リーダーというのは自分に喜んでついてくる人を獲得するという目的に沿って，要求を満たすために「担う」役割である．有能なマネジャー（効率よくマネジメントできる人）はリードする方法も知っている．リーダーは，必ずしもマネジャーである必要はない．有能なマネジャー（効率よくマネジメントできる人）は，自分の役割を理解している．彼らはまた，自分のマネジメントスタイルに気づいている．おそらく最も重要なことは，高いレベルの「管理能力」をどのように表現するかを彼ら自身が知っているということだ．

7.2　マネジャーに必要なこと：
　　　マネジャーであることが意味するもの

　Lane は科学者の研究室をマネジメントしている．毎日の通勤中，Lane は「私たちの目標を達成するために，今日はスタッフに何をしてもらおうか？」と自分に問いかける．Lane は，マネジャーが示すべき「必要なこと」すなわち割り当てられたスタッフでこなせる仕事量を理解している．

　「マネジメントに必要なこと」には3つの重要な要素がある．

1. 仕事や業務：Lane のような研究室マネジャーにとって，スタッフに研究計画を作らせたり臨床試験を運営させたり，研究報告を準備させたりという指示が含まれる

2. 目標，成果，または望ましい結果：Lane は特定の日までに臨床試験に参加する具体的な人数を登録するといった目標をスタッフに課した
3. 割り当てられたスタッフ：Lane は，マネジャーが指示し，スタッフが「行う」ということを認識している

7.2.1　応用のアイデア
1. 何をしなくてはならないのかスタッフが理解できるように，明確な目標を設定する
2. 特定のタスクを明確にし，スタッフの作業スケジュールを作成することで，誰もが割り当てられたタスクと，どのようにして目的を達成することができるかを理解できる
3. マネジャーの仕事は，スタッフに業務を指示することだということを忘れない．マイクロマネジャー（不必要なまで細かく管理する人）になるのではなく，スタッフがどのくらいの指示を必要としているか，そしてどのような時にあなたのサポートを求めているのかを一緒に議論する

7.3　マネジメント「スタイル」：あなたはどのタイプのマネジャーか？

　マネジメント（管理）スタイルとは，マネジャーがスタッフとやりとりする時の，総合的な方法，アプローチ，首尾一貫した行動パターンを指す．スタッフと物事を行う時「唯一最善の道」はない．効率よくマネジメントができるのは適応力のある人である．ちょうどすぐれた臨床家が，診断するためにどのように患者を評価するのがよいかを知っているように，マネジャーで成功する人は，より効果的なアプローチ方法を決定するためにどのように状況を評価すればよいかを知っている．そのような評価は，組織のガイドラインによって制定された必要なことを考慮に入れ（たとえば，特定の医療行為のために定義されたプロトコル），ゴール達成に影響する制限時間の限度を認識し，それぞれのスタッフの仕事の好み，要求，モチベーションを理解したうえでの評価になる．

　マネジメントスタイルには，鍵となる2つの方向性がある．スタッフに業務を達成するように指示する「仕事中心マネジメントスタイル」と呼ばれる方向と，スタッフとのすべてのやりとりにかかわる「人間中心マネジメントスタイル」と

呼ばれる方向である．

巨大な教育病院で医療チームをマネジメントしている Terry のことを考えてみよう．Terry は「頑強な」仕事中心マネジメントスタイルを信頼している．「このやり方でやりなさい．そして正しくやりなさい」というのが Terry の口癖だ．これを Kerry の人間中心マネジメントスタイルと比べてみよう．Kerry も同じ病院でチームのマネジメントを行っている．「この仕事をどうやって終わらせるかを決めるために一緒に働きましょう」というのが Kerry のいつものやり方だ．

人間中心マネジメントスタイルにもいろいろな方法がある．成果が出るのに骨は折れるが，Kerry は個人間のよい絆の構築に十分な時間をかけ，スタッフの要求に対して誠実な関心を示す．Kerry はスタッフチームの仕事に配慮と尊敬を示す．Terry の人間中心マネジメントスタイルへの関心はやや低い．Terry は業務以外の活動に関しては距離をおき，あまりかかわりすぎないようにする．個人の仕事中心マネジメントと人間中心マネジメントのスタイルの違いには何が影響するのだろうか？

マネジャーのスタイルは，いろいろな要素がもとになって進化していく．個人の特性はマネジャーのやり方に影響する．たとえば，より内向的な人は外交的な人とは異なるスタイルを示す．スタッフと業務外の相互関係が多すぎると Terry はすぐに疲れてしまう．Terry の内向性，「自分の時間」の必要性によって他者との社会的相互関係が制限される．Kerry は外交的で，スタッフと業務外の仲間としての関係性も楽しみ，活気をもらう．達成が強く求められる人達はより成果物に焦点が置かれた方に傾くだろう．そんな必要性によって，Terry のより強力な仕事中心マネジメントスタイルがある程度説明できるかもしれない．

スタイルはまた，自分が親や教師，以前の上司によってマネジメントされていた方法に基づいて発達する．私たちが，経験したことを模範とし，「これが他人に接するための方法である」という考え方をするのは，それが私たちの経験してきた最も有効なモデルだからだ．Terry が敬愛し，彼よりも優れていたボスのほとんどは仕事のうえでとても多くの要求をしていたが，一方で人に好かれてもいた．Kerry のスタイルには彼女の仕事が形づくられる期間に重要だった人物のマネジメントスタイルが反映されている．

唯一最善のスタイルというものは存在しないが，5,000 人以上のマネジャースタッフに対する研究で，スタッフの実績や士気や雇用に，より明確な影響をもたらす「最高」と「最低」のボススタイルにおける一貫した全体的な人物像が明ら

最高のボス	最低のボス
信用，正直，誠実	支配，細かい管理，独裁的
尊敬，思いやり，共感	不愉快，冷酷，嘘つき，無礼，思いやりがない，怒っている
かかわり合い，コーチ，勇気，洞察力がある，戦略的，面白い	口ぎたない，感情的な，ぶっきらぼう
親しみやすい，情熱的，精力的	信用されない，不誠実，大声で叫ぶ
聡明，好反応，鼓舞する	ごまかし，横柄，関係が遠い
勤勉，明確な目標，信頼の置ける助言者（メンター）	知識不足，愛想が悪い
よい伝達者，政治的常識	近寄りがたい，無関心

表7.1 最高と最低のボススタイル

かになった（表7.1)[1]．この研究では，より効果的なマネジャーは態度がぐらつかない傾向にあり，人々と協力的で好意的でいる（たとえば，敬意を表し共感を示すなど）と同時に，実績に注目して評価している（たとえば，明確なゴールを設定して結果を測定するなど）ということが明らかになった．効果的でないマネジャーは激しい非難によって実績を要求し（たとえば，独裁的に「私のやり方でやりなさい！　さもないと…！」と言うなど），スタッフの要求に誠実な気遣いをみせることはない（たとえば，冷たく癪にさわるように「私の仕事は人気投票ではありません」と言うなど）．

効果的なマネジャーは自身のスタイルは固定されていないことをはっきりと理解している．彼らは「最高のボス」のスタイルを磨いており，マネジャーとしての責務を最大限に達成するために彼らの取り組みをいつ変えるのかを知っている．すなわち「配属されたスタッフを使って仕事をやりとげる」のだ．

7.3.1 アイデアを応用する

1. 最高と最低のボスのリストを使ってあなた自身を評価してみてほしい．最近あった成果に関するスタッフとのかかわり合いをいくつか考えてみてほしい（たとえば彼らが仕事をするよう監督した，など）．スタッフに対する態度をどのように説明できるだろうか？　もしいくつかの点であなたが最低のボスのリストに入ったとすると（たとえば，あなたが過剰に支配しているとすると），何がその行動を引き起こしたのだろうか？　また，直接実績とは関係のないやり取り（たとえば，エレベーターを待ったり廊下を歩いたりしている時にス

タッフの 1 人があなたと話し始めること）を考えてみてほしい．突然の出会いの時間中，あなたはどの程度どんな方法でスタッフに対する興味や関心を示しただろうか？　何があなたを遠ざけ，何があなたのかかわり合いを制限したのだろうか？

2. いろいろな状況であなたの自己評価スタイルを見直した後，もしあなたが一貫して最高のボスのスタイルを基準にしているのならば自分自身を褒めてあげてほしい．もし必要なら，どのようにして自分の習慣を変えることができたのか考えてみてほしい．ほかの言い方ややり方はなかっただろうか？

3. あなた自身の行動に対する特定のフィードバックをもらうために，信頼できる同僚に最高と最低のボスの表をふりかえってもらおう．そのフィードバックを用いてあなたのスタイルの側面を周囲に合うように修正しよう

4. あなたのスタイルを審査し，洗練し，適応させることは，変化する状況に基づいた進行中のプロセスである．（非常に指示的な方に傾いている場合でさえ）より指示的であることが必要な状況もある．たとえば，救急室で医療チームが患者の生死の瀬戸際に直面している状況を考えてみてほしい．指示的アプローチはこのような状況では非常に適切かもしれない．しかしながら，そのようなアプローチを広く適応すること（たとえば常に頑固な厳しい業務主任でいること）はあなたのマネジメント効率を制限するだろう．何をすればよいか，どのようにすればよいかがわかっている能力の高い職員が働く病棟のマネジメントについて考えてみてほしい．指示的なところはほとんどなく，干渉しないパフォーマンスマネジメントスタイルがよりよい結果を生み出すかもしれない．一方で，高い能力をもつ人々を採用して，低いパフォーマンスアプローチをすることがスタッフを扱う方法として常に最も有用な方法であるとはいえない．実験計画を実行するのに，几帳面ではない，若くて経験の浅い研究助手チームのことを考えてみてほしい．「温かくて曖昧」でいることよりも，より強硬で要求的でさえあるアプローチが必要で価値があるかもしれない．状況に自分を合わせ，適応するために「管理能力」が必要なのだ

7.4　管理能力

　管理能力（managerial intelligence：MI）とは，広く適応をするスタイルにおいて管理上避けられない（割り当てられたスタッフを通して仕事をなし遂げる）こ

とを実行する能力である．管理能力は自分自身や他人を理解することから始まる．それによって管理上避けられないことを達成するための行動を起こすことができる．管理能力には「グリット（やり抜くこと）」の側面もある．すなわち，一生懸命働き，困難に直面した時に耐え忍び，最終的に物事を実現させる能力である．管理能力は現在進行形の前向きな挑戦である．有能な医療専門家がより能力の高い医師，研究者，教育者になるために継続して仕事をするのと同様に，有能なマネジャーは継続して自分の技術を磨く．

　高いレベルの管理能力は2つの基本となるスキルを獲得した結果である．よい関係の構築（人間中心マネジメントのスタイルと関係がある）と期待の明確化（仕事中心マネジメントのスタイルを含む）である．管理能力の獲得は，効果的なマネジメントの3つのRに関係した行動をどのようにしてとるか，を理解して会得することも意味する．明確で合意された役割（Role,「マネジャー」のデザインされた立場），要求（Requirements, たとえば役割に与えられた特別の仕事や義務），地位（Rank, たとえば形式的権威）の3つである．基本となるスキルと3つのRのスキルは相互に関係していて，適切に実施されるとさらに首尾一貫したマネジメント・アプローチを形成する．

7.5　基礎的管理能力スキル

　関係性がすべてだ．管理能力は関係性から始まる（人間中心マネジメントスタイル）．すべての相互関係は関係性の質に影響するからである．回診の時に研修医を指示しているか，スタッフと一緒にランチをとっているかで，あなたの行動が他人との関係性を作り出し，印象を残して将来のやりとりに影響を与える．少なくとも50％の組織問題は個人間あるいは集団の関係の悪さから生じてくる[2]．有能なマネジャーは信頼を構築し，ラポールを発展させ，尊敬を創造し，仕事をなし遂げるためさらに効果的にスタッフの意欲を高める（マネジャーとしての責務）．そのようなマネジャー達は，最高最低のボスのリストの中で「最高」側として脚光を浴びるのだ．

　Alexiは私が一緒に働いた病院の上級マネジャーだが，スタッフにあいさつをする際，名札をみることなく原則ファーストネームで呼んでいた．Alexiはすべての人の仕事の役割を知っており，どのスタッフとも仕事や仕事以外の問題についておしゃべりすることができた（たとえばあるメンバーが受講しているプロフェッ

ショナル発展コースや，あるスタッフが購入したばかりの新車について）．Alexi とホールを歩きながら，その病院で教える計画をしていたトレーニングコースについて議論していた時に，私が観察できた Alexi の能力の高さに驚嘆した．私は Alexi にこの能力の秘密を質問した．「自分のスタッフによりよい動きをさせ，ここで私と一緒に働くのをもっと快適に感じてもらうために，私がスタッフを知ることが大切なのです．私はチームができた時に人員記録フォルダを記憶するようにしていました．写真と名前が一致するように練習しました．いつもスタッフと会った時に関係性を作れるように常に今何をしているのかを尋ねています」．私が最も驚愕したことは，Alexi の病院には 1,400 人ものスタッフが働いていたことだ．あなたのスタッフの人数を考えてみてほしい．日常的に，どれだけの数の人と相互関係をもてるか想像してみてほしい．スタッフに対して，この人たちと同じような態度をとることで，あなたの管理能力を発達させ，行動で示してほしい．

7.5.1　アイデアを応用する

1. すべての相互作用は重要であるため，日々関係構築に取り組んでほしい．個々のやりとりについては，関係性を強化し，最高のボスのような人間中心マネジメントスタイルを示す方法の1つとして用いることができる
2. 短い出会いの時間をスタッフへの関心をもつことに使ってほしい（たとえばエレベーターを待つ間，会議が始まる前に誰かの隣に座った時，誰かがドアを開けて席につくのに気づいた時など）．もし自分の好みがどちらかというと内向的であることを知っているなら，相互作用を仕事のやりとりに使うようにしてほしい（たとえば，1〜2分の「今日はうまくいってる？」という会話）．もし，自分の快適ゾーンがどちらかというと外向的なものまで含むなら，そしてスタッフがそれを好んでいるなら，仕事外のやりとりに相互作用を利用してほしい（たとえば「今週末の予定はどうなってるの？」）
3. スタッフのモチベーションや，欲求，希望などを知ることにできるだけ長い時間を割いてほしい（たとえばランチやコーヒーブレイクの時の次のような10分間の議論など「なぜ医学プロフェッショナリズムに興味をもったの？」「この仕事の君のゴールは何？」「君のキャリアプランは？」）
4. 自分を他人に知ってもらうこと！　関係性というのは相互のものなので，心を開いてくれる人に対しては，他人も心を開いてくれるものだ．関係構築時間の一部を使って自分の興味とモチベーションについて話をする方法をみつけて

ほしい．自己開示は自己開示を生み出す
5. 会議前のわずかな時間を定期的な「顔合わせ」タイムに使ってほしい．たとえば，1人について30秒で，「今日（または今週）の面白かった出来事は…」「お気に入りの休息スポットは…」「最も満足した仕事の経験は…」など，それぞれのスタッフに話してもらってほしい

　これらの「関係構築」の時間はスタッフとの絆を強め，個人間のかかわり合いの意識を高め，他人とつながることで，仕事や生活上のきつい挑戦をシンプルでもっと楽しいものにする．
　期待が知覚と行動を導く．「われわれが期待しているものはわれわれが得るものだ」というのはよく書かれている原則である．たとえば，プラセボ薬を教えられずに処方された患者では，ある割合で健康が改善する．昔からいわれているこの診療上のプラセボ効果は期待の働きの1つである．同様に，新しいスタッフが「扱いづらい」と教えられた時のことを思い出してみてほしい．最初の接触で，「扱いづらい」というコメントにすぐ結びつくような行動の一面に気づき，その人を扱いづらい人と判断してしまっただろう．われわれがもっと客観的に，本当は何が起きているのかを観察する能力がないわけではないが，日々の生活においてはあまりにたくさんの面について継続的に処理する必要があるため，自分の行動を決定したり他人の行動を誘導したりする際に，あらかじめ与えられた考え（期待など）に頼ってしまう．
　管理能力の発達における2つ目の段階は，明白で一貫性があり合意のあるような，成果期待を設定することの重要性を強調することだ．このステップは少し考えるだけでは簡単そうに思える．しかし，他の誰かが運営しているミーティングを離れる際に，信頼できる仲間に，「われわれが何をしないといけないかあなたはわかっていますか？」と尋ねた時のことを思い出してほしい．ほとんどの人はこんな経験をもっているだろう．このような状況では，馬鹿だと思われたくないうえ，注目を払っているとみられたくないので，人々はしばしば明らかにするための質問を避ける．もしかすると自分だけが期待される成果を十分に理解していないと思っているかもしれない．私自身の研究や，トレーニング，コンサルテーションの仕事からわかったことは，少なくとも30％の組織的な問題は明快でなく，いまだ対処されていない，もしくは表出されていない期待から起こる，ということである[2]．

期待を明瞭にすることは，タスク管理の3つの重要な側面，すなわちパフォーマンスにおいて，しなければならない，できるかもしれない，したほうがいいことと関係する．成功するマネジャーはスタッフに何を「しなければならないか」を伝えて，期待をすべて明らかにする．たとえば，Leslie は研究室の指導をしているが，毎日スタッフに会って具体的な任務と達成すべき結果，用いなければならない確立した手順を確認する．有能なマネジャーは，「できるかもしれない」パフォーマンスの期待を明らかにすることもスタッフに約束する．たとえば，Leslie は研究の厳密さを維持するために，スタッフ同士でお互いに実験を管理させて他の方法を考えさせる．最終的に，最良のボス達は理想的な作業標準を達成するために何を「したほうがいい」のかについてスタッフ間の期待を強化する．期待の中に含まれている価値はこの要素に反映される．Leslie はスタッフに，質と正確性が最も重要であることと，業務の中で常に標準になるべきものであることを思い出させるために，しばしば具体的な例を使ってそのポジティブな価値を表現する．

　期待の明瞭化は，スタッフが集団としてどのように一緒に働くかも含んでいる．マネジャーは，スタッフとともに何が適切な行動を構成しているかを定義するポジティブな集団規範を築くことによって，より高いパフォーマンスレベルを達成する．そのような規範は仕事のスケジュールに関する不一致について，スタッフがどのように対応するかにかかわる．マネジャーは，自分たちのスタイルがスタッフにどのような影響を与えるかについても期待を設定しておくべきである．たとえば，Bennett はスタッフと親密になったり干渉したりしないマネジャーだが，スタッフの方はマネジャーとの会いやすさや近寄りやすさを期待したので問題にぶつかった．彼らの以前のマネジャーがそのようにかかわっていたため，彼らの期待は「私が望めばいつでもマネジャーと話すことができる」というものになっていた．この期待が明らかになった時，Bennett は彼と全員の期待を支えていた会いやすさの境界を定義することができ，彼のどのような行動をスタッフが近寄りがたい，近寄りやすいと考えているのかを認識した．Bennett とスタッフは，この期待についてのわだかまりを一掃してから，より楽しく生産的に一緒に働けるようになった．

　明快で同意できる期待を作り上げることは，継続的な課題である．あなたとスタッフが行動を起こす前に成果の期待を共有し，同意していることを常に確かめるのが標準であるべきだ．有能な手術チームのマネジャーは，処置を始める前に

全員が同じ考えをもっていることを確かめる．「大工職の信条」によって定義されている期待とは，2回測定を行い1回で切断することだが，このような状況においては大変重要なことなのである．

7.5.2 アイデアを応用する

1. 誰もが期待をもっていて，人々は期待したことを達成するものだということを常に覚えておいてほしい．行動経済学研究によって，期待がどれくらいのバイアスを形成するかが明らかになっている[3]．医療の現場において人々が何を期待するかによるバイアスが，どれだけ最後まで影響するかを考えてみてほしい．高齢の患者について「小うるさくて扱うのが大変だ」という期待は患者ケアに負の影響をもたらすだろう．ある課題について「私が知らなくてはならないこととは関係ない」というバイアスによって，内容を理解しようとするモチベーションが低下し，重要な情報を無視する方に働く．結果や業務や許容される方略について，あなた（あるいは組織）が期待していることを明示し続けることは重要である，ということを覚えておいてほしい

2. スタッフがあなたの期待に対して「うまくやっていくために賛成する」だけにならないように，スタッフが期待することを明らかにし続けてほしい．すべての人が同じ予測を理解し賛同しているかを尋ね，確かめてほしい
グループミーティングや1対1の面談の際に，期待が明らかであるのを確かめるために何が必須で，何ができ，何をすべきかを尋ねることで，スタッフとの相互作用を終わることを検討してほしい．これをなし遂げるために「両面」の質問を使ってもらいたい．
片面：「皆は…（たとえば特定の作業）について何を期待しているか知っていますか？」
反対面：「…（たとえば特定の作業）について期待されていることで，まだ不明瞭なものには何があるでしょうか？」
両面の質問のよいところは，人々が期待されていることについて疑問があったり曖昧だったりするのを認めたくないという（あなたが片面しか使わなければ発生しうる）問題を避けることができる，というところだ．そして，もし片面についてよく知っていたとしても，（反対面の質問を通じて）そのほかのより細かい質問のドアを開けることができる．

3. 可能ならいつでも，あなたがスタッフに対して期待していることへの「どうし

て」や「なぜなら」を明らかにしてほしい

「どうして」の因子は，マネジャーによる指導に対するネガティブな反応を小さくし，行動へのコミットメントを増やすことが示されてきた．たとえば，患者の話を聞く時間をとり，そののちに診断と治療の背後にある「どうして」を説明する医師は（たとえ間違いを犯したとしても）そのような情報を提供しない医師と比べて訴えられることが少ない傾向にある[4]．この知見を応用してみてほしい．なぜある決断がなされたのか，そして/または，なぜアクションがそのやり方（たとえば，作業を行う，目的を達成するなど）でなされる必要があるのかの背後にある「なぜなら」を説明してほしい．

7.6　マネジメント能力における 3 つの R

よく研ぎ澄まされたマネジメント能力は，role（役割）を明確に定義し（たとえば，業務責任），requirement（要求）を正確に明らかにし（たとえば，スタッフの説明責任水準），rank（地位）を公平で継続的なやりかたで与える（たとえば，公式の権威）．スタッフが確実に彼らの役割を理解し，他のスタッフと彼らの役割の関係を理解するのを保証するのはマネジャーの仕事である．スタッフは「誰が何をすることになっているのか？」に対する答えを知っておくべきである．成功するマネジャーは割り当てられたスタッフとの役割を確立し，業務の割り当ては相互決定的で合意のとれたやりかたで規定される．このプロセスをスタッフに約束することで，ポジティブな人材マネジメントの構築に役立つ．スタッフは，意思決定に関与するように指示された時，特にそれがやらなければならない業務に関係している時に，より自分の価値を認められたと感じる．

role（役割）の明確化はスタッフが「反応する能力」をもっているということを保証するので，期待される成果も明らかになる．役割と責任について開かれた議論を行うことにより，どのような支援をスタッフに提供することが必要なのかが明らかになる．スタッフは要求された仕事に対応するための必要な能力を身につけるのに，さまざまな程度のコーチング，メンタリング，トレーニングを必要とする可能性がある．責任の明確さがしっかり保たれていないと，ほぼ必ずといっていいほど問題が生じる．たとえば，役割が明確でなく，かつ/あるいは麻酔科医が対応できない時，手術室に起きる混乱を考えてみてほしい．

マネジャーには説明責任の基準と必要条件を定義することが求められる．この

過程で，スタッフに対して彼らが業務を完遂し，結果，成果，目標を達成するために「期待されている」ことを明らかにする．有能なマネジャーはパフォーマンスの事柄について何が，いつ，どのように，なぜ大事なのかを明らかにする．効果的に研修医を管理する医師は，回診の時に患者がどのような症状を呈しているかに関して不十分な評価をすることが重大な結果をもたらすことを理解しているか確認する意図をもちつつ，彼らを関与させる．成功するマネジャーは，どれくらいスタッフが要求に答えられているかを評価するための明確で承認済みの方法を提供する．研究グループのマネジャーは，実験において重要となるパラメーターを決めておき，いつどのようにそれらが測定されるかを明らかにしておくだろう．説明責任が明らかにされていないと，ほぼ必ずパフォーマンスの手抜かりという結果に陥る．もしも生徒が宿題についてよくわかっていなかったり，どのような試験になるのかを知らなかったり，試験での成功を構成するものがどういったものかを知らなかったりした場合に，教師が得られるであろう結果を考えてみてほしい．

マネジャーの役割には，地位に従った公式的な権威もある．究極的には，スタッフがしなければならないことをマネジャーが決定する．最高のボス達は「権威勾配」をどのようにあてはめるかを知っている（たとえば，誰が最終決定をするのか，そしてどのようにするのかなど）．彼らは通常は，「私に権限があるのだから，言われた通りにやれ」という言葉にすぐ頼ることはない．

7.6.1 マネジャーの地位における信任の程度

権威勾配（表7.2）は，「スタイルの順応性」を必要とする．マネジャーは状況を「読む」ことが必要で，ちょうど医師が治療方法を見出すために，カルテを読んで患者がどのような状況にあるかを評価するのに似ている．どれだけの権威を発揮させる必要があるかをマネジャーが決定する時には，いくつかの要素がかか

とても強い	強い	中くらい	弱い	とても弱い
マネジャーが単独で決定し，スタッフはそれを実行する	マネジャーはスタッフの意見を聞くが，それを取り入れるかどうかはマネジャーが決定する	マネジャーはスタッフの意見を聞き，マネジャーとスタッフでお互いに合意決定を行う	マネジャーはスタッフに決定するよう指示し，決定内容を確認し，スタッフの意見に修正を加える	マネジャーはスタッフに決定するよう指示し，決定の最終結果を確認する

表7.2　権威勾配

わってくる．これらの要素は以下のものを含む．目的，状況の切迫，資源の利用可能性の程度，スタッフの経験と熟達である．トリアージを行う状況では，治療の順序を決めることが成功のために決定的であるとはいえないような状況とは異なるアプローチを求められる．もし研究チームが5人のメンバーを失ったばかりなら，チームのマネジャーはメンバー各自に個々の仕事スケジュールを作ることを認めるかもしれない．この戦略はスタッフを勇気づけ，新たに加わった仕事をすることに，より責任を抱くようになる．それは自身で決定権をもっているからだ．反対に，同じ状況で，スタッフがいつも仕事の割り当てについて議論したり不平をいったりしている場合に，研究マネジャーは1人で決定をしてしまうかもしれない．この場合にはより強固な権威の導入により，少なくともスタッフ間の意見の食い違いを最小限にすることができるかもしれない．

　自然なこととして，マネジャーは個々のスタッフの技術レベルに応じて権威の程度を使い分けるだろう．経験が少なく，自信が少なく，能力の低いスタッフは，何をすればよいかを詳しく指示し説明してくれるようなマネジャーを探したり，ポジティブに受け取ったりする．また，マネジャーの知識や技術レベルに応じて権威の程度を使い分ける．高い経験値のあるベテランの看護師と一緒に働く研修医は看護師の報告に従い，自分の公式的な権威に基づいた考えを押しつけるよりも，看護師の決定を支持するかもしれない．対照的に，世界的に有名なベテラン内科医は，他人よりも多くの経験に基づいて，なぜその決定がなされたのかを説明するかもしれない．

7.6.2　アイデアの応用

役割の明確化

1. 責任表を作る（図 7.1）．この表はシンプルな枠で誰が何をするかの割り当てを示している．タスクが1行目に並べられ，スタッフの名前が1列目に示される
2. 主に責任をもつスタッフに関連した各列にチェックを入れて人員を配置する．副責任者ももし可能な時には記載しておく
3. この表をすべてのスタッフが実際にみえるところに置く（時間非依存性業務のため，壁やウェブページが望ましい）．この表は特定の業務に割り当てられたスタッフメンバーのための期待の備忘録になり，特定の業務の責任者は誰かということについての期待をほかの人に明らかにする1つの方法である

責任のあるスタッフ	業務1	業務2	業務3	業務4	業務5	業務6

図 7.1　責任表

4. 定期的に表をあなた自身あるいはスタッフと一緒に見直して，情報は最新か，完全かを確かめる．業務内容や業務の割り当ての変更に沿って表を改訂する

要求を定義する

1. 「ベストプラクティス」について（1 対 1 またはすべてのスタッフと）頻回に話し合いをもち，共有された期待が常に「どのようにすれば自分たちに予想される最高レベルの期待に合うパフォーマンスができるか」であるようにする（期待の明瞭化の「できる」の側面）
2. 「何を測定しているかが重要である．すなわち，重要なものがわれわれの測定すべきものだ」ということを常に思い出してほしい．「測定」はあなたや他人が人々に気づかされるどんなものでも参照することができる．たとえば，あなたはスタッフに対して特定の時間，という枠組みで業務を終わらせることについてコメントをするかもしれない．またあなたは報告手順によって業務プロセスの追跡ができるだろう．あるいは達成計画の一部として，結果を文書に残すだろう．これらのすべてにより重要な何かの測定がなされる
3. 「認められ，強化され，報酬を受けることのみが続けられる」ということを決して忘れないでほしい．これらの方法を使って活動に対するあなたの期待に向かうために継続的にふるまいを工夫してほしい
4. 同意の得られている責務に焦点をあてて継続的に質問をしてほしい．「われわれが同意していることはみんなにとって重要なことなのだろうか？」「われわれ全員を満足させるのは何だろう？」「どのようにすればわれわれみんなが仕事をうまく達成できるだろう？」

地位を定義する

1. はじめに意思決定の規準を明らかにしてほしい．なぜスタッフの意見を取り入れずに決定をしなくてはならないかを説明してほしい．どのような時にほかの人の意見を取り入れるのかを明らかにし，そのような状況の時には「なぜなら」を用意すること．ほかの人と一緒に決定をしたい時，あるいはほかの人達だけで決定をしてほしい時は「なぜ」または「なぜなら」をはっきりとした言葉を使ってスタッフに伝えること．あらかじめ分類しておくことは決定のプロセスにおける将来の問題を縮小するとともに，説明責任と結果責任も明らかにする
2. 適切な時には権威をほかの人にも拡張しよう．スタッフに選択のチャンスを与えることは彼らの自信と能力を高める．当然ながら，この行為は状況によって加減される
3. 決定が要求をどれだけよく達成されたかを判定するために，決定をスタッフとともに振り返ろう．次の決定を行う際に，権威勾配における地位の使用をいつどのくらい変更してみるべきかをスタッフと話し合おう

7.7 結 論

効果的なマネジメントは，挑戦的であると同時にやりがいがある．要求される複数の競合する課題，患者の選好の変化，資源の制約，個人間の差異が，マネジャーが継続的にスタイルを状況に適応させることでマネジメントの義務を果たすという必要性を作り出す．長期にわたってマネジャーとして成功するためには関係性を高め，期待を明確にし，役割，要求，地位の使用について明確さと一貫性を保証することにより，管理能力を常に研ぎ澄ますことが必要である．最高のボスたちはこれをすべて行うことで大きな違いを作り出しているのだ．

引用文献

1) Blank W, Brown A. The 9 natural laws of leadership. 2nd ed. Vero Beach: The Leadership Group Press; 2008.
2) Blank W. The 108 skills of natural born leaders. New York: AMACOM; 2001.
3) Ariely D. Predictably irrational: The hidden forces that shape our decisions. New York: Harper Collins; 2008.
4) Gladwell M. Blink: The power of thinking without thinking. New York: Little, Brown; 2005.

参考文献

1) Leadership Group: http://leadershipgroup.com/ Manager
2) Tools: https://www.manager-tools.com/

Warren Blank は，1986 年にリーダーシップ開発会社である「リーダーシップ・グループ」を設立し，全米と 20 カ国にまたがり，フォーチュン 500 にランクインする 75 以上の企業，100 以上の政府組織と仕事をしている．リーダーシップに関する著書は 5 冊あり，その他多くの記事を執筆している．

8
効果的に会議を進めよう

Running Effective Meetings

8.1　はじめに

　私が組織コンサルトやコーチとして耳にする共通の苦情は,「1日中会議に出席していて, ＿＿＿＿＿＿＿（空欄を埋めよ）をするための時間が残っていない」というものである. あるいは「こんなに多くの会議に出席してさえいなければ, 実際の仕事を済ませることができただろう」とか「死ぬほど退屈で, 長過ぎて, 誰も何もいわないような会議から退室できるだろうか？　なぜ会議の代わりにメモを送ってくれないのだろうか？」と.

　私が最近出席したある会議は, 憂鬱な会議の典型的な例となるものだった. 私がみたのは, 活気がなく, いたずら書きをして, 自身の携帯電話やパソコンをいじっている（会議参加者の）姿だった. 最も重大なことは, 会議の形式というものが, 出席者が1人ずつ報告をしてはいるものの, 他の誰からの質問もなければコメントや会話もない, という会議の形式だったことだ. 一体, 会議の責任者は何を成し遂げたい（何を目的としている）のだろうか？　と思ってしまった. 出席者達は, 自分が話す順番になるまでじっと待ち続けている. しかし, そのような人達は, 忙しく働いており責任をもって仕事をしている人達なのだ. もし彼らがその場に座っていなくてもよいのであれば（会議に出席しなくてよいのであれば）, 実りのある何かを行うことができるのではないか？　と彼らが考えることは当然のことだろう.

　会議自体がありふれた習慣となっていることで, 時としてマネジャーは参加者の時間を最大限に活用する方法を考えなくなってしまう. むしろ本当に参加が必要かどうかを考えることなく, 会議への参加が期待されるようになる. さらには, 表面化されないものの（暗黙の了解として）, 会議に参加**しない**と,「チームプレ

イができない人」とみなされてしまうような組織の慣習にもなってしまう．このような悪しき習慣を覆すことを考え，人々がこんな風にいい合うような会議を作る手助けをしよう．

「あの会議に行ってよかったよ．とても重要なことを学べたよ」

「次の会議が楽しみだ，会議に出ると元気になるからね」

「会議が楽しみだよ，自分がしている仕事に関してよい気分にさせてくれることが多いからね」

「会議のおかげで，自分の仕事の重要な問題が明らかになるよ」

「発言をすることが歓迎されていると感じるし，励みになるよ」

「会議で他の人の意見を聞いて分かち合うことが楽しいよ」

「会議のリーダー/マネジャー/スーパーバイザー/ファシリテーターは，会議を定時に開始して定時に終えてくれて，すべての意見を確実に聞いてくれるし，会議の場を皆とは異なった意見をいっても大丈夫な場にしてくれると信じているよ」

8.1.1　効果のない会議の特徴

会議が参加者に関連のない話題や，そこで取り上げられていない根本的な問題がグループ内に存在する時には，以下の行動がよく観察されます．

- 参加者は遅れてきて早く退出する
- 参加者は会議の最中，携帯電話やパソコンを見続けている
- 会議の司会者が意見を求めた時に沈黙が続く
- ひそひそ話を続けることが許容されている
- 異なる意見（を発言すること）が推奨されない，もしくは誰かが違う視点を提示してもすぐに却下されてしまう
- 会議に参加している全員または多くの参加者にとって関心の低い事柄の細部に焦点を当てて（うんざりするぐらいまで掘り下げて），非常に多くの時間を費やす
- 1人の参加者がダラダラと話し続ける，もしくは会話を独占する
- 会議の議題が明確に提示されていない
- リーダーが会議時間の延長の確認や要請をすることなく，会議が終了予定時刻を過ぎても続けられる

8.2　会議の種類

　リーダーが会議管理スキルを変えようとする前に，必要となる会議の種類を考えておくことは有用である．

1. チェックイン

　チェックイン会議はすべての参加者に関連するため，参加者同士で（情報を）共有しなければならないプロジェクトに適している．たとえば，チームとして仕事が完結するまでのタイムラインや，患者治療の現状を共有することである．簡潔な報告をすることで，議論（論点）を明確にするために予定されていた時間を最も有効に使える可能性がある．定例会議が（前もってカレンダーに書いておくなど）スタッフの時間管理にとって有益であるとする一方で，チェックイン会議の必要性や価値にもっと目を向けてみよう．マサチューセッツ工科大学スローン経営大学院の Neal Hartman は，「たとえば『情報の更新』といったあいまいな目的の定例会議では，時間を有効に使うことは滅多にない」と書いている．Neal Hartman は，「議論している内容が自分達と関係がないと参加者が感じたり，理解の一助となる技術や専門知識が自分達に欠如していると感じたりすると，時間を浪費する会議だと判断して他の参加者を見回すことだろう」と続けている[1]．

2. 鼓舞する

　こうした会議の唯一の目的は，鼓舞しようとすることである．たとえば，新製品がお披露目になる，新しいマネジャー/リーダーが紹介される，チームが新しいメンバーを歓迎する，チームが仕事の成果を祝う，といったものだ．会議の主催者が職場を変えようとしている時には，ルーチンを省略して，変化がもたらす多くの質問，感情，反応を大切にするために会議を長めにしよう．たとえば，参加者が変革に対処するための過去の成功戦略を述べる，といった練習をしてみよう．こういった練習が，ネガティブからポジティブへと変わるきっかけとなる反応（の範囲）に取り組むための前向きな雰囲気を作るのに役立つ．

3. 情報共有と問題解決

　このタイプの会議が職場では最も多い．従業員が（自分達に）何が求められているのかがわかり，参加するために十分な準備をして来るように，詳細なスクリ

プト作成が必要となる．第一に，事前に会議の議題を決め，適切な人々に知らせよう．会議のリーダーとしてあなたが達成したいと望んでいる項目について，明確になっていることを確認しよう．会議の場に誰が必要なのかを決めたら，少なくとも1週間前には議題を作成して配布し，会議のテーマの時間枠を設定しよう．Marsha Green が Duke Today（というホームページ）[2] で提案していることは，行動が必要かどうかを含めたディスカッション項目とアップデートを含む議題を書く，ということである．そういった議題を作成することは，会議が必要かどうかのテストにもなる．

以下は1時間の会議に基づくテンプレートである．多くの専門家は，最も生産的（効率）な会議は60分が限界であるとしている．議題を達成する時間は，短いに越したことはない．会議が予定された時間を過ぎても続いていると，参加者は時計を見始め，不運にも最後に発表することとなった発表者やその話題に対して関心を示さなくなるものだ．このようなことが起こり始めたら，いったん休止して時間の事情を伝え，会議に参加し続けるか，もしそうであればどれくらい長く参加できるか，といった参加者の関心を確認する．1時間の会議テンプレートとして提案している下記の内容は，これらの会議のガイドラインとして役立つことがある．

1時間の会議のテンプレート		
A	集合，挨拶，規範への同意	5分
B	議題の再確認，同意を得る，（必要があれば）議題の調整	5分
C	ルーチン項目（必要があれば）	10分
D	話題の議論：意見や解決策を求める前に，まずは明確にするための質問をする．議題の調整やルーチン項目の必要がなければ，議論は40〜45分行うことができる	30分
E	総括，次のステップ，および評価のまとめ	10分

上記のテンプレートの内訳

A. 集合，挨拶，規範に同意：会議の最初の数分を使って，互いに挨拶することはどんな会議においても重要なことである

初めの2〜3分は参加者が自由におしゃべりするよう促す時間とすること．時に参加者は重要な情報を共有したり，ラポールを形成したりする．もし新しく組織されたチームであれば，参加者同士どのような人がこの部屋の中にいるのかを

知り，そして信頼を築くためにも，このことにより多くの時間を費やそう．
　会議の最初で役立つ質問（1つだけ使用）：
　テーブルを回り，おのおのから聞いてみよう….
- 私達が知っておくべきよいニュースや問題は？
- 今のあなたのエネルギーレベルをどのような言葉で表現しますか？
- この会議から獲得したいものは？
- 今日の話題で興味があるものは？

　（この時点ではさらなる議論を推奨しないように注意すること．これはウォーミングアップであり問題解決を早めに始めてしまうと，会議が容易に脱線してしまう可能性がある）．

　規範とは，チームのガイドライン，基本ルール，または約束ごととして知られているもので，一緒に仕事を行う方法を示唆するものとして役立つ．典型的には，グループとしての活動の初期段階で設定され，会議のパフォーマンスを評価したり修正したりする必要がある時に立ち戻ることを可能にするものである．
規範の例は以下の通りである．

1. 適時性：定時に始まり，定時に終わる
2. 会話に集中する：携帯電話はサイレントモードか電源オフ
3. 判断の前に十分に聞く
4. 他の人を参加させる
5. 発言は簡潔にする
6. 出てきた意見の相違を表面化するのを認める
7. 守秘義務
8. 絶対的に必要な場合以外はポケットベルやPHSなどの無線呼び出し受信機はサイレントモードにすること．会議の開始時に，参加者に緊急で呼び出される可能性があることを伝える
9. ミーティングノートや進行状況をすぐに伝える会議記録者や書記を使うことに同意する
10. あなた自身の議題よりもむしろチームのために行動すること．「私ではなく私達」のアプローチを取り入れる[3]

B．議題を再確認，同意を得る，（必要があれば）議題の調整
　議題は事前に伝えられているとしても，それが改めてフリップチャート，ホワ

イトボード，スライド，または配布資料などで目にみえる形で表示されていることを確認しよう．項目が削除されたり調整されたりする可能性があるので，進行するための合意を得て調整が必要なものを確認しよう．しかしながら，調整を議論している流れから外れていかないように，この議論を進めるよう注意しよう．議論の焦点を保つために「駐車場」テクニックを使おう（今後の会議で言及する必要が出てくるかもしれない未解決の問題を記録しておくこと）．

　駐車場は，時間や他の理由で対処はできないが会議で紹介された情報を記録して保持するのに便利な方法である．駐車場は，壁に貼られたフリップチャート用紙のように単純なもので，書記の人が忘れてはならない項目を記録するような場所である．駐車場の項目を数多く保持するが，議論のなかでそれらを見失わないようにして，むしろその後の会議やEメールでフォローアップするように心がけること．駐車場の項目がフォローアップされなければ，参加者は駐車場システムを真剣には使わなくなってしまうだろう．

C．ルーチン項目（必要があれば）

　会議の大半を直面している喫緊の課題に対処するため，10分以上はルーチン項目に時間を費やさないようにしよう．駐車場システムを使用し，未完のルーチン項目を記録しておこう．

D．直面している話題の議論

　全員が議論に参加することが推奨され，すべての意見が歓迎されるということを定期的に明示しよう．1人の人が議論を支配していないことを確認しよう．必要に応じて，決定を下す前に他の人のコメントが必要かどうかについて，意図的に，かつ慎重に発言すること．

　1例として，皆が非常に強い意見をもつ20〜30人の会議を運営する優秀なグループリーダーを私は知っている．彼は特定の2つのルールを設定しているので，会議はスムーズに進む．

- ディスカッションを開始する前に，質問を明確にするため，ある一定の時間を設ける．参加者が問題解決に迷い込んだ場合には，質問を明確にするために彼らのコメントを言い換えるようにきちんと誘導する．
- ある人が話し終わったら，その人が次に話をするには，他のグループのメンバーが話すまで待つ必要がある．

E. 総括，次のステップ，および評価のまとめ

　会議におけるそこまでの合意を要約し，決定された事項があれば改めて述べる．参加者の貢献に感謝しよう．このステップを省略してはならない．参加者は，彼らのアイディアが受け入れられたかどうかにかかわらず，積極的に貢献したと感じたいと思っているのだ．「みなさんの発言，ありがとうございました．みなさんが参加してくれたおかげで議論が活発となり，グループとしてよい決定に至りました」ということができる．合意されたグループの規範に基づいて行動（議論）してくれた人々を賞賛してほしい．また総括の一環として，会議で彼らにとってうまくいったことと，次回の会議で改善したいと思うことを尋ねよう．

8.3　もしコンフリクトが起きた場合：「コンテンツ」と「プロセス」に注目しよう

　医療の現場では，医師が急いで決定を下さなければならないことがある．早急に行動するか，そうでなければ患者が苦しむかもしれない．あるいは他の医療現場では，よりゆっくりと，あるいは長い時間をかけて選択肢を吟味しながら決定が下されるかもしれない．このように意思決定のスタイルに幅があるために，無益なコンフリクトが起こる可能性がある．あるグループは苛立ちを表し，問題や「コンテンツ」に関して決定を急ぎ過ぎるかもしれない．一方，もう一つのグループは，決定の前に十分な情報をもっていないと感じたり「プロセス」に問題があると感じたりするかもしれない．コンテンツは手元にあるタスクで，会議が行われる理由である．プロセスとは，たとえば会議の目的を明確にすることや，参加者に決定が下される前に建設的な会話に従事するよう確認すること，といった会議が開催される方法のことである．優秀な会議のファシリテーターはコンテンツ（データ）とプロセス（形式）の間の繊細なバランスを見極めることだろう．そして，すべての会議にある2つの要素間の潜在的な緊張を「よいか悪いか」といったいずれのラベルをつけることなく扱うであろう．たとえば，そうしたファシリテーターはプロセスコメントとして次のようにいうかもしれない．「私達は決定に向けて動いているようです．この問題についてまだ共有すべき追加のコメントはありますか？」「私達が進む前に共有する必要がある視点/意見はありますか？」（何か反応があるか時間をとろう．閉会を急ぐことのないようにしよう）．

8.4　楽しさとその他のヒント

　会議を楽しむ方法を見出すことをどうか忘れずにいてほしい！　たとえば，ルールを楽しむための適切な方法を探そう．ある有名な食料雑貨店のマネジャーは，従業員の服装について指摘しようと決めた．穴の空いた半ズボンに，毛むくじゃらで胸元が大きく（みえる）開いたタンクトップを着て，どのようなものが従業員の服装として相応しくないかのモデルとなって，彼は会議に現れた．会議では参加者は大いに笑っていたが，彼が意図するところは十分に理解されただろう．従業員はしっかり覚えておくだろうし，適切な服装を着るだろう．また会議に集中してもらうための例としては，立って伸びをしたり，歩き回ったり，お互いに話したり，簡単なゲームをしたり，といった行動を会議中に挟むというものもある．動きをともなう作業は脳が本格的に回転するのに役立つのではないかと考える．また，会議では軽食はいつでも歓迎される．参加者は，食べ物や飲み物により，感謝の念を抱き，サポートを受けていると感じるのである．

　会議室は暑すぎず寒すぎず，そして気を散らすようなものがほとんどないことを確認しよう．そうしないと，出席者に十分な注意を払うことができない．参加者がお互いのことをみたり聞いたりできる場所に座っているかを確認しよう．

　時間通りに始め時間通りに終えることで，会議の有効性を形づくろう．このヒントは，会議に出席する「上司」や役職の高い参加者に対して特に関係する．もし上司や役職者が遅刻してきて，そして早期に退室すると，会議や出席者がそれほど重要ではないという印象を残す．このような行動は他人に不快感を与えたりやる気をなくさせるかもしれない．

8.5　結　論

　会議を恐れる必要はない．コンテンツと同じようにプロセスを気にかけると，職場において会議は働きがいになったり動機づけになったりする．コンテンツを深めるのがいつなのか，そしてプロセスに戻る必要があるのはいつなのかを知ることで，あなたが会議のファシリテーターとリーダーの両方になることができる．「今，私はファシリテーターの役割となり私達の（会議の）時間に注意を払っています．このトピックを数分でまとめる必要があります．これまでの会議をどなたか要約していただけますか？」このようにいうことは問題ない．明確な議題を設

定して，すべてのメンバーの（会議への）参加を促すことで，プロセスの成功を確実なものにしよう．適時性と簡潔なコメントを求めることでコンテンツの成功を確実なものにしよう．会議には適切な人を選び，焦点を絞って十分な関与を促すような会話を先導することで，会議の脱線を避けよう．

謝辞：ヴァージニア大学内科学臨床准教授・Mary Preston 医師

引用文献

1) Hartman N. Seven steps to running the most effective meeting possible. http://www.forbes.com/sites/forbesleadershipforum/2014/02/05/, accessed 3/11/2015.
2) Green M. Career tools: how to run effective meetings. Duke Today, Feb 19, 2013, accessed 3/15/2015.
3) Pigeon Y, Khan O. Leadership lesson: tools for effective team meetings ― how I learned to stop worrying and love my team. Association of American Medical Colleges, www.aamc.org, accessed 3/15/2015.
4) Pigeon Y, Khan O. Leadership lesson: tools for effective team meetings ― how I learned to stop worrying and love my team. Association of American Medical Colleges, www.aamc.org, accessed 3/15/2015.

参考文献

1) Belker L, McCormick J, Topchik G. The first-time manager. 6th ed. New York: American Management Association; 2012.
2) Sunstein C, Hastie R. Wiser: getting beyond groupthink to make groups smarter. Boston: Harvard Business Review Press; 2015.
3) O'Dea NA, de Chazal P, Saltman DC, Kidd MR. Running effective meetings: a primer for doctors. Postgrad Med J. 2006;82(969):454-61, accessed 3/15/2015.

Ellen Catalano は，エグゼクティブコーチでコンサルタントでもあり，効果的な内面のスキル，チームの構築，変化を誘導することに注力して業務を行っている．生産的なコミュニケーションと職場でのコーチングの価値に対して情熱を燃やしている．

9
指導者のリトリートを企画しよう
Conducting Faculty Retreats

9.1 まず「これ」を考える

　学術的なリーダーの信念はリトリート〔訳注：日常の生活や業務から離れ（retreat）自分と向き合ったり，新しい考えや体験をもつ企画または研修を指す〕の価値観に大きく左右される．いくつかの学術的な部門では毎年行っているところもあるが，まったく行っていない部門もある．新しい部門長が任命された際に，今後数年間の部門の戦略や目標を話し合うためのリトリートをもちたいと思うことは，珍しいことではない．部門別のレビュー，重要な退職者の存在，予算の変更，組織の任務も指導者のリトリートのための典型的な原動力になる．最終的に問われていることは，このリトリートは価値を与えるのか？　そして，もしそうなら，そのことをどのように知るのか？　ということだ．

　不十分な計画，タイミングや準備で行われたリトリートは，悪い影響を与え，士気や意気込みを低下させ，今後のリトリートへの反感を生み出す可能性がある．逆にしっかりと準備を行い，運営されたリトリートは教員を再活性化させ，現在または将来の計画のための刺激になる．重要なことは医学部で置かれている状況を理解することと，現実をはっきりと認識することで，戦略をたて，計画し，実施することだ．

9.2 目的をもって始めなさい

　医学部のリーダーたちに協力して長年，たくさんのリトリートの計画，組織，手助けを行う中で，確固とした結果をもたらす，強力で効果的なアジェンダを設定する最もよい方法は，目的をもって始めることだということを私は見出した．

グループが達成したい主な目標と成果は何だろうか？　これらの成果は典型的には明確で，可視化でき，測定可能なものである（9.4 節参照）．素晴らしいリトリートの最も望ましい結果は何だろうか？　それらの結果が達成できない場合，次に望ましい結果は何だろうか？　グループが起こしたい副次的な結果，副産物はあるか（たとえば，一体感やチームの強化，コミュニケーションの改善，上位の管理者への信頼関係の改善などだ）？

　目標と結果の明確さは，よりよい課題と計画の特質である．もしグループが何を達成したいかはっきりしない，またはリトリートが保証されない（定期的な教員の会議のように実施することさえできない）ならば，メンターと話すことや経験のあるプロのファシリテーターと一緒に作業することが，始める前にそれらの根本にある問いに答える手助けとなる．

9.3　タイミング

　リトリートの成功のためにタイミングは非常に重要である．学業期間中は，非常に詰め込まれ，時間的制約が多い期間なので，教員たちのために4～8時間（またはそれ以上の時間）を設定する適切な時間を見つけることは非常に困難である．私の経験では，リトリートを行う最もよい期間は秋学期か春学期のはじめだ．それ以外のタイミングでもできるようにみえるが，効果が十分でなく，出席者も少ない傾向がある．秋学期の始めは理想的だ（訳注：日本とは異なり秋学期が年度の開始時期である）．なぜなら狂騒的な1年が入り込む前の，一般的にはリフレッシュしている人々を呼びかけられる．春学期の前もまたよいタイミングである．学期内の問題にまだ悩まされず，部門や学科において何が現在影響を及ぼしているかについて考えるにはよい時期だ．

　リトリートの実際のスケジュールもセッションの質に影響を与える可能性がある．典型的には，授業・臨床上のスケジュールのため，部署のスケジュールを調整することを好まない，またはできない理由から，私は土曜日に多くのリトリートを手助けした．私の週末に行ったリトリートの経験では出席者は少なくなる傾向にあり，セッションの時間を短くしようとする．仕事から離れる時間，家族と一緒に過ごす時間を減らしたいと思う人はまずいないので，両方とも理解できる．そういうことで，もし可能なら，平日にリトリートを行うことを試しなさい．私はハッピーアワー（訳注：終了後の憩いの時間）とセッション後の夕食を含むこ

とによってリトリートを充実させたグループをみてきた．また打ち上げのパーティに家族や配偶者を招待することも適切であろう．

9.4　リトリートにあてはまるトピックとは何か？

　集まる理由に関して必要性を感じないリトリートへの出席を要求することほど，やる気をそぎ，教員からの反感を植え付ける方法として勝るものはないだろう．もしリトリートが必要であるか判断するのであれば，その前に目的と目標に関してはっきりさせなければならない．私がファシリテートした最善のリトリートは，明確な目的と目標があり，典型的には半年から1年半先までの短期的な期間（最大でも3年以内）で部門に影響を与える課題に関して注目している．長い期間での「戦略計画」は，急激な変化が起きているような現在の医学学術的な状況では誤った表記である．数年以内に計画を修正する可能性が高い時になぜ5カ年計画をたてようとするのか．手元にある問題が明確で，いいタイミングで現在の状況に適したものであれば，教員はよりよい対応法を提供することができる（注意：長期的な視点で注目すべきトピックの1つは雇用のための戦略で，とりわけその部門での退職や，新しい取り組みなどで教員の変更が予想される時に当てはまる）．

医学部門のリトリートでの典型的によい話題
- ここ1～3年間の計画
- カリキュラムの再設計
- 部門の再編
- 教員の変更，雇用など
- 病院や大学の要求への返答の定式化
- 大学院生，TA（訳注：teaching assistant）の配分

医学部門のリトリートでの典型的によくない話題
- 「チームビルディング」
- （そのほかの課題なしでの）お祝い
- リーダーがすでに計画・実施された考えに対して教員のサポートを得ようとすること

- （3年間を超える）長期計画
- 問題のある教員の管理
- 人格やイデオロギーの葛藤の解決

9.5　誰を加えるか

　リトリートに誰を参加させるのかを決定するのは大した問題ではないかもしれないが，討議される議題次第である．ある教員は参加したいと思わないかもしれないが，しかし，参加しないことを許してもよいだろうか？　別の教員にはどうしても進めておきたい個人の課題があって，リトリートでそれを優先する恐れがある．しかし，果たしてその恐れを軽減させるために許してもよいだろうか？　議題は，学部組織全体にあてはまるだろうか，それとも特定の人のみが対象となるだろうか？　任期制職員や補助員を参加者に含めるべきか？　スタッフを含める理由はあるか？　また，学生はどうか？　学部長，副学長または学長・最高経営責任者など，経営者やその他の意思決定者を呼ぶのは，いつがふさわしいだろうか？

　典型的に，私は，学部組織がそのリトリートの参加者にその常勤教員とテニュアトラック教員（訳注：テニュアトラックとは，若手研究者が任期付きの雇用形態で経験を積むことができる仕組み）を含めていると理解している．若手教員について，たとえば，本人に直接関係する議題（テニュア職に関する決定，配偶者の随行について等）が取り上げられた際に，問題が生じることもある．その他の招待者，そしてリトリートの期間を決定するには，まずセッションの目的と望ましい結果を明確にするところから始める．これらに参加する候補のグループや個人に直接影響を及ぼすような議題が含まれているだろうか？　参加者から話を聞くことは有益だろうか？　参加を要請することは政治的に賢い決断だろうか？　彼らの参加で全体によい影響が及ぶだろうか，それとも集中が妨げられたり，なんらかの障害が生じたりしないだろうか？

　最終的には，自問することだ．(1) 誰がこの議題から影響を受けるだろうか，あるいは誰がこの議題について伝えるべき情報をもっているだろうか？　(2) 決定を下すべき検討事項があるだろうか？　(3) 加えることによって，どのようなよい結果，または悪い結果が生じうるだろうか？　これらの質問はステークホルダーが参加すべきかどうか明らかにするために役立つ．リトリートの中でスペ

シャルゲストを招待することで，信用を形成することができ，また普段，交流の機会をもつことがないような重要な構成員に会う機会を提供できることは大事なポイントとしてよく理解しよう．

9.6　ファシリテーターの役割

　リトリートを企画する際にもう1つよくある問題はファシリテートするために外部の人に参加してもらうかどうか決定することだ．以下の質問に1つ以上「はい」という回答があるのであれば，ファシリテーターが助けになることを示している．

- グループの正式な指導者がリトリートに参加する必要があるか？　この人物はファシリテートを行いつつ全ての過程に参加することが同時にできるか？
- アジェンダが満載で，時間が短く，1つのセッションで多くのことをやろうとしているか？
- 出席者は15人を超えそうか？
- 「ホットボタン（訳注：激しい反応を呼び起こすこと）」の話題や決定事項があり，平和を維持する者をともなう必要があるか？
- 正式な指導者が，リトリートをファシリテートする準備ができていないと感じているか？
- アクの強い，または支配的な人物がリトリートに参加しているか？
- アジェンダの項目の範囲および/または複雑さが，堅牢で，微妙で慎重な判断を要するもので，またはリスクもリターンも大きいものであるか？

　もしファシリテーターが参加することが助けになるとみなすのであれば，どのようにその人を，また適切な人を探してくるのか？　まずは，同僚や仲間，また上司に推薦できるような人を知っているかどうか質問することが始まりである．推薦による紹介は時にすぐれたファシリテーターを見つける最善の手になりうる．組織の中の文化や，頻用される頭字語や用語，また重要な人物などを知ることが重要であるとみなされ，助けになることがあったとしても，優秀なファシリテーターはあなたが所属する業界を経験する必要はない．優秀なファシリテーターは組織や事業の事前知識がなくても効果的であることができる．あなたが研究を指揮する時のように，オープンマインドでいるべきである．グループに適合

するふさわしい人を見つけることは，あなたが考える他の要素と同様に重要である．

9.7　ダメージコントロール

リトリートを計画する最良の方法の1つは，問題を予測し，それに向けて計画することである．一般的なダメージコントロールの要素は次の通りである．
- 教員のレベル，ダイナミクス，パワーのバランス（教授，准教授，助教，任期付教員，非常勤）
- 高圧的人格
- ホットボタン（判断を迫られる重要な課題）
- 大きな声の管理
- 個人的なアジェンダ
- 時間通りに行うこと

リトリートの中での潜在的な問題に対して対処する戦略をもつことは多くの時間と混乱，そして困った問題を防ぐだろう．それらの問題に対してどのように対処していくかみていこう．
- 教員レベルの調整

  教員のリトリートでの一般的な出来事は，教授が最も声高に主張し，非公式にリトリートの有効性のトーンを設定する傾向があることだ．階層が最も高く，最も長く在籍する教員がセッションを形作っているということは，しばしば暗黙の了解となっている．リトリートの参加者の動きに応じて，この力関係の問題を管理する主な3つの戦略がある．
  1. 事前に割り当てられた座席の戦略A：座席図をミックスして，教授がグループ内で分散されるようにする（別々のテーブルまたは広げる）．この戦略は，1つのテーブルまたはエリアが複数の教授によって支配されるのを防ぐ
  2. 事前に割り当てられた座席の戦略B：すべての教授を1つのエリアまたは1つのテーブルに配置する．この戦略により，教授たちの会話は教授自身だけに分離される
  3. ファシリテートされたプロセスの使用：短期間で定期的に座席の移動を含むブレークアウト/小グループの会話を利用する．たとえば，トピックを提

示し，10分間議論するようにテーブルに問いかける．その終了時に，すべての参加者をお互い別々にして，すべて新しい参加者が新しいテーブルに参加し，さらに10分間それについて話し合う．トピックを徹底的に探究するには，必要に応じて数回の会話を行うが，グループを常にローテーションさせ，新しい人と定期的に座らせる．このローテーションにより，テーブルの人たちは常に流動的で変化し続ける

- 高圧的人格

  高圧的人格を抑制する最良の方法は，できるだけ大きなグループでの会話をもたないことだ．小グループの相互作用は，支配的な性格の範囲を制限する．さらに，上記で概説した戦略（「教員レベルの調整」）を使用すると役立つ．

- ホットボタンの話題（判断を迫られる重要な課題）

  「ホットボタン」は，人々が強い思考，信念，または感情をもつ可能性のある問題を指す．その話題は白熱した議論を引き起こしたり，力強い反応を引き起こしたりして，生産的な会話を挑戦的なものにすることがある．ホットボタンのトピックが本当にリトリートの課題にある場合，大きな被害を最小限に抑えるためには，前もって参加者に準備することが重要である．

1. リトリートのファシリテーターは，課題を共有し，認識されたホットボタンのトピックについて議論するために，リトリート参加者と事前に（必要に応じて，個々にまたは小グループで）会う．人々に事前に話しあう場を認めなさい．そうすればファシリテーターは彼らの考えや懸念を理解し，リトリートの時に最も生産的に彼らの思考を共有するための戦略を彼らが取り組むことを助けられる．教員を計画プロセスの一部として事前に登録することは，貴重な戦略となる．このオプションにはさらに時間がかかる（ファシリテーターを使用する場合はコストがかかる）が，よりスムーズで生産性の高いリトリートを確保するために十分な価値がある

2. トピックについてできるだけ多くのデータ，文書，および追加情報を共有しなさい．そうすれば，参加者はリトリートを行う前に十分に情報を得ることができる．重要なトピックに関する新しいデータをもつ意外な教員が，そのデータを大規模なグループの設定で公開することで，非生産的な会話をもたらす危険性がある．教員は，個人的にも教員の会議でも，トピックに関する質問を事前に行うことができるようにしなさい

- 大声または支配的な声の管理

この問題は，自分自身でリトリートを運営する際にリーダーが直面する，管理上の最も一般的で難しい問題である傾向がある．長期にわたるグループダイナミクス，権力闘争，人格の相違，時には完全な敵意がリトリートに存在する可能性がある．グループリーダーは，個性豊かな人たちがいる空間を管理し，会話を効果的かつタイムリーに保ち，自分自身が参加することができるようにするのが本当の課題である．これに問題がある場合は，ファシリテーターを活用するのはよい考えである．熟練したファシリテーターは，このタイプのシナリオを管理する上での経験があり，そのためのコツが入った道具箱を持っているはずである．ファシリテーター候補にインタビューするとき，大声で支配的な声を管理する経験と，彼らがどのような方法を使用しているかについて尋ねるべきだ．

● 個人的な課題

　私はしばしば，医学部のグループを怒らせる最善の方法として，研究，教育，および/または診療時間から1日離れて，部門のリトリートに参加する必要があると冗談をいう．意識的にまたは無意識のうちに，教員の大多数は個人的な課題をもってリトリートに参加している．「トピックXになると，私は自分の主張をしたい」と明らかにする人もいるだろう．他の人は「できるだけ早くここから出て現実の仕事に戻りたい」とこっそり思っているだろう．部屋は個人的な課題で満たされていることを認識しよう．個人的な課題による被害を最小限に抑えるには，教職員のニーズに応えるために，リトリートの計画が簡潔かつ効率的で，非常に適切であることを確認しなさい．コメントや会話を適切かつ集中的に保ち，フリップチャートや付箋用紙にメモを取り，課題を変化していくようにしよう．

● 時間通りに行うこと

　時間通りに出ることは素晴らしいことだ．30分早く終了すると評価点が得られる．しかし，十分でないファシリテートのために遅くなったり，議題を解決しなかったりすると，教員の軽蔑が生じる．他のことはともかく，時間通りに終了しなさい．課題が長いように見える場合は，少し話をとどめて，参加者に確認しなさい．現在の話題が長く続くことを知ってもらい，話題にとどまり，別の何かの議題を外すか，次に進むのがよいかを聞こう．グループに可能な限り優先順位をつけさせよう（この戦略では，ゲストスピーカーなどのように，議題を止めることが困難であることは想定していない）．

9.8 素晴らしいリトリートの計画

　効果的なリトリートを作っていくことは目的・目標，結果を最初に明らかにすることで始まる．本章の冒頭で述べた通り，あなたは最終的にどのようなことを望んでいるのだろうか？　決定，文書，アイデア，それとも計画か？　達成するために計画したことに関して現実的な期待をもとう．理想的に達成したいことを理解し，議題を洗練するために最も現実的に重要である目標を明らかにしよう．自問してほしい．どのようなことを成し遂げたいと夢を描いているか．何を達成できそうか．何を達成しなければならないのか．

　目的や目標が明らかになった時，成し遂げるための仕事量，またどれくらいの時間がかかるか考えなければいけない．そのグループ内がそれだけの時間かかわれるか．グループ内で相談しなくてもよいだろうか？　私が長年行ってきた教員同士のリトリートは普通4〜9時間かかる．しかし，時には複数の日にまたがったリトリートを行うことも正当化される．より長い時間でのリトリートは，特に診療時間や他の期限つきの責任ある仕事から離れることができない医師の教員がいる時，時間をみつけるのがより難しくなる．

　時間についてのコミットメントを確立すれば，議題を発展させるべきだ．達成しなければならない議題に立ち戻り，優先順位づけを行い，それぞれの時間の割り当てを決定しよう．休憩時間や食事時間は必ず設定しよう．もし時間を超過した時に延期できる議題を認識しよう．それぞれの議題の時間設定の中で，計画が作成される．グループ内でどのように議論を進め，その話題をすぐにどのように取り組んでいくか．大きいグループか小さいグループの討議のいずれかがよいか．データの提示は保障されているだろうか．その結果はどのように収集されるだろうか（フリップチャートや，付箋用紙など）．本章の前半で説明した「ダメージコントロール」の方法を，問題を回避し，セッションをスムーズに動かす方法として考えてみよう．ヒントとベストプラクティスの要約を表9.1に示す．

9.9　次のステップ，リトリートの後に

　リトリートをやり遂げたら，次は何だろうか．典型的には，セッションから「やること」リストができてくる．可能な限り，迅速に効率的に以下を決定しよう．
- 具体的に何が行われる必要があるか？

- リトリートは一般的に今後半年から1年半のことを話し合う議題のときに効果的に働く（3年以上先の話ではない）
- 参加者が到着した時，休憩時に，そして食事が必要な場合には，食べ物とコーヒーを用意する．食事（とその品質）は，よりよい交流のために優れた万能薬だ
- 週末や休日，休憩時間は避ける．人の自由時間に合宿を計画することほど，同意する気を失わせたり，早く終わらせたいと思わせたりすることはない
- 座席用のテーブルを使用する．グループをより小さくする感じを生み出し，事前に割り当てた席に区分けすることができる
- グループを改編する．価値のある対話とより多くの参加を作るために人々を混ぜ合わせ，引き合わせなさい．この戦略はチームの内向的な人たちに特に助けとなる
- 誰もが一緒にみる必要がある画像がある時だけ，パワーポイントやビジュアルを使う．当日，技術的に問題がある場合に備えて，利用可能な配布資料としてデータを入手する
- フリップチャートや便箋用紙を使って，データや，アイデアを取り込む．多くの紙とマーカー，ペンやテープを用意する
- 投票や絞り込む戦略を行う．時に会話によって，多くのアイデアが生まれることがある．グループは，（アイデアの）リストはすべてを処理するのに単に長すぎるか，幅が広すぎると判断することがある．リストを絞り込ませるためにグループに投票させなさい．これを行うにはシールやマーカーを用いることが最適だ．それぞれがX個の項目に投票することができる（通常は3～5個）．（投票結果を歪曲させないように）1つの項目に重複投票ができないことを明示しよう
- セッションがプロのファシリテーターとうまく機能するかどうか判断する
- 適切な場所は，リトリートの質に大きな違いをもたらす．グループは日常的な環境を離れるべきだ．ロケーションが魅力的なほどよい．セッションがよりビジネスライクの雰囲気を保証しているかどうか，または代替施設（リトリートを行うような施設か，朝食付きのホテルなど）がより効果的かどうか判断しなさい．あなたはグループにいつもの環境から離れ，フレンドリーな環境で，リフレッシュの手助けになり，容易に集中できるように感じてもらいたいと思うのだ

表9.1　教員のリトリートを行うためのヒントとベストプラクティス

- いつ私は報告書を挙げ，参加者にフォローアップしたりするか？
- いくつかの点についてどのようにフォローアップするべきか？　別のセッションですか？　将来の教員会議で扱うことができるか？
- 課題を完成させるためにワーキンググループや委員会を立ち上げる必要があるか？

フットボールの比喩を用いると，「エンドゾーンから20ヤードのライン」から成果を得ることは，いくつかのグループにとって最も難しい部分かもしれない．いつもの日常の単調な仕事に戻ることは，容易にリトリートの「すること」リストを後回しにすることになってしまう．この問題が「リトリートは時間の無駄である．素晴らしいアイデアを思い浮かべても，何も結果が出ない」という長く付

きまとう信念を煽っている．これらの問題をグループから避けるために次のことを考えよう
- 小さな成果を早く得よう．リトリートの報告書をすぐにグループに戻しなさい．その後，「すること」リストから1つのことを達成する．簡単なものを選んでいいが，リトリート後の最初の数週間以内に完了させる．この成果により，結果が追求されていることを示すシグナルを送り，他の予定がゆっくりと処理されるために，より多くの忍耐を得られる
- 定期的にグループを更新しよう．教員会議，定期的なEメール通信，またはその両方で現状のレポートを知らせなさい．公式的なリーダーは対話とモメンタムを維持する必要がある
- 計画と期限を継続的に強化する．ワーキンググループと委員会が教員会議で報告を行い，実施されている作業に対する期待を明確にし，可能であれば表彰や報酬を提供する

9.10 結　論

リトリートを企画する時間と労力を考えた時，面倒なことへ労力をかける価値がないと決定するのが，リーダーにとっては容易なことかもしれない．しかし，教員の会議の中で1年または学期のコースを通して同じような会話を引きずることとリトリートを比較した時，リトリートは突然賢明なアイデアになるかもしれない．

よい準備をするうえで気をつけること：参加する聴衆を知ろう．時間を投資する価値がある議題を練ろう．支援的な環境を作ろう．可能な限りダメージを最小限にするように計画しよう，そしてファシリテーターやモデレーターの助けを得ることを考えよう．よく組織化され，実装されたリトリートによって，膨大な時間と，労力を節約することができ，参加者を活性化させ，そして，より組織を成功させる道筋を設定することができる．

参考文献

1) Cambell S, Liteman M. Retreats that work: designing and conducting effective offsites for groups and organizations. New York: Wiley; 2002.
2) Doyle M, Strauss D. How to make meetings work. New York: Penguin; 1993.
3) Sullivan M. A template for designing a perfect one-day retreat. Magna Publications. September 6, 2008.

Rob Kramer は，学術的な分野で 15 年以上にわたり，さまざまな学術，医療，行政指導者にリーダーシップ開発とエグゼクティブコーチングを提供してきた．彼は 30 以上の大学の指導者のコンサルティングを受け，指導した．

10
アカデミック・メディカルセンターでのリーダーシップの変化の潮流を知ろう：性別と民族人種

Changing the Faces of Academic Medical Center Leadership: Gender and Ethnicity

10.1 違いの意味すること：
なぜ私たちは，誰が指導するのかを気にするのか？

　1990年，Ann Richardsがテキサス州知事選挙の激戦の勝利者になった時，マスメディアを引きつけて離さなかった．彼女は，米国人女性として最初に知事に選ばれた8人のうちの1人であった．政治的紛争の激しさで知られる大規模州での選挙に，彼女は勝利した．あらゆる水準で女性が選挙でより成功を収めていく前兆のようにみえた．彼女は自分が異質なもの，政治的節目にある「双頭の牛」であることを認めていた*．彼女はマスメディアの目を避けられないとわかっており，重要な公共政策目標に注意を払うことを決めていた．

　後期になってRichards知事は，人的交流に関する3つの力強くも素朴な特徴を理解したのだった．1つめは，人々は意識下に認識するよりも早い段階で違いをわかっている，ということである．社会科学者は性別や民族人種は人間が互いを認知するごく初期の特色である，ということを何十年も前から知っているが，私たちは意識もしないうちに，別の性や人種を認識している可能性がある．最近では，認知神経科学者が顔認識の物理的メカニズムをすでに特定し始めているが[2]，違いを認識することよりも，認識がもたらす期待の連鎖のほうが，さらに重要かもしれない．それがRichards知事が理解した2つ目の物事である．自分が属する

---
* 「皆が双頭の牛を見にきたがるのよ」
　――Ann Richards 州知事[1]

グループの中で見た目が他のメンバーとは異なる場合，自分が誰で，どのように振る舞うかについての期待により焦点があたる．

3つ目は，違いに対して注意を払うことや違いについて期待することが，リーダーシップや代表性に影響を与えるということをRichards知事は理解した．私たちはリーダーに対して，団体やそこで働く人々のニーズや関心を代表することを期待する．しかしながら，女性または有色人種のリーダーにはさらなる期待を抱く．過去にはいつも代弁されていなかったような人々を代表したり，変化を示したりすることを期待している．より多様なリーダーシップを作るという目標は，米国医科大学協会（American Association of Medical Colleges）に対して，たとえばアカデミック・メディカルセンター（Academic Medical Center：AMC，訳注：日本でいう臨床研修病院）の教員の性別や民族人種を測定したり[3)4)]，AMCのリーダーシップと女性のキャリア経路についての報告を作成したりするように動機づけている[5)]．リーダーシップの多様性を擁護する人々は，多様性が正しいと考えている．なぜならそれが公正であると思えるからであり，さらに多様性によってリーダーシップ集団が，あるAMC学部長の言葉を用いれば「ますます多様化する教員や学生のように」なるからである．さらに，ある巨大臨床部門の副議長が強調するように，「…グループの目標への脅威として生じる多くの予測不可能な課題に対処することが可能となるような，利用可能な多様な考えを確実にもたらすという点で，多様性はそれ自体が重要な組織的，地域的な戦略である」からである．多様性のあるリーダーへの期待が彼らにとって難しい課題を生むかもしれないが，同様に大きな機会を生んでいる．

私たちは，リーダーが私たちの代表を務めていると思っている．単に「組織を運営すること」はマネジメント機能である．私たちはリーダーにより多くのことを期待している．リーダーシップの代表性が多様性によってどのように改善されるか，政治学者は長らく考えてきた．代表的リーダーシップの最も古典的な定義は，どのようなリーダーもコミュニティ全体のニーズと関心を代弁者として行動できることである．しかし，別の2種類の代表的リーダーシップ，「記述的」リーダーシップと「実質的」リーダーシップも同様に大きくかかわっている．**記述的リーダーシップ**は，異なった外見を直接反映したものである．たとえば，アフリカ系米国人女性がリーダー的地位にいる時，あらゆる系統のグループメンバーがリーダー的地位になりうることを示しており，ただ彼女の記述的な特徴のみによって，システム全体の合法性を高めている．彼女の存在は，システムをより公

正にみせようとしている．一方で，たとえば弱い立場の集団における医療ニーズに注意を払うように，グループは外見だけでなく，彼らの関心やニーズにおいても異なる可能性がある．**実質的リーダーシップ**は，異なるグループのメンバー自身が彼らの実質的なニーズを最もよく理解し，代表を務める可能性があるということを意味する．さらに，さまざまな視点を加えることで，システム全体の問題解決能力が高まる可能性がある．

政治哲学者・Jane Mansbridge は，同様に記述的および実質的リーダーシップの延長として「**代理的代表者**」[6] を議論している．政治において，カリフォルニア州の女性上院議員は，他の州の女性の「代理的」代表とみなされるかもしれない．AMC のリーダーシップにおいて，アフリカ系米国人女性学部長である代理的代表者は，彼女の医学的専門分野や AMC における他の黒人女性の代理的代表者とみられるだけではないかもしれない．黒人患者のニーズ，他の黒人女性保健プロフェッショナルの代表者としてもみられる可能性がある．彼女はおそらく自分への大いなる期待に気づいている．この例は同様に，私達が答えようとする質問次第で代表者が「分野横断的」または「一致的」[7] になりうるので，実感以上に私達の期待がより複雑になることを示している．性別は分野横断的なカテゴリーで，社会のあらゆる階層に女性はいる．だが，私たちは民族人種を相対的に相互に排除的なもの（ある人は1つの民族グループの一員であって，他には含まれない）で，「一致的」と頻繁に考えており，異なる民族グループの代表者を個別のカテゴリーとして数える可能性がある．「分野横断的」代表と「一致的」代表の複雑な相互作用は，性別，次に民族人種，そして各民族グループの男女の数によって医師の労働力を描写するあらゆる場面で作用している．私たちはそれが問題だと考えているのでこのように重要視するが，このようにすることで対処困難かもしれない新しい疑問を生じうる．男性は女性の，女性は男性の代表を務めることができるのか？ 黒人男性はアジア人女性の代表を務めることができるのか？ 彼ら全員が組織の全体や，そこにくる患者の代表を務めることができるのか？ これらすべての質問に対する答えが「はい」であることは潜在的希望であるが，積年の性差別や人種差別，十分に代表されていないメンバーに負担が課される学風が，現在も進捗へのコミットメントに影を落としている[8) 9)]．

変化は必然的だが，しかしそのペースはゆっくりである．インターネットで検索すれば，AMC で最初にリーダー的地位に入り込んだすべての民族人種の女性や有色人種の男性の草分け的存在が明らかになる[10)]．Ann Preston 博士は 1866 年に

ペンシルベニア女子医科大学の学部長となったが，その後，Leah Lowenstein が 1982 年にジェファーソン大学医学部を指揮することになり，全民族の女性の中で初めて男女共学の認定医学部の学部長となるまでに 1 世紀以上かかった．Alexander Augusta と Charles Purvis は，1868 年にハワード大学医学部の教員となった最初のアフリカ系米国人医師であり，ハワード大学の創設リーダーとみなされていた．しかし，米国の認定非少数派医学部でアフリカ系米国人が学部長となるのは，Donald E. Wilson がメリーランド大学医学部の学部長となった 1991 年だった．その 2 年後の 1993 年，Barbara Ross-Lee は初のアフリカ系米国人女性として，オハイオ大学オステオパシー医学部の学部長になった．変革が示し続けられたこの四半世紀であったが，AMC のリーダーシップの多様性は真の代表性の目標にはまだ達していない．

　逆説的に，AMC の教員のバーンアウトに関する懸念が高まってきており，有色人種の男性や全民族人種の女性を弱らせる差別体験の報告が続いている一方で[8) 9)]，男女とも学部長がバーンアウトする報告は劇的に減り，高い仕事満足度の報告がさらに増えている[11)]．学部長はサポートや報酬，パワーをもっている感覚をもち合わせ，われわれを仕事や組織にかかわり続けるようにしているようにみえる．すべてではなくても，ほとんどの教員がそうした必要不可欠な資源を有するのを保証することは，多様な将来のリーダーシップ候補者の流れを保つという点においてボトルネックのステップになるかもしれない．

10.2　AMC におけるリーダーシップの変革：現代の考え

　われわれは医学における多様なリーダーシップを達成するという目標にますます価値を置いているが，そうすることは容易ではない．現在臨床を行うおよそ 95 万人の米国人医師のうち約 31％が白人男性であり（文献[3)] のデータから著者計算），過去からは確かに大きく有意に変化している．実のところ，現在の米国人口の 31％が白人男性なので，これに比例して白人男性医師が医学界にも同等にいることを意味する．これらの数字のみであれば，全公選職の約 65％を白人男性が占める選挙政治の場合に比べて，職業としての医学は極めてバランスがよいと思わせるかもしれない．しかし，医学では目にみえるようなバランスはとれていない．AMC の変化のペースは一般医の変化に後れを取っている．AMC の全教員の 40％は白人男性である（文献[3)] のデータから著者計算）．教員とリーダー的地位におけ

る白人男性の割合は，出世の階段を上がるにつれて上昇している．

図10.1〜図10.3は，性別や民族人種による現在のリーダーの分布を示しており，最近数十年の大きな進展にもかかわらず，リーダーシップのパイプラインはいまだに困難や閉塞性があることを示している．これまで十分に代表されてこなかったグループ内からのリーダー予備群は，劇的に増えていっている．助教の44％が女性（全民族）で，ほぼ4分の1が有色人種である[4]．教員ランクの最上位ではこのようにはなっていない．教授陣全体のうち，女性（全民族）は21.5％（2013年），有色人種は15.8％のみである．図10.1に示されているように，実際には高い地位の教員には白人男性の割合が不釣り合いなほど高くなる．

認定されている米国医学部の学部長の16％が女性で[12]，女性学部長の中には十分に代表されてこなかった民族グループもいくらかいるが，有色人種はAMCのトップリーダーである割合が非常に少ない．図10.2は，全教員のランクとリーダーシップの位置が示されている（文献[12]より計算，2014年）．研究機関の入り口から最上位の職場まで広げて身分ごとの男女割合をみることも，女性代表者の不足を理解するもう1つの方法である．学術機関において，女性の昇進がしばしば途切れがちになる別のなじみ深いストーリーがそこからわかるかもしれない．講師職は女性が過剰に代表されているが，学部長補佐や副学部長は男性に近い割合の教員身分である．もっと綿密に調査する余地はあるが，講師職の女性が多数

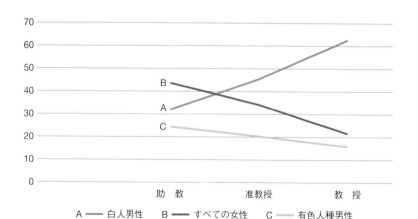

図10.1　白人，有色人種，女性の教員ランク
出典：the Association of American Medical Colleges および Table 11, AAMC Faculty Roster 2014[4]のデータより算出し，原著者グラフ作成．

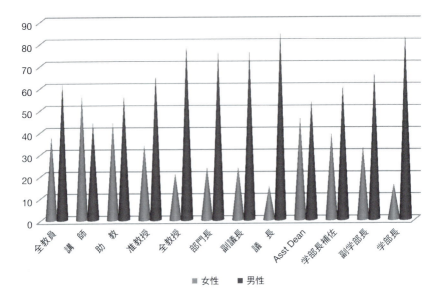

図10.2 教員のランクやリーダー的地位における女性と男性の割合
出典：Lautenberger Diana M., Dandar Valerie M, Raezer, Claudia, and Sloane, Rae A. The State of Women in Academic Medicine. 2014. Washington, DC: Association of American Medical Colleges[12]のデータより算出し，原著者グラフ作成．

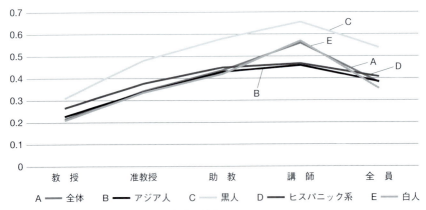

図10.3 民族ごとの教員ランク別の女性の割合
出典：the Association of American Medical Colleges および Table 11, AAMC Faculty Roster 2014[4]のデータより算出し，原著者グラフ作成．

であることで示されるように，女性の医学における昇進はとても遅いことはよく知られている．その一方で，中間的な身分の時には，同等の男性より多くのサービス活動が求められることが，常勤のほとんどない下位層で女性がより多いことから示されている．学部長補佐や副学部長の身分にある女性が，どのようにさらなるキャリアアップをするか，頂点にまで上がるかどうかは，今後の研究として格好の領域である．

　さらなる調査の必要性が，データから示されている．主要な民族グループ内での男性および女性の代表性は，完全に類似しているわけではない．図 10.3 は，黒人女性が黒人男性とほとんどの教員階級で同程度に近づいていることを裏づけている．黒人女性は現在，全アフリカ系米国人講師の 66％であり，全黒人助教の 58％である．学問的医学の入り口段階の身分での採用は，黒人男性よりも黒人女性でやや成功を収めているようにみえる．しかし実際には，どちらの性別とも黒人教員はあらゆるランクで有意に代表されている程度が極めて低く，ヒスパニック系の学術系医師でも同様のことがいえる．「分野横断的」かつ「同時的」な代表性の相互作用が意味するのは，男女とも，そしてあらゆる民族人種の学術系医師を生み出し，持続していくため，AMC が仕事での違ったダイナミクスについて考えなければならないということである．

10.3　AMC リーダーシップの変化の潮流とは何か？

10.3.1　施設と個人のための推奨を決めること

　学術系医師の集団から多様なリーダーを引き出すには，集団の多様性を高め，そこから学部長や副総長までのパイプラインが途切れないようにする必要がある．同様に，過去に進展を妨げてきた可能性のある文化やプロセスについて制度的な振り返りをする必要性がある．私が数人のリーダーに提起した質問に反応する形で，ある大規模な AMC の学部長は，医学のリーダーシップの潮流の変化の全過程をとらえた．

> AMC を含むあらゆるグループや施設のリーダーを人々が選ぶ時，自分達のような人を選ぶ傾向が非常に強いことはまったく驚くことではない．

そして，AMC のリーダー級の白人や男性の大部分が，他の白人男性を選ぶ傾向があることにショックを受けなくてもよい．しかし，医学部（その他の保健医療職養成機関も含む）の仕事は，多様な社会すべてにかかわる業務であり，AMC のリーダーは Bill Clinton の有名な言葉のように「その国らしくある」必要がある．そうした気高い目標以上に，新たに養成される医師や他の保健医療職はとても多様である．それゆえ，教授や部門長，学科長，学部長などが，自分達のようであることを現在やこれからの研修医や助教，准教授は正当に求めるだろう．そして，多様なリーダーを選ぶことができるように今すぐ立ち上がらなければならないが，これは期間限定の現象であろう．今まで白人男性のリーダーを選んでいたように，多様なリーダーを選ぶことは間もなくまさに「自然」なものになるだろう．

　多様なリーダーを「自然に」選ぶようになることは，現在の AMC リーダーが変化を省察し，関心をもち，熟考するように仕向ける．人材探しの戦略から，彼らのミッションとヘルスシステムのミッションが一致しているかどうかについての批判的検討まで，現在のリーダーはすべてを変える必要がある．ダートマス大学ガイゼル医学部の学部長・Wiley Souba 医師は，こう述べている．「私たちがリーダーシップを理解し実行する視点を変えるまで，未来はほぼ過去からの連続のままであろう．リーダーシップをただ単に権力と地位に関するものであると定義すれば，私たちのあり方や行動はその基準枠を反映するだろう」[13]．

　表 10.1 は，文献で繰り返し言及された，組織で変更されるべき 5 分野をリスト化したものである．

　今のところ，AMC の有色人種の男性とすべての女性は白人男性よりも数が少ないので，彼らが望むかどうかにかかわらず，多様性を代表している．私自身の施設では，この執筆時点で，学部長の上級リーダーチームに，副学部長として 2 人の白人女性と 1 人のアフリカ系米国人がいる．しかし，2015 年 7 月 1 日に 1 人の女性が 1 つの診療科の長になるまで，臨床部門のトップは完全に白人男性のみであった．私の施設がこの点で特異的ではないことを，そのデータが示している．リーダー的立場にいる女性や有色人種の男性は，違った視点でみられ（おそらく不公平に），異なった支持者を代表することを意味するが，今以上に彼らの数が増えるまではそれが現実であろう．記述的かつ実質的な代表である機会，重要な変革エージェントとなる機会，リーダーとなるという機会，これら 3 つの機会を，

1. 意識的な探索：1つひとつのリーダー的地位の欠員を施設の成長を妨げる可能性のある文脈の裏表両方を評価する機会として扱い，よき新たなリーダーを割り出すために，じっくりと新しいアプローチを構築すること
2. 医学部と教育病院の間の使命と利害の調整：競合する財政的圧力と異なる評価や業績基準は，リーダー的地位の候補にいる教員のバーンアウトを引き起こす可能性があることに目を向けること
3. 戦略的な才能の管理：エンゲージメントや業績，優れた治療を促すような労働環境を確立することは，組織の将来のリーダーを育成する環境でもあることをよく認識することにつながる
4. データの収集・共有・報告：AAMCやAMCはほとんどの場合，多様なリーダーシップへの進捗状況を測定する必要性を認識しているが，データにはとても大きな欠陥があり，有色人種のキャリア進捗に関しては特にそうである．教員の昇進状況に関するデータを，正確でタイムリーに集めること
5. リーダーシップ教育：リーダーシップスキルの開発プログラムやまたは教訓的な説明だけを提供しない．その代わりに，個々人にとってリーダーシップとは何かを振り返ることを促す環境を作ること

表10.1 組織への推奨
出典：Souba[13], Bickel, Wara, Atkinson et al.[9], Fox, Shannon, Sarah Bunton and Valerie Dandar[14], Mallon and Cornice[15]

1. たとえ違いを代表することがあなたが計画しようとしている最も重要なことでない時や，組織における異なる課題に集中している時であっても，あなたが違いの象徴であり，異なるものを代表することを期待されていることを認識しなさい
2. どのような種類の組織を指揮したいのかを理解しなさい：一艘の船長になるか，それとも船隊の将官として仕えるか［Keohane 706］
3. 生み出したいタイプのリーダーシップを作る方法を学びなさい［Souba］
4. 判断力を育てなさい：「経験や直観，分別，知性を組み合わせた独特の精神的能力」を成長させよう［Keohane 710］
5. より多様なリーダーシップが自然で，当然にみえるような変化を作り，支援しなさい

表10.2 有色人種やすべての女性への推奨
出典：Mansbridge[6], Htun[7], Pololi, Cooper, and Carr[8], Souba[13], Keohane[16]

多様性のあるリーダー達はもち続ける（表10.2）．

　デューク大学へ最初の女性学長として就任する前，ウェルズリー大学の学長をしていた政治哲学者・Nannerl Keohaneは，学問と自身のリーダーシップの経験の統合を行い，新しく多様な視点のみを組織の指導的地位にもたらすことはできないことを私たちに気づかせた．意欲的なリーダーは自分が指揮したい組織を心から理解しなければならない．Keohaneの言葉にあるように，たとえば，自分が一艘の船長になるか，それとも船隊の将官として仕えるか熟考しなければならない（[16], p.706）．彼女は同様に，「判断力という，経験や直観，分別，知性を組み

合わせた独特の精神的能力」を育てるように，意欲的なリーダーに促す（16），p. 710）．当然ながら，よりよく指導を行うには，すべてのリーダーがこれらの特性を必要とする．多様なリーダーたちは，自分たち自身が生き方の中で実際に変化を体現しているため，これらの特性をより必要とする．Keohane は女性や少数派男性を主として書いていたのではないが，「…に関する最初の女性」という彼女自身の経験は，その付加された違いの特徴が重要だということを浮き彫りにした．彼女はこのようにエッセイを締めくくっている．

> あなたが女性か男性かにかかわらず，次のような質問を時々すれば，あなたはよりよいリーダーになるだろう．「この道がどこにつながっているのか，私たちが探すべきはこの方向なのか？　握っている権力のため，私が何の誘惑に今さらされていて，どうすればそれらを避けることができるのか？　組織内で『共通の知恵』として示されるものが何で，私たち全員の利益のためにそれらをどのように再考できるのか？」（15），p. 718）．

AMC にとっての「この道」がより多様なリーダーシップに向かっていることをわれわれは知っている．組織やそれを指導する人々がどのようにその道をたどるかによって，医学の潮流を私たちがどのように変えるかが決まるだろう．

引用文献

1) As said to the authors during a 1991 interview for Tolleson-Rinehart, Sue and Jeanie R. Stanley. Claytie and the Lady: Ann Richards, Gender, and Politics in Texas. 1994. Austin: University of Texas Press.
2) Contreras Juan M, Banaji Mahzarin R, Mitchell JP. Multivoxel patterns in fusiform face area differentiate faces by sex and race. PLoS One. 2013;8(7), e69684. doi: 10.1371/journal.pone.0069684.
3) Nivet MA, Castillo-Page L, editors. Diversity in the physician workforce: facts & figures 2014. Washington, DC: Association of American Medical Colleges. 2014. http://aamcdiversityfactsandfigures.org/about-this-report/. Accessed 27 March 2015.
4) Association of American Medical Colleges, AAMC Faculty Roster. Table 11. Distribution of u.s. medical school faculty by sex, race/ethnicity, and rank. Washington, DC: Association of American Medical Colleges; 2014. https://www.aamc.org/data/facultyroster/reports/420598/usmsf14.html. Accessed 30 March 2015.
5) Lautenberger Diana M, Dandar Valerie M, Raizer Claudia L, Anne SR. The state of women in

academic medicine: the pipeline and pathways to leadership 2013-2014. Washington, DC: Association of American Medical Colleges; 2014. https://members.aamc.org/eweb/upload/The%20State%20of%20Women%20in%20Academic%20Medicine%202013-2014%20FINAL.pdf site last verified for this chapter on 31 March 2015.

6) Mansbridge J. Should blacks represent blacks and women represent women? A contingent 'yes.'. J Politics. 1999;61(3):628–57. http://links.jstor.org/sici?sici=0022-3816%28199908%2961%3A3%3C628%3ASBRBAW%3E2.0.CO%3B2-8.

7) Mala H. Is gender like ethnicity? The political representation of identity groups. Perspect Polit. 2004;2(3):439–58. http://www.jstor.org/stable/3688807.

8) Pololi L, Cooper LA, Carr P. Race, disadvantage, and faculty experience in academic medicine. J Gen Intern Med. 2010;25(12):1363–9. http://www.ncbi.nlm.nih.gov/pmc/articles/PMC2988158/. Accessed 27 March 2015.

9) Bickel J, Wara D, Atkinson BF, Cohen LS, Dunn M, Hostler S, et al. Increasing women's leadership in academic medicine: report of the AAMC Project Implementation Committee. Acad Med. 2002;77(10):1043–61.

10) These links reveal the history of the women and first men of color to become AMC leaders: https://www.nlm.nih.gov/changingthefaceofmedicine/physicians/biography_256.html; http://jdc.jefferson.edu/jmc_women/4/; http://healthsciences.howard.edu/education/colleges/medicine/about/mission/short-history; http://medschool.umaryland.edu/facultyresearchprofile/viewprofile.aspx?id=11; https://www.nlm.nih.gov/changingthefaceofmedicine/physicians/biography_279.html

11) Gabbe SG, Webb LE, Moore DE, Harrell Jr FE, Spickard Jr WA, Powell Jr R. Burnout in medical school deans: an uncommon problem. Acad Med. 2008;83(5):476–82. doi:10.1097/ACM.0b013e31816bdb96.

12) Lautenberger DM, Dandar Valerie M, Raezer C, Sloane RA. The state of women in academic medicine. Washington, DC: Association of American Medical Colleges; 2014. https://members. aamc.org/eweb/upload/The%20State%20of%20Women%20in%20Academic%20Medicine%202013-2014%20FINAL.pdf. Accessed 25 March 2014.

13) Souba W. Viewpoint: Rethinking leadership in academic medicine. AAMC Reporter. July 2012. https://www.aamc.org/newsroom/reporter/july2012/297130/viewpoint.html. Accessed 27 March 2015.

14) Fox S, Bunton S, Dandar V. The case for strategic talent management in academic medicine. Washington, DC: Association of American Medical Colleges; 2014.

15) Mallon WT, Cornice A. Leadership recruiting practices in academic medicine: how medical schools and teaching hospitals search for new department chairs and center directors. Washington, DC: Association of American Medical Colleges; 2009. https://members.aamc.org/eweb/upload/Leadership%20Recruitment%20%20in%20Academic%20Medicine.pdf. Accessed 27 March 2015.

16) Keohane N. On leadership. Persp Politics. 2005;3(4):705–22. doi:http://dx.doi.org/10.1017/S1537592705050395

Sue Tolleson-Rinehart は，現在，ノースカロライナ大学医学部にある小児科学部門の Faculty Development のための副議長であり，教育者の学校団体の会長である．彼女は，ジェンダーと政治学，政治的意思決定，保健政策に関する専門家である．

11
マネジャーの管理方法を学ぼう
Managing Managers

11.1 まず「これ」を考える： マネジメント vs リーダーシップ

11.1.1 あなたはリーダーか，それともマネジャーか？

　リーダーは，しばしばマネジャーと呼ばれることの不名誉を望んでおらず，管理業務にともなう日々のルーチンや要請も望んでいない．総合大学，専科大学，アカデミック・メディカルセンター（academic medical center：AMC，訳注：日本でいう臨床研修病院），病院では，この役割分離への欲求があるのは確かである．リーダーとマネジャーの区別は多くの点において抜本的である．しかし，多くの類似点があり，それらは組織によって認識されるべきである．

　キャリアアップした人たちは，会議や査定，戦略セッション，さらには日常業務上の議論でさえ，「リーダー」という言葉を聞くようになる．議長，チーフ，センター長，または副学長・学部長などに昇進した教員，教育者，研究者らは，部門，部署，ユニット，あるいはセンターのための戦略を策定することによって，指揮するように求められることを知っている．彼らは組織の変化を形作る際に，厳しい人事判断を下すよう求められる．彼らは予算と資源計画を策定し，遵守するよう求められる．指揮（リード）することが組織の最終目標である．目標と優先順位を設定し，ビジョンを達成できるようにすぐ下のレベルの管理者が教員やスタッフを動かせるようにする．一度目標が設定されたら，マネジャーは目標を達成してそれを超えるために，毎日の運用手順を実行しなければならない．

　マネジャーは，部門，部署，ユニット，またはセンターの運営活動を，リーダーシップによって設定されたビジョンと戦略に向けて動かしていくために重要な役

割を果たす．このように幅広く多様な労働者がいる今日の環境では，マネジメントは容易ではない．ベビーブーマー，ミレニアム世代，ジェネレーション X 世代は皆それぞれ異なるスタイル，職業倫理，信念，目標をもっており，マネジャーはその違いを理解しなければならず，それによって日々の活動を達成できるようにチームを効果的にコーディネートすることができる．

　AMC でサポートスタッフとして働くほとんどの従業員は，日々の目標（患者の登録，サンプルの測定，会計書類の作成など）を達成するため，処理的・反復的な活動を行っている．彼らは，教員，会長，ディレクター，副学長，学部長，または C レベルの役員〔たとえば，最高財務責任者（Chief Financial Officer：CFO），最高情報責任者（Chief Information Officer：CIO）〕の仕事をサポートしている．現場の従業員は，業務の成功に不可欠であり，マネジャーはこれらの従業員の監督責任を負っている．AMC のすべての専門家は，より上位のリーダー役割に至る過程で人々を管理することになるだろう．通常，これは「通過儀礼」である．それは多くの業界において昇進の段階の一部分であり，教育と医療も例外ではない．

11.1.2　リーダーシップとマネジメントの相違点と類似点

　以下にリーダーシップとマネジメントに関するいくつかの相違点と類似点についてのリストを示す．

相違点
1. リーダーは，人，プロセス，技術を通じて部署の戦略を完璧に遂行する責任がある．マネジャーは，部署の業務と戦略に独自の方法で貢献する特定の機能をもつチームについての責任がある
2. リーダーはすべての資源に対する責任があり，資源を効率的に配分し，部署の戦略を成功裏に達成できるようにする必要がある．マネジャーは，配分された予算を用いて，柔軟性に対する最小限の裁量を用いて日々の遂行を行う
3. リーダーは部署の戦略に影響を与える決定を下し，実行中の他の決定の指針を設定する．マネジャーの意思決定は通常，場当たり的かつ反応的であり，しばしばカスタマーサービスの問題の結果である

類似点
1. 影響力のあるリーダーとマネジャーは，人，プロセス，技術の見定めと，それらが部署の運営や戦略にどのように貢献するのかを理解しなければならない
2. リーダーとマネジャーは，成功を収めるために，組織の内部と外部の両方での

関係性の構築が重要であることを認識している．リーダーが組織に対する外部の研究スポンサー，あるいは運営母体との関係性を理解しなければならないように，マネジャーはスタッフメンバー1人ひとりとの関係性を理解しなければならない

3. リーダーとマネジャーは，日々の人の問題に対処しなければならない．リーダーは再編成のようなより高いレベルの問題に対処する一方で，マネジャーはある1人のパフォーマンスに関する意思決定を行う必要がある（図11.1）

これらの類似点と相違点は，いずれの業界と比べても特徴的ではない．教育や医療を含む，すべての業界において共通している．多くの視点から，それらの類似点と相違点は，サイロ思考（訳注：自分の部門のことだけを考え，他の部門や組織全体に考えが及ばなくなる思考傾向）のAMCでは混然一体になっている傾向にある．なぜか？　AMCのような多くの非営利団体では，指揮するために必要な新しいスキルを学ぶために最低限の専門的な開発が行われており，リーダーシップのポジションへの昇進は，そのレベルのコンピテンシー（訳注：ある職務や役割において，優秀な成果を発揮する行動特性）または必須スキルに基づいていないことがよくある．したがって，多くのマネジャーは（あるいは個々の研究

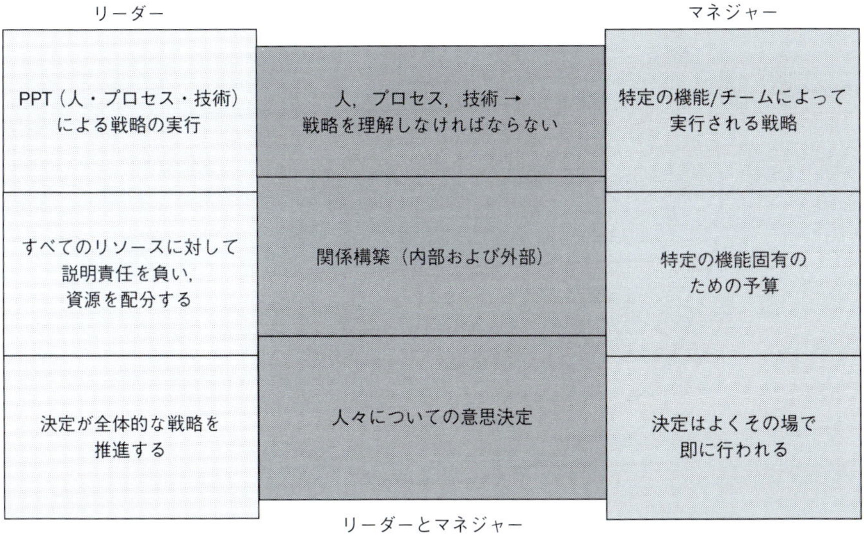

リーダー	リーダーとマネジャー	マネジャー
PPT（人・プロセス・技術）による戦略の実行	人，プロセス，技術→戦略を理解しなければならない	特定の機能/チームによって実行される戦略
すべてのリソースに対して説明責任を負い，資源を配分する	関係構築（内部および外部）	特定の機能固有のための予算
決定が全体的な戦略を推進する	人々についての意思決定	決定はよくその場で即に行われる

図 11.1　リーダーシップとマネジメントの類似点と相違点

者や臨床医までもが），そのような役割を果たすために必要な技術，技能，または手腕をもたないまま，リーダーシップポジションに昇進する．

リーダーとして，1人のマネジャーをどのように管理したらよいのだろうか？ そのために必要なスキルは何だろうか？ それは容易ではなく，スキルを開発するには時間がかかるものだ．

11.2 医療現場におけるマネジャーの管理：属性の輪

教員が他者を成功裏に管理するための独特なツール，専門的な訓練，あるいは学習行動はあるだろうか？ 教員にコンピテンシーを与えるような特定のトレーニングやコースがあるだろうか？ 米国医科大学協会（Association of American Medical Colleges：AAMC）やその他の組織は，医学教員が人々を管理するためのトレーニングのカンファレンスを行っているのだろうか？ 答えは，「おそらく」

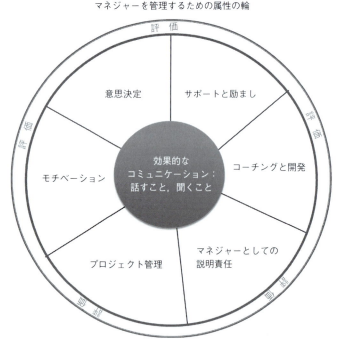

図11.2 リーダーシップとマネジメントの類似点と相違点（マネジャーを管理するための属性の輪）

だ．その内容とは，不定期のワークショップ，全国会議での1～2回の同時セッション，さらにはハーバード・ビジネススクールやAAMCのリーダーシップコースが開催されることさえある．それらは必要最小限であり，多くの人が知っているように，彼らがそのポジションに入るまで，コースや同時セッションは有望な医師であるリーダーたちに，リーダーシップの役割を果たすためのさわりの情報を提供するだけである．

　図11.2は，医療教員が日々の業務で毎日マネジャーを管理し，自身の部署の運用上の有効性を導くのに役立つ属性を示している．

11.3　効果的なコミュニケーション：人を管理するための中心

　成功するマネジャーやリーダーのコアとなるスキルは，効果的なコミュニケーションである．従業員を雇う，スタッフを解雇する，旅行計画を立てる，あるいはチームの日々の目標を単に言葉で表現することは，効果的に伝達されなければ，誤解や気苦労を招き，日々の課題の実行に間違いを生み出しかねない行動につながってしまう．マネジャーを管理するための属性の輪をみてもわかるように，コミュニケーションほど，人々を管理するうえでの成功と失敗を左右するものは他にない．教員が非支援的であったり，チームを動機づけしなかったり，スタッフにコーチングを提供しなかったりしたとしても，通常，そのチームの運営は継続するだろう．こういった行動は無視されることもあるが，その教員が管理職に就いて，同じ非効果的なコミュニケーション方法を利用すれば，多くの場合，新しいマネジャーとチームの両方に失敗をもたらすだろう．日常のマネジメントに適用するためのいくつかの重要なコミュニケーション手法は下記の通りである（詳細は2章参照）．

　即時的であれ：どのようなメッセージでも即時的なコミュニケーションは，状況やプロセスを作ったり，あるいは壊したりする可能性がある．即時的ではない情報には常に波及効果があり，行動が遅れ，期限を逃し，資源が無駄になる．

　直接的であれ：「2つの点の間を移動する最速の方法は直線の経路を取ることだ」という言葉の通り，情報伝達も同じ原則に従う．必要とされる正確な情報だけを提供すること．文脈を与えるために背景が必要な場合は，簡潔かつ適切な方法で提供しよう．

誠実であれ：誠実さは効果的なコミュニケーションにおいて必須である．それに代わるものはなく，何よりも人々は誠実であることを期待している．会話から重要な情報を引き離すことは，誠実であるとはいえない．「私は嘘をついたわけではありません．ただそれについて話していなかっただけです」と子どもが話すのと同じことである．影響力のあるリーダーとマネジャーは，結果が困難な状況や悪い決断につながる場合でも，常に誠実であり，(情報伝達において)機転を働かせる．

開放的であれ：オープンな会話は効果的な相互作用を生む．思考，質問，懸念に耳を傾けて，必要に応じて反応しよう(すべてのオープンコメントに返事をする必要があるわけでなく，うまく返事しよう)．そして何よりもまず，他人の気持ちや視点を尊重しよう．

我慢強くあれ：コミュニケーションにおいては，状況を十分に理解し，分析し，その状況下で最良の決定を下すために我慢強さが必要である．医師は，手術室，患者の診察室，および部署の会議で毎日意思決定を行う．医師は，すべての(またはできるだけ多くの)情報がわかるまで状況を分析することなく，結論を急いだり，発言に迅速に反応したりしてはいけない．

何よりもまず…傾聴する：他人の意見，知識，分析技術に対する敬意を払う．完全な理解をともなわない反応的決定は誤った決定につながり，悪い結果を招く可能性がある．

マネジャーは，これらのコミュニケーションの要素を理解し，業務を効果的に管理するために毎日実践する必要がある．限られたコミュニケーション能力しかもっていないマネジャーは，自身の最前線のスタッフ，同僚や仲間，特に上級管理職らの信頼を失うため，最終的に失敗する，ということをリーダーは知っている．最悪の場合，即時的な伝達，肯定的な結論，患者との成功した手続きによって，効果的でないコミュニケーションを変えられなくなる．一定の成果は達成されるかもしれないが，最終的には，「チーム」としての士気，信頼，コミットメントが悪化し，機関のリーダーによってうるさく聞かれるかもしれない．

11.4　マネジャーの成功に不可欠なその他の属性

効果的なマネジメントのためにはコミュニケーションが中心となるが，ビジョ

ン，戦略，日常業務，組織の成功まで行き届いたチームを開発するには，その他の属性も不可欠である．これらのツールを用いなければ，マネジャーは自身の能力に対するチームの信用を失う危険がある．

サポートと励まし：人生のあらゆる面と同様，サポートと励ましによって，リーダーとマネジャーとの関係が形成される．まさに両親が子どもたちの学校での励ましとサポートを提供するのと同じように，リーダーもマネジャーをサポートし，励ますべきである．そのようなサポートによって，マネジャーが抱える多くの課題，行き詰まり，活動やプロジェクトの詳細といった事情に共感的になりつつ，リーダーはマネジャーが有能だと感じているというメッセージを伝え，信頼を築く．いくつかの点において，リーダーはマネジャーを「前進して成功する」ように鼓舞し，必要に応じてリーダーがマネジャーのために存在していることを伝えている[1]．

コーチングと開発：リーダーには，高いレベルで，生産的な成果を上げることが期待されている．この期待に応えるために，リーダーはマネジャーをコーチングして，育成する必要がある．理想的には，リーダーはマネジャーを成功させるためのコーチングに時間と労力を費やすことができる（15章参照）．もしそうでなければ，それを次のような代替手段をみつける機会としてとらえてほしい．たとえば，(1) 人事部門のコーチ，(2) 他の部門のコーチ，特にあなたの組織にいてマネジャーをリーダーに育てることができる人，あるいは (3) 毎日の仕事の中でマネジャーが成功することを助けるために雇われたプロのコーチである．今日，リーダーが何らかの形のプロの指導者を雇っているのは非常に一般的である．それは公式のもの（エグゼクティブ・コーチングファーム）であったり，非公式のもの（組織を通じて昇進に至った，成功した同僚）であったりする可能性がある．いずれにしても，マネジャーが適切にコーチングされない限り，リーダーは，人，プロセス，技術を管理するというプレッシャーが，本質的にマネジャーを疲弊させることになるということを理解しておかなければならない．

マネジャーとしての説明責任：Merriam-Webster のオンライン辞書では，説明責任を次のように定義している．

> 説明できることについての質あるいは状態，**特に**責任を受け入れるか，あるいは自分の行動を説明する義務または意欲[2]．

すべてのマネジャーは，予算の計画と実行，スケジュールの決定，スタッフの雇用など，活動の責任を受け入れる必要がある．また，自分が指導しているチームの行動と同時に，その個々人の行動についても受け入れ，説明することができなければならない．成功を認識し，失敗を特定し，マネジャーの説明責任を通じて改善の必要性を突き止める組織はその結果である．リーダーはすべてのマネジャーに対し，明確な期待をもった責任のある環境を作り出さなければならない．説明責任に関する尺度は，現実的であり，組織のビジョンや戦略に合わせて調整することができ，それらを志向し，さらに測定可能である必要がある．ユニットレベルでの説明責任がなければ，リーダーは各部署のすべての活動の負荷を請け負うことになる．これは現実的でも持続可能でもなく，マネジャーのやる気を下げ，無力感を高める．

プロジェクト管理：マネジャーは，毎日の活動，部署のプロジェクト，および委員会の仕事を実行できる必要がある．プロジェクト管理は教えることができるスキルであり，マネジャーが成功するのを助けるさまざまなプロジェクト管理ツールがある．これらは，Microsoft Excel のスプレッドシートのような単純なものかもしれないし，Microsoft Project のようなより詳細なプロジェクト管理ツールかもしれない．部署や組織の活動に関する進捗状況を追跡し，理解するための確立されたツールがなければ，期限は過ぎ，プロジェクトも完了せず，リーダーは絶えず XYZ プロジェクトに何が起こったかを尋ねることになるだろう．プロジェクトマネジメントは，リーダーのために別のアウトカムツールを提供する．すなわち，マネジャーの活動とユニットの有効性に関する説明責任の指標を作る．

モチベーション：影響力のあるリーダーは，マネジャーにうまく彼らのユニットを指揮するよう動機づけることができなければならない．モチベーションは，マネジャーに対し効果的に実行するための興奮とやる気をもたらす．モチベーションは，マネジャーの中で最高のものを引き出し，卓越性を目指して努力させ，組織への貢献について肯定的な感情を生み出させる．マネジャーに対し，正直で誠実に支援的であることによって，彼らがどのように感じているか，成功するために彼らが何を必要としているかを理解してほしい．動機づけとは，タスクを委任したり，期限についてくどくどと繰り返したり，成果の重要性を強調したりすることではない．それらは運用上の問題なのだ．リーダーは，成功するために組織の成功，有効性，成功するチームワークを生み出す環境を作り出さなければならない[3]．

意思決定：リーダーは，自身が信頼するマネジャーに多くの意思決定を委任する可能性が高い．意思決定は才能や特質ではない．それは，組織を率いる誰もが身につけておかねばならないプロセスである．リーダーは，決定に至る各マネジャーの技法を見直し，理解する必要がある．リーダーがマネジャーの技法を理解し，それが日常的に適用されているとみなせば，マネジャーの意思決定を信頼するか否かについて，リーダーは意見を述べることができる．リーダーがそれを信じることができれば，組織を前進させるその人への個人的な信頼が増す．信頼が確立されていない場合，マネジャーが考えうる最善の意思決定を行うために必要な情報，ツール，分析スキルをマネジャーが理解できるように助けることが不可欠となる．そうでなければ，リーダー自身がマイクロマネジメントを行うことになる可能性が高いだろう．結局のところ，リーダーは他人に委任しなかったり，説明責任を他人にすり替えたりすることによって，失敗する危険性があるのだ．つまり，リーダーは他人の成功の手助けをしなければ失敗する，という状況にあるわけである．

11.5　評価：あらゆる方法

すべてのマネジャーにとって，重要な成功要因の1つは，自身のチームの高く評価する方法を認識することである．個人的な生活の中でさえ人々は高く評価されることを喜び，評価することは達成感をサポートし，強化する．チーム，看護師，管理者，上司，そしてスタッフ全員を高く評価することで，部門，部署，またはそのユニットにとって，肯定的で楽しい環境が作り出される．

優れた業績に対して報いることは，効果的なマネジメントを行うにあたり不可欠な要素である．報酬や肯定的な評価は，従業員のモチベーションに直接影響する可能性がある．評価によって，従業員が失敗を克服するのを助けることができ，調整と行動変容をともなって成功に至ることが可能となる．われわれが従業員の日々の努力の改善の必要性を認識している限り，努力を認め，評価することが職場における満足度の向上に役立つ[4]．

すべての医師，上位のリーダー，そして影響力のあるマネジャーは，誰に，いつ，どこで，どのような形の評価が効果的であるのかを考えておく必要がある．手紙（メモカード，サンキューカードなど）は，感謝の気持ちを個別化して伝える際にはぴったりだろう．部署での会議における教員の承認によって，成果の重

要性や影響が公に認識される．適用可能な場合（および実行可能な場合）には，金銭的報酬が賞賛を示すために非常に効果的な方法となりうる場合もある．属性の輪の中での評価の輪はあなた自身がどのようなポジションにいたとしても，キャリアを通して続いていくことだろう．効果的に用いられる評価が結束力のあるユニットと機能しないチームの違いになるかもしれない．

11.6 リーダーとしての教訓

　成功したリーダーは，属性の輪とその中の各要素を理解している．マネジャーは，属性の輪のそれぞれの領域について日々試されている．リーダーとして，マネジャーが成功するための環境，ツール，資源，ガイダンスを提供する必要がある．リーダーが輪の中のいずれかの属性の開発を必要とする場合，一般的には，人的資源，トレーニング研修，あるいは同僚・メンターのような病院内における資源が役に立つ．内部の資源が利用できない場合には，外部の助けも選択肢になる．

11.7 結　論

　理事長，学部長，議長，チーフ，副学長，医学部の教員らは，マネジャーに頼ることができ，マネジャー自身が支援され，権限を与えられ，部署やユニットの指導についてうまくやれていると感じられる環境を作り出す必要がある．リーダーシップはマネジメントではなく，今日において変化しているヘルスケアモデルの市場，協力関係，および補償手段のもとで，それぞれのユニットのマネジャーと一緒になってリーダーが成功を促していく必要がある．リーダーは，環境の変化〔たとえば，ICD-10 の実施にともなう病院課金コーダー（訳注：カルテの病名を国際疾病分類に沿って分類する専門職）に対する要求〕，様式の変更（たとえば，電子医療記録への新技術のインターフェース），そしてビジネスのすべての面での作業効率の向上（たとえば，部署間でバックオフィスサービスを共有するなど）を予見する必要がある．今日のリーダーは，絶え間なく変化する医療環境において効果的なマネジャーを育成し，リードするために，ハードスキル（プロジェクト管理，説明責任，意思決定）とソフトスキル（モチベーション，コーチング，エンパワリング，支援）を必要とする．

すべてのリーダーが，マネジャーを効果的に管理する能力やコンピテンシーをもっているわけではない．医学部の教員やリーダーは，多くの場合，輪の中の多くの特性を兼ね備えており，開発とサポートによって，業務をリードするうえで不可欠な，輪の中のあらゆる領域で効果的になることができる．高等教育と医療環境は，より効率的な運用と測定基準のためにプレッシャーを作り出している．人々が働きたいと思うマネジャーがいるユニットを構築しよう．そうすれば，組織全体の成功水準が高まる．

引用文献

1) Townsend J. Townsend leadership for success: how leaders can live in truth. http://drtownsend.com/leaders-can-live-truth/. Accessed January 12, 2015.
2) Merriam-Webster Dictionary. Merriam-Webster Incorporated, 2015 http://www.merriam-webster.com/dictionary/accountability. Accessed March 8, 2015.
3) Feser C, Mayoi F, SriniVasan R. Decoding leadership: what really matters. McKinsey Quarterly. 2014;3-4.
4) Management Study Guide Team. Components of performance management system. http://www.managementstudyguide.com/components-of-performance-management-system.htm. Accessed February 22, 2015.

参考文献

1) Andrews A. The traveler's gift. Nashville: Nelson Books; 2002.
2) Collins JC. Good to great and the social sectors. Boulder: J. Collins; 2006.
3) Useem M. The go point. New York: Crown Business; 2006.

F. John Case は，現在，ジョージア州アトランタのモアハウス医科大学のオペレーション部門担当シニアバイスプレジデントおよび CFO である．同氏は，アクロン大学，クリーブランドクリニック，ノースカロライナ大学チャペルヒル校でも同様の立場の役職にあった．

12

プロフェッショナリズムと
プロフェッショナルの責任を推進しよう

Promoting Professionalism and Professional Accountability

12.1 はじめに

　献身的なリーダーシップ，効果的な計画とチームワーク，そして信頼可能な履行，ということが，ヘルスケア・イニシアチブ，臨床的な成果および，研究面での試みがうまくいくための主要な構成要素である．プロとしてのふるまいがうまくいかない（ラプス），すなわち攻撃的，受動‒攻撃的もしくは消極的な振る舞いというのは（図 12.1），どのようなレベルであれチームワーク，安全，および成果にとって害になるかもしれない．それゆえ，ヘルスケアのリーダーは，ラプスを認識したり，プロとしてのパフォーマンスにおける不必要なばらつきの指標を取り扱ったりするために，具体的かつエビデンスに基づいた計画と手段を必要とする．プロフェッショナリズムは（個人および集団による統制という，プロフェッショナリズムの中核的な教義も含め）不必要なパフォーマンス面でのばらつきを認識し取り扱うための基礎となるものである[1)2)]．本章では，個人および集団による統制を，あるアカデミック・メディカルセンター（academic medical center：AMC，訳注：日本でいう臨床研修病院）に加入し，医学および手技おのおのの専門領域において統合的な臨床ケアセンター（Center）をつくるよう紹介された仮想の指導者メンバーに，どのように適用するかについて議論する．その AMC は臨床ケアセンターに対しては，分節化を減らし包括的（一度にあらゆることに対応できる）患者ケアを増やすこと，患者とスタッフの満足の向上，ケア費用を減らすこと，トランスレーショナルな研究（訳注：次世代の革新的な診断・治療法の開発につなげることを目的として行う，基礎研究から臨床現場への橋渡し研究）

アンプロフェッショナルな行動のスペクトラム

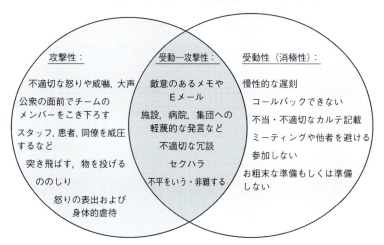

図 12.1　安全性と信頼性の文化を損なう行動のスペクトル
医師の破壊的行動のスペクトラムより引用．Swiggart WH, et al. A Plan for Identification, Treatment and Remediation of Disruptive Behaviors in Physicians. Frontiers of Health Services Management, Vol 25. Number 4, Summer 2009, p.4.

を援助すること，施設の歳入を増やすこと，および恒常的に秀でた成果をもたらすことを求めるものとする．架空のものであるが，このケースは，全米の複数のAMCから集められた複合したものを表す．本章の最終目標は，医療グループの同僚とAMC指導者による，プロフェッショナリズムと専門的責任が促進されるための，あるいは，これらに関連する行動パターンを示している同僚らの機能を十分に効果的に回復させる（つまり「救う」）ことについての，具体的な計画や信頼可能なプロセスを描出することにある．

12.2　架空のシナリオ

A医師は，大規模な都市部の営利目的の病院からあるAMCの臨床ケアセンターを設立するために募集された有名な外科医であった．そのAMCはリーダーシップの変更を

しており，A医師の上司は，部門の影響力，評判，収益を拡大するように命じられていた．彼女は臨床的および手技上のイノベーションの評判ゆえ，また，彼のMBAトレーニングも資産とみなしたため，A医師を採用した．A医師の面接では，「革新を重視する学術的共同体で働くことを楽しみにしている」と語った．A医師の採用とオリエンテーションでは，A医師が必要とするリソースに関するオープンで率直な対話が含まれ，交渉の結果には双方が満足した〔表12.1の概要は，募集の成功についての変化の可能性を高めうる（保証はしない），その他の要素を強調している[3]〕．A医師の配偶者はすぐに新しい場には移動しなかったが，彼は大きな期待を寄せ，家を購入し，臨床ケアセンター設立に着手した．

問題は，医療ケアセンター稼動後の最初の数カ月に現れ始め，以後2年間にわたって持続した．間もなく，期待されたよりもはるかに少数の医師しか，計画されていた事業計画以上に患者を紹介してはいないということが明らかになった．

さらに，最初の9カ月間に，センターのチームメンバーからのA医師に関する3件の苦情が，AMCのオンラインイベント報告システムを通じて提出された．ある人は，医療ケアセンターのスタッフ（特に手技支援スタッフ）は，スキルの不足のためにA医師が彼らを公然と批判していたため，A医師による手技の訓練を望んでいたことを示した．スーパーバイザーは，A医師は新しい看護師を批判する際には特に声高であり，複数の看護師に屈辱を与え，無常にも処置室から退去させたと報告した．

さらに，あるチームメンバーは，A医師の命令が時には結果に悪影響を及ぼす可能性のある方法でAMCの方針と矛盾すると訴えた．報告によると，A医師は，「看護師とスタッフが反対した時に，声を上げ，『不当なポリシーだ』と下品に嫌味な調子で語った」とのことだった．最後に，A医師の2年目の早い段階では，品質主任（Quality Chief）は，医療ケアセンターの最初の1年間の年間指標は国内のベンチマークと比較して低かったと報じた．

A医師があなたのAMCに募集された場合，あなたのいるAMCが彼（そして医療ケアセンター）の成功を助けるために何をするのだろうか，またあなたのタイムライン（計画）はどのようなものだろうか？

AMC のタスク

I. 採用：AMC の戦略計画と承認プロセスについて，医師の指導者と議論する：コンサルティングとコンサルタントの両方，つまり影響を受ける者からのインプットを求める．多数の支持を得る
II. 採用者との最初の連絡：症例の記録，患者データのリクエスト，州の免許証や医療スタッフの資格情報に対する障壁についての問い合わせ．重要な医療スタッフ，潜在的な紹介元を巻き込む，AMC の使命，ビジョン，価値観，期待などを概説する．候補者の期待を理解する．役割，目標，行動，評価指標を述べる．
III. サイト訪問：主要な医療，看護および行政指導者，他の医師およびチームパートナー，主要な潜在的競合相手に候補者を紹介する．施設ツアーを行う
IV. 期待を確認する：必要な機器，消耗品などを決定して入手する．候補者とチームメンバーの訓練を予定する．時間枠を設定する．候補者が教員マニュアル，細則，資格認定ポリシー，行動規範，およびその他の統治文書を有し，理解していることを確認する．コアメジャー（病院で提供されている医療の質を評価する指標），共通の患者満足度調査（Hospital Consumer Assessment of Healthcare Providers and Systems：HCAHPS），電子化された健康記録（Electronic Health Record：EHR），不適切な保険料支払い回収プログラム（Recovery Audit Contractor：RAC），価値に基づく医療（Value Based Practice：VBP），およびその他のプログラムでの役割について話し合う
V. コミュニティへの参入の歓迎：主要施設の役員と部長を紹介する．マーケティングを開始する．医師に相談して挨拶の行事を設ける
VI. パフォーマンス測定とモニタリングの実施：ポジティブさを共有し，説明責任のピラミッドを使用して，発生する懸念事項を日常的かつ確実に共有する．地方，地域，全国的な同等な立場のものによる比較について

候補者のタスク

I. AMC の歴史，文化について学ぶ：それがどのように地域社会で考慮されているか尋ねる．医療ケアセンターは脅威あるいは有益とみなされているか？
II. 期待，ニーズ，懸念を共有する：AMC が提案した目標と指標を慎重に検討する
III. AMC と地域医師に相談する：両方に医療ケアセンターが影響を及ぼすのを理解することを目指す．システムは変化に抵抗する可能性があるため，抵抗をモニタリングする
IV. スキルとスタッフのトレーニングの必要性を判断する：新しいプログラムに関連するものを特定する．トレーニングに必要なリソースを確立する
V. メンターを探す：AMC 内での政治的なものをナビゲートするためや，予期せぬ課題について交渉するのに役立つ
VI. 招待し，フィードバックを検討する：利用可能なすべてのリソースを使用して懸念に取り組み，結果を改善する

表 12.1　成功のための採用とオリエンテーション

12.3　プロジェクトバンドル

　提案された組織イニシアチブの成功には，多くの要因が影響する．本章では，人的要因について説明するが，医師の行動に関する懸念がシステムの問題を排除するわけではない．主にシステムの問題に焦点を当てているリーダーは，アンプロフェッショナルな行動の影響を見逃す可能性がある．個人の行動に焦点を当てることは，システム障害の影響を同様に不明瞭にする可能性がある．したがって，指導者は制度や人的貢献を評価し，問題に対処する行動を決定しなければならな

い[4)～9)]．「プロジェクトバンドル」の使用は，潜在的なシステム関連の障壁と行動上の課題の両方に焦点を当て，指摘するのに役立つ（表12.2)[4)5)]．

意味のある目標を達成する可能性は，AMCがプロジェクト開発を支援し，進捗を監視し，問題の早期発見を容易にする堅牢なインフラストラクチャを有する場合には改善される．指導者は，意図した成果の達成を損なう行動に確実に対処する意欲と能力を発揮しなければならない[6)]．表12.2は，AMCのリーダーおよび実施チームが，重要なプロジェクトにとって重要な要素である人，プロセス，およびシステムを評価する必要がある範囲を示している．

チーム/ユニット名		プロジェクト			日付
プロジェクトバンドル評価尺度[a]		A. 必要 (1点)	B. 開発中 (2点)	C. 強み (3点)	コメント
人材	リーダーシップ				
	プロジェクトチャンピオン				
	専門チーム				
プロセス	明確な組織の価値と目標				
	施行可能なポリシー				
	十分かつ適切なリソース				
	階層的介入のモデル				
システム	計測/監視ツール				
	信頼できるデータレビューのプロセス				
	マルチレベルプロフェッショナルトレーニング				
合計列		A =	B =	C =	プロジェクトスコアガイド
プロジェクトスコア（列合計 (A + B + C)）					>23：成功の可能性が高い
					19～23：さらなる開発が必要
					<19：失敗のリスクが高い

表12.2　プロジェクトバンドル

[a] Hickson GB, et al. Balancing systems and individual accountability in a safety culture. In: Berman S, ed. From Front Office to Front Line. 2nd ed. Oakbrook Terrace, IL: Joint Commission Resources; 2012:1-36, specifically 19-23

12.3.1 人材

 効果的な指導者は，組織のミッション，ビジョン，価値観に対するプロとしての説明責任を支え，促進するインフラ構造について，一貫して明示し，責任をモデル化し，実際に構築する．本ケーススタディでは，AMC は，行動/パフォーマンスの問題の指標をタイムリーに特定し，注意を払う計画を立てていた．A 医師のデータは，着任後比較的すぐに問題を示唆した．AMC の指導者および部署の同僚は，医療ケアセンターの問題に取り組むために個人的な勇気を得て，A 医師の行動に取り組み，必要な行動支援を提供した．本章の残りの部分では，どのようにこれを行ったかについて述べる．

12.3.2 プロセスとシステム

 問題が発生したり，目標達成が進んでいなかったりする場合，指導者は行動のために定義されたプロセスと信頼できるツールを必要とする（表 12.2）．AMC は，すべてのチームメンバーが AMC によって明確に示された使命，ビジョンおよび価値の確たる価値を共有している場合には，よりよく目標と行動を調整することができる．効果的な AMC 指導者は，システム，個人およびチームメンバーレベルでパフォーマンスの評価に対して，価値を恒常的に結びつける．医師の行動に対する期待に対処する方針が必要であり，それは，安全の文化を根底から覆すような規範や期待からの不必要な逸脱を示すような医師の回復を助けるための階層的介入とリソースのモデルである[4)5)]．

 責任をもつことを促進するための説明責任ピラミッド（図 12.2）[7)8)] を考慮しなければならない．これは，責任をもつことをいつのように最良に促進すればよいのかを，指導者が決断するための助けになるものである．すべてのレベルでの行動の基準は定義されており，他の資源を通じてより詳細に記述されている[10)11)]．たとえば，ピラミッドのあらゆるレベルで疑わしくみられる（意図的な，危険な，不道徳および/または違法の）言語道断な行為は，是正措置，懲戒処罰または法的措置の評価と検討のために直ちに言及されなければならない[4)7)8)12)]．対照的に，初めて専門家の行動が組織の価値観や方針と一貫していない（すなわち，アンプロフェッショナル）と報告され，うっかりの可能性がある場合は，より平等な方法でピラミッドの下の方でより軽く扱うことができる[4)5)7)13)]．

 まれにアンプロフェッショナルな行動が観察された場合には，一般にコーヒー

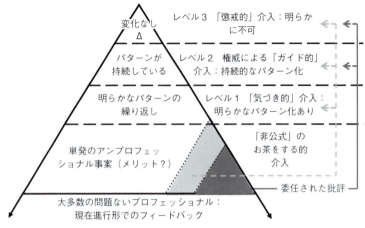

図12.2　プロフェッショナルの説明責任ピラミッドの推進

を飲みながらの会話で十分である[4)7)]．コーヒーを飲みながらの会話，すなわちお茶をしながらの会話によって，迅速かつ批判的ではないフィードバックを行い，観察されたものについての尊重を含んだ申告を行い，および非指示的な心配を表現することが可能となる[7)〜9)11)]．トーンは平等であり，あらゆる屈辱や恥ずかしさを最小限に抑えるように行われる．したがって，ほとんどの場合，会話には指導やコーチングは含まれない．A医師の施設長および副施設長は，AMCのリーダーシップ開発訓練プログラムの一環として，コーヒーを飲みながらの会話スキルの訓練を受け，訓練と実践を受けた（詳細は3章参照）．

ピラミッドのレベル1，「気づき的」介入には，データ，測定基準，信頼性の高い批評，およびAMCの専門家がデータを知る権利とそれを共有するための訓練の両方を要する．レベル1のフィードバックの目的は，受け手が自分で内省し，再発を避けられるように「気づき」をもたせることである．この介入がなされるのは，データがあらかじめ決められた閾値を超えた場合，リーダーシップが指令または懲戒矯正を行う必要が生じる前である．医師の70〜80%が患者や同僚の懸念を軽減することでこの介入レベルに対応していることが示唆されている[5)10)]．このプロセスは，プロフェッショナリズムと責任を促進するための包括的バンドルの一部として適用された場合には，臨床成果のばらつきを特定し，臨床転帰の有意義な改善をもたらす臨床的プロセスへの遵守を改善するためにも用いられている[14)15)]．

12.4　A 医師への適用

　第 3 のスタッフ/同僚が懸念事項を提出した後ほどなく，A 医師の副施設長が A 医師を訪問し，前の 2 つの報告についての簡単なやり取りを思い出させ，3 番目の報告を共有した．A 医師のデータを明らかにし，それによると，AMC の医療スタッフの 87% はスタッフからの懸念を報告されていない一方，A 医師は 3 つ以上の懸念を指摘されていて，全 AMC の医療スタッフの 2% に含まれるということであった．特定の報告書に関して，副施設長は，A 医師に，最良の実践と矛盾しているようなポリシーやプロトコルの変更を勧告したり，「私は，あなたの患者の安全と品質へのコミットメントを知っているから」この件に執着するのだと勧告したりした．A 医師は，彼のデータを同僚と比較して学べていないことについて驚き，うろたえた．彼は主な関心事は患者のケアと安全であるといいわけした．彼は苦情を，本人の振る舞いではなく，彼の命令に従うことを望まず，行動に従わなかった看護師とスタッフのせいだとした．彼はさらに，医師の権限を低下させるような形で長年にわたり医療が変化したと主張した．彼は訓練中に学んだスキルや，彼のキャリアの中で用いていたスキルによる変化をうまく起こすことができずに不満を抱いていた．長年にわたる代表的な医療グループのメンバーの多くは，ほとんどもしくはまったくこのような懸念とはかかわりなく，同じ環境内の同じまたは類似したスタッフと一緒に働いていたことに留意しつつ，副施設長は比較データに注意を戻した．

　副施設長は，さらなる報告のいかんによっては，それが構造化された矯正計画の必要性を引き起こす可能性があると指摘したが，「あなたとセンターが成功することを皆願っており，あなたのケースではそれは必要ないと確信しています」と述べつつ，AMC と部門の方針について説明した．A 医師はしばし黙り，配偶者の新しい場所への移動が遅れ，以前に感じたことよりも寂しさと孤独を感じるようになり，それらがおそらく「誤解」に寄与したと付け加えた．

　A 医師は，彼の行動および安全に関する医療ケアセンターの優先事項を損なうシステム問題に対処する方法への，同僚の認識を反映させることに賛成した．

12.5　さらなる支援が必要な場合

（アンプロフェッショナルな）パターンが存続したり，重大な行為が発生した場合，指導者は個人を「ガイド」するために積極的な役割を果たす必要がある（図12.2，レベル2）．その専門家がいまだ改善しない場合は，AMCの教員マニュアル，細則，契約書，人事方針，またはその他の運営文書に従ってなされる，レベル3の強制的/懲戒的措置が適応されるか検討される．しかし，レベル3が発生する前に，AMCのリーダーが明らかな欠点に対処し，同僚が完全かつ効果的な専門的機能を回復させるのに役立つリソースはどんなものがあるだろうか？

12.6　専門家のニーズに対応するためのリソース

表12.3に，身体的または精神的な病気，薬物乱用，重大な生活ストレス要因，技能不足，および/または実施管理の課題に起因する行動パターンが持続する専門家を支援するために必要とされるかもしれない潜在的なリソースを列挙する．ほとんどの州には医師の健康プログラム（physician health program：PHP）がある．PHPサービスはさまざまであるが，そのすべては，診断および/また医師のニー

- 360度の評価と継続的な監視
- コーチ
- 包括的（義務に合致する）評価プログラム
- 臨床実践または管理エキスパートとの相談
- 雇用者支援プログラム
- AMC内科医のウェルネスプログラム
- 総評議会事務局
- 医療記録のピアレビュー
- 身体的/精神的健康アセスメント
- プロフェッショナル開発コース
- QIオフィサー/リスクマネジャー
- 医師の行動の専門知識を有する入院または外来治療センター
- 逆シャドーイング：その領域の「エキスパート」をシャドーイングする
- 州立医師の健康プログラム
- 州医師健康プログラム連盟（www.fsphp.org）
- セラピストとカウンセラー
- 適用可能なその他のオプション

表12.3　介入のリソースの抜粋

[a] これらにより，医師の行動を診断および/または対処するための関連する専門知識および実績が示されていたはずである

ズに関することのための専門リソースを特定・提供するために存在する．第2に，AMCの総評議会事務局（office of general counsel：OGC）は，行動規範の草案策定，的確で公平なプロセス手続きの確立，その他のシステム全体の方針や議定書の作成を手助けすることができる．OGCのガイダンスは，費用のかかる手続き上の間違いを避けるのに役立つ．さらに，AMC雇用者援助プログラム（employee assistance program：EAP）やウェルネス委員会の中には，アンプロフェッショナルな行動を誘発する可能性のある医学的，心理的，精神的または状況的問題についての，教員/医師特有の支援を提示するものもある[16)17)]．EAPはまた，AMC外の効果的な紹介リソースを認識している可能性が高い．いくつかの委託先は，発症初期の認知症，診断されていない気分障害やパーソナリティー障害，難聴，燃え尽きやうつ病などの問題を特定する総合的な医師評価（職務に適したもの）を提供している[18)]．

　包括的な評価は，行動を変えることができない，または変えようとしないような専門家に対処するための，偏りのない評価および助言を提供する上で価値がある．アンプロフェッショナルな行動が特徴の外にあるか，または新しいパターンであると思われる場合，この評価は明瞭さを提供し，医師とAMCとの両方の不要な混乱を避けることができる．

　360度評価[19)]のような他のリソースは，スタッフの懸念を否定するか無視するような医師に対して，スタッフの懸念の程度やその影響を明確にするように設計されている．これらの評価は，迅速な評価の完了を可能にし，継続的なモニタリングをサポートするために繰り返されるべきである．他の医師は，臨床やチームのやりとりを観察し，実践可能なスキルに関するフィードバックをするコーチや有能なメンターから利益を得ることができる[4)7)19)]（15章参照）．プロフェッショナル開発コースやさまざまな居住・外来治療センターは，技能発達またはカウンセリングが必要と診断された医師にとって特に価値がある[20)〜27)]．教育的および治療的介入によって，中心的な問題に取り組むことができ，支援的な環境で新しいスキルや行動を教えることができる．組織の指導者は，介入プログラムの役員と，参加者の許可を得た後ではあるが，紹介の理由，期待の明確化，共通の疑問に取り組むことについて議論するための準備をすべきである（表12.4）．

1. 歴史/背景
    (a) 観察された行動の記述（関連する行動を示す文書またはEメールを含むかもしれない；共有についての制限を記載する）
    (b) 強制的または選択的な介入があったか？
    (c) 懸念される行動に関する事前の連絡があったか
    (d) 医療記録を含む関連データはどうか
    (e) タイムライン：過去・現在の作業記録/年次レビュー，人事の行動，管理者の行動
    (f) これは急性の問題か，または慢性の問題か？ いつ物事がうまくいかなくなり始めたか？
    (g) その機関の強みがニーズに合致するか？
2. 紹介の目的：しかし，専門家に評価，診断，勧告，治療をさせる
    (a) 評価のみ
    (b) 評価と治療
    (c) 完全実施への復帰，制限つきの実施，異動，終了
    (d) その他
3. 変化を評価するためのメトリック
    (a) 問題となっている医師とリーダーはどのようにして成功か失敗かを測定するのか
    (b) 任意の偶発事象（その医師がしなければならない/してはならない，その医師がもしする/しない場合）
    (c) 結果が達成されなければならない任意のタイムライン（予定されたタイムライン内で達成可能な変化；期待される治療期間と一致する）
4. リソース
    (a) その医師を誰/何が（地方，地域，国家）助けてくれるか
    (b) 誰が何に対して（対価を）支払うのか
    (c) なんらかの契約（FMLA，行政 LOA，医療 LOA）※ FMLA：Family and Medical Leave Act，家族医療休暇法，LOA：Level of Assurance，レベル保証
    (d) その他
5. 結果
    (a) 指導者が必要とする/望むフィードバックはどのようなものであり，それを提供できるか
    (b) 誰がどのような基準で勤務の適性を決定するか
    (c) 復帰作業協定が必要か
    (d) その他

表12.4 紹介された機関との潜在的なコミュニケーションの要素の抜粋

[a] 適切なリリースを入手する必要がある．ほとんどの紹介機関は，会話の恩恵を受けるだろう．コミュニケーションは口頭または書面で行うことができる．それぞれの状況は異なる．毎回，すべての要素が利用可能，必要，または適切であるとは限らない．機関は，紹介を行っている組織に提供できるフィードバックという点において制限がある場合がある

12.7 A 医師への適用

A 医師の認識への介入後，その後 9 カ月間は新たな苦情は報告されなかった．彼の看護師とのやり取りはかなり劇的に変化した．彼は叫んだりひどい皮肉を言ったりは

せず，会話はてきぱきしているが必要なものに対する表面的に丁寧な要求に限られた．手技を介助する新しい看護師は，彼が単に彼らの周りで働いていたので，疎外された．彼が口頭で伝えることが少なくなればなるほど，より緊張が生じ，ニアミスやミスが増えた．センターの看護師とその協力者は，疑問や懸念を募らせ，A 医師をますます怖がるようになった．センターの臨床上の心理的負担は増えた．

　ある日，特に複雑なケースで，A 医師は怒りで爆発し，部屋の向こう側に物体を投げつけた．幾人かのスタッフが，この「危険で恐ろしい，そしてアンプロフェッショナルな」出来事についての懸念を報告した．

　AMC が段階的介入ピラミッドを採用したことと一致して，A 医師は今や，権威的指導的介入に値すると認定された[8)9)28)]．そのため，A 医師の施設長と副施設長は，最新のスタッフの苦情，臨床データ，および本部の進行中専門的実践評価（ongoing professional practice evaluation：OPPE）ダッシュボードその他の要素を評価した．施設長はその後，A 医師と会い，データ，懸念，次のステップを共有した．

12.8　A 医師への適用

　A 医師の施設長は，彼の臨床能力と医療ケアセンターのスタートアップを価値あるものとして語り始めた．しかし，彼の行動，とりわけ最近の大騒ぎは，AMC の価値観と矛盾していたと続けた．彼女は，彼の行動はチームワークに影響し，臨床の成果と潜在的な紹介に影響を与えている可能性があると指摘した．彼女は A 医師に，彼が成功してほしいと望んでいること，そしてリーダーシップの役割が必要としているある種のプロフェッショナリズムを模索してほしいと話した．彼女はその目標を達成するために彼をサポートする用意があると付け加えた．彼女はデータを見直し，A 医師は「リーダーシップと相互作用のスキルが不足している」と判断したと述べ，「あなたの行動が他の人にどのように影響するかを，あなたが常に認識しているとは限りません」と続けた．彼女は AMC 学部長と法的評議会に相談し，小グループ学習，技能訓練，多面的な介入前後の複数回の自己評価や省察の訓練および，短期および長期のフォローアップに特徴

づけられるような，医師のための治療的コースに A 医師が参加するよう指導するという結論に至ったことを告げた．彼女は自発的に一連の 360 度評価に提出するよう，また，AMC が費用を分担すると伝えた．A 医師は，助けが必要だと完全には確信していないと答えたが，施設長が紹介の理由をコースディレクターと話し合うことを可能にする合意書に署名した．A 医師は登録のための電話で，コースディレクターに対して「私はプログラムを始めるために雇われました．そして，今は困っています」と語った．

　A 医師はなぜ「困った」のか？　彼の行動が他者にどのような影響を与えたのか，感情的知性や洞察が欠けていたのか？　あるいは，彼は衝突に際して交渉し，効果的に問題を解決し，あるいはサポートスタッフを導くための必要なスキルが不足していたからか？　彼の施設長は，彼の行動とその影響に関する以前のフィードバックに従わない，あるいは行動できないと判断した．施設長が彼に指示したコースは，行動障害を取り上げ，選択された対人関係のスキルを教え，人格特性を扱い，彼の家族の背景と親のメッセージが彼にどのように影響を与えたのかの発見を促した．たとえば，コースの前後に行われた一連の演習を通して，A 医師は，感情が過小評価され，実績が最優先で，衝突の健全な解決がほとんどなされなかった家庭で育ったことを実感した．彼の医学部での訓練は，結果としての完璧主義を強化した．コース終了後に職場に戻ると，彼はエグゼクティブ・リーダーシップ・コーチのアシスタントを要請した．彼は，今後 2 年間は 6 カ月ごとに 360 度のフィードバックでモニタリングされ続けることに同意した．

12.9　追　伸

　A 医師は最近，センターのディレクターとして 5 年目を終えた．センターは確かな紹介基盤と優れたコミュニティからの評判を得た．A 医師のコーチは定期的なシャドーイングと，360 度の評価結果を着実に改善し，特定のチーム構築に関するスキルを推進するための定期的な批評を行っていた．その結果，A 医師は他の医師，センターの同僚，患者との関係形成に不可欠なスキルを学んだ．これらの関係は，センターの研究，平均よりも優れた臨床指標，オンラインの患者による肯定的な評価に関する，建設的な

広報によってさらに強化された．さらに A 医師は，センターのスタッフ全員のために「コーヒーを飲みながらの会話」トレーニング[4)7)] に関して出資・後援し，これらを通じて，聞き取り，共感，メッセージへの賞賛，そして慎重な対応による建設的なフィードバックに彼自身がどのように反応ができるかをモデリングしようとした．過去 18 カ月間のスタッフ配置は安定しており，退職や異動だけという最小限の入れ替わりに抑えられていた．この間，スタッフからの苦情は報告されなかった．

　数カ月後，A 医師は，いくつかのスタッフの懸念や有害事象に関連していた中途キャリアの医師の教員と一緒に座っている．A 医師の施設長は，このような会話を含む AMC の訓練を完了することを推奨していた．彼は自身の過去を覚えている．彼は懸念を明確かつ慎重に分かち合い，同僚の質問と挑戦に答える．同僚は A 医師の期待を尋ね，A 医師は，同僚が苦情を振り返り，イベントレポートに記載されている問題ある行動がどのように回避されることができたかを検討するよう提案している．同僚は，何をすべきか知りたいと思っている．A 医師は新しいスキルをどのように獲得したのかを自身の経験と結びつけ始めたが，同僚の状況の要素が彼のものとは異なるため，その代わりに，潜在的なリソースの幅広いリストを共有し，これらの何であれ，同僚にも役立つと感じてもらえるだろうと思っていることを告げた．

12.10　結論：リーダーシップのレッスン

　プロフェッショナリズムと専門的な説明責任を促進するために，この一般的なアプローチは機能しているか？　経験によれば，ハイリスクなプロフェッショナルを特定することができ[28)～30)]，フィードバックを受けリソースを必要とした者の 70% 以上は改善するようだ[10)]．確かに，指導的介入を受けている専門家はより多くの課題を提起するが，彼らがポジティブに応答するのもしばしば見られることである[20)23)]．

　最終的に，責任をもつことを促進するには，システムと個人の両方のパフォーマンスの問題に対処する意思がある指導者（および同僚）が必要である．そのようなコミットメントは，すべての AMC の教職員が次に示すようなツールを使用して武装している時に，一貫して実現される．

- 懸念を共有するための個人的な勇気を，一貫した包括的な計画でもって強化する
- 同僚，患者/家族，および専門職の同僚に懸念に関する報告を促す
- チームワーク，安全性，品質への脅威を示す指標とメトリクスを提供する
- 規範からの不必要な差異を示す個人やシステムに「気づき」をもたらす
- 序列，地位，または状況（例：実臨床，患者，サービス量など）が他と異なるという主張に関係なく，プロセスの例外または免除を許可しない
- 卓越性を取り戻すために，階層的な介入を定義し，指導する
- 関連する社内外のリソースを有効に活用する
- 医師が職場にうまく復帰するのを助ける

引用文献

1) Arnold L. Assessing professional behavior: yesterday, today, and tomorrow. Acad Med. 2002;77(6):502-15.
2) Stern DT. Measuring Medical Professionalism. New York: Oxford University Press; 2006. 311 pp.
3) Ross WE, Huang KHC, Jones GH. Executive onboarding: Ensuring the success of the newly hired Department Chair. Acad Med. 2014;89(5):728-33. doi:10.1097/ACM.0000000000000214.
4) Hickson GB, Moore IN, Pichert JW, Benegas Jr M. Balancing systems and individual accountability in a safety culture. In: Berman S, editor. From front office to front line. 2nd ed. Joint Commission Resources: Oakbrook Terrace; 2012. p. 1-36, specifically 19-23.
5) Webb LE, Dmochowski RR, Moore IN, Pichert JW, Catron TF, Daniels TL, Troyer M, Martinez W, Cooper WO, Hickson GB. Addressing behaviors among team members that undermine a culture of safety and respect. Joint Commission J Qual Patient Saf. 2016, in press.
6) Reason JT. The human contribution. Burlington: Ashgate; 2008.
7) Hickson GB, Pichert JW, Webb LE, Gabbe SG. A complementary approach to promoting professionalism: identifying, measuring, and addressing unprofessional behaviors. Acad Med. 2007;82(11):1040-8.
8) Pichert JW, Moore IN, Karrass J, Jay JS, Westlake MW, Catron TF, Hickson GB. An intervention model that promotes professional accountability: peer messengers and patient/family complaints. Jt Comm J Qual Patient Saf. 2013;39(10):435-46.
9) Reiter CE, Hickson GB, Pichert JW. Addressing behavior and performance issues that threaten quality and patient safety: what your attorneys want you to know. Prog Pediatr Cardiol. 2012;33(1):37-45.
10) Pichert JW, Johns JA, Hickson GB. Professionalism in support of pediatric cardio-thoracic surgery: a case of a bright young surgeon. Prog Pediatr Cardio. 2011;32(2):89-96.
11) Hickson GB, Pichert JW. Identifying and addressing physicians at high risk for medical malpractice claims (Chapter 28). In: Youngberg B, editor. The patient safety handbook. 2nd

ed. Jones & Bartlett Learning: Burlington; 2012. p. 347-68.
12) Brown, M.E. Dealing with disruption. Florida Med Mag. 2011;Spring(Professionals Resources Network Insert):36-9.
13) Martinez W, Pichert JW, Cooper WO, Hickson GB.(Editorial). Programs for promoting professionalism: questions to guide next steps. Jt Comm J Qual Patient Saf. 2014;40(4):159-60.
14) Talbot TR, Johnson JG, Fergus C, Domenico JH, Schaffner W, Daniels TL, Wilson G, Slayton J, Feistritzer N, Hickson GB. Sustained improvement in hand hygiene adherence: utilizing shared accountability and financial incentives. Infect Control Hosp Epidemiol. 2013;34:1129-36.
15) Catron TF, Guillamondegui OD, Karrass J, Cooper WO, Martin BJ, Dmochowski RR, Pichert JW, Hickson GB. Patient complaints and adverse surgical outcomes. Am J Med Qual. 2015. pii: 1062860615584158.［Epub ahead of print］
16) Byrne DW, Goetzel RZ, McGown PW, Holmes MC, Beckowski MS, Tabrizi MJ, Kowlessar N, Yarbrough MI. Seven-year trends in employee health habits from a comprehensive workplace health promotion program at Vanderbilt University. J Occup Environ Med. 2011;53(12):1372-81.
17) Birdee GS, Byrne DW, McGown PW, Rothman RL, Rolando LA, Holmes MC, Yarbrough MI. Relationship between physical inactivity and health characteristics among participants in an employee-wellness program. J Occup Environ Med. 2013;55(5):514-9.
18) Finlayson AJ, Dietrich MS, Neufeld R, Roback H, Martin PR. Restoring professionalism: the physician fitness-for-duty evaluation. Gen Hosp Psychiatry. 2013;35(6):659-63.
19) Nurudeen SM, Kwakye G, Berry WR, Chaikof EL, Lillemoe KD, Millham F, et al. Can 360-degree reviews help surgeons? Evaluation of multisource feedback for surgeons in a multi-institutional quality improvement project. J Am Coll Surg. 2015. pii: S1072-7515(15)00455-X. doi:10.1016/j.jamcollsurg.2015.06.017.［Epub ahead of print］
20) Samenow CP, Worley LL, Neufeld R, Fishel T, Swiggart WH. Transformative learning in a professional development course aimed at addressing disruptive physician behavior: a composite case study. Acad Med. 2013;88(1):117-23.
21) Samenow CP, Swiggart W, Blackford J, Fishel T, Dodd D, Neufeld R, Spickard Jr A. A CME course aimed at addressing disruptive physician behavior. Physician Exec. 2008;34(1):32-40.
22) Spickard WA, Swiggart WH, Manley G, Samenow CP, Dodd DT. A continuing medical education approach to improve sexual boundaries of physicians. Bull Menning Clin. 2008;72(1 Winter):63-77.
23) Swiggart W, Spickard Jr A, Dodd DT. Lessons learned from a CME course in the proper prescribing of controlled drugs. Tenn Med. 2002;95(5):192-3.
24) Swiggart W, Starr K, Finlayson R, Spickard A. Sexual boundaries and physicians: overview and educational approach to the problem. Sex Addict Compulsivity. 2002;9:139-48.
25) Swiggart WH, Dewey CM, Hickson GB, Finlayson AJ, Spickard Jr WA. A plan for identification, treatment, and remediation of disruptive behaviors in physicians. Front Health Serv Manage. 2009;25(4):3-11.

26) Swiggart WH, Ghulyan MV, Dewey CM. Using standardized patients in continuing medical education courses on proper prescribing of controlled substances. Subst Abus. 2012;33(2):182-5.
27) Swiggart WH, Williams MV, Williams BW, Dewey CM, Ghulyan MV. Assessment of a physician's workplace behavior. Physician Leadersh J. 2014;1(2):28-33.
28) Moore IN, Pichert JW, Hickson GB, Federspiel CF, Blackford JU. Rethinking peer review: detecting and addressing medical malpractice claims risk. Vanderbilt Law Rev. 2006;59:1175-206.
29) Hickson GB, Federspiel CF, Pichert JW, Miller CS, Gauld-Jaeger J, Bost P. Patient complaints and malpractice risk. JAMA. 2002;287(12):2951-7.
30) Hickson GB, Federspiel CF, Blackford JU, Pichert JP, Gaska W, Merrigan MW, Miller CS. Patient complaints and malpractice risk in a regional healthcare center. South Med J. 2007;100:791-6.

William H. Swiggart は，テネシーのナッシュビルにあるヴァンダービルト大学付属メディカルセンターの Professional Health センターの副ディレクターであり，副ファウンダーでもあり，Department of Medicine のアシスタントである．資格を有するプロのカウンセラーであり，彼の業務は臨床医やその他の医療専門職にプロフェッショナルとしての開発コースを提供することで，教育とともに，医療におけるプロフェッショナリズムに関連したトレーニングを促進している．

James W. Pichert は，患者と専門職の擁護のためのヴァンダービルトセンターの副ファウンダーであり，ヴァンダービルト大学付属メディカルセンターの医学教育の教授であり，管理者である．教育心理学者として，James の業務はプロフェッショナリズムとプロフェッショナルとしての説明責任を促進するメトリクスと方略を同定することに向けられており，それらはヘルスケアの信頼性，安全性，質，リスクの予防などを支えるものである．

13
医療訴訟について学ぼう
Medical Legal Challenges

13.1　背景にある問題

　医師の教育は，患者の治療だけでなく研修医や医学生への教育を視野に入れたものも指し，複雑である．研修医の教育は特に米国卒後医学教育認定評議会（Accreditation Council for Graduate Medical Education：ACGME）にみられるようなそれぞれの専門分野の専門家によって作成されたガイドラインに沿ってなされており，「研修審査委員会」によって時折見直されている．そこには米国医科大学協会（American Association of Medical Colleges：AAMC）によって作成され，医学教育連絡委員会（Liaison Committee for Medical Education：LCME）によって管理されたガイドラインや推奨（recommendation）が存在する．さらにはメディケアおよびメディケアサービスセンター（Center for Medicare and Medicaid Services：CMS）によって作成され，強制力のあるメディケアおよびメディケイドの患者に提示された支払い請求の規定や規則も追加される．

　医師は医学生物学的な教育を受け，データを集積し，鑑別し，適宜治療するといった，演繹的推論を用いて患者を診断し治療するように訓練される．弁護士は法律や規則，過去の判決を使って帰納的な判断をし，依頼者に要求のあった，もしくは禁じられた行為に対するアドバイスをするように教え込まれる．時にはこうした推論の方法が衝突するものであり，特に医師が「正しい」と信じて行ったことが，弁護士からすれば法的に問題があると判断されることがある．

　すべての医療は医療施設認定合同機構（Joint Commission）（あるいはその他の認定団体）によって認可された方針や行為が明文化されており，最適な結果に至るようにされている．原則として医療者がその医療機関（または適切な州または連邦規則）で記された方針に従わなければ予期せぬ出来事が起こったとしても，

その後に生じた訴えから守ることは難しい．

標準治療（standard of care：SOC）の概念は多くの医療過誤訴訟を通じて生じたものである．SOC は次のように定義されうる：

> …合理的な人間が環境において行使する用心深さ，注意，警戒，賢明さ…
> 標準に満たない場合は過失であり，そこから生じるいかなる損害をも被害者は訴訟で請求することができる（The Free Legal Dictionary）．[1]

法廷で勝つために，原告は，医療者が標準治療（SOC）を「下回る」治療を行ったことでの「過失」があり，かつその損害，被害がその過失によってもたらされていることの両方を証明しなければならない．医学の知識は絶えず進み，変化した医療は，証明された科学だけでなく医療者の判断を含むので，「標準治療」を決定的に説明する資料がない．このため裁判における「標準治療」とは，その事例の起こった時点で，被告人と類似分野の専門家が示す，受けいれられる医療行為を示すことになる．

医療訴訟の章のケース：MA さんは 62 歳の白人女性である．1996 年の 9 月，彼女が 52 歳の時にかかりつけ医が Prempro（エストロゲン・プロゲステロン合剤）を開始した．MA さんは体重が 54 kg（120 ポンド）で骨粗鬆症の家族歴があることから骨密度の低下を抑えるために，この薬剤が処方された．2002 年 3 月のマンモグラフィで左乳房に悪性を疑わせる陰影がみられた．針生検で腺癌の診断を受け，乳房から 2 cm 離した部分切除が行われ，腋窩リンパ節転移は認められなかった．彼女は引き続き放射線と化学療法を受けた．再発はなかった．MA さんは乳がんサポートグループに参加した．

2003 年の看護師健康調査（Nurse's Health Study：NHS）において 5 年以上の Prempro を服用した患者が乳がん発症のリスクが（プラセボ群と比べて）80％高かった結果を耳にした[2]．彼女は自身の乳がんが Prempro によって引き起こされたのではないかと心配になり弁護士に医療過誤の可否を相談した．

弁護士は彼女の例を以下のように説明した．
1. Prempro を骨粗鬆予防に処方することは MA さんが受けた当時は標準治療であった

2. NHS は Prempro と乳がんの相関を示したにすぎず,「原因と結果」を証明したものではない

弁護士は彼女に次の2つの理由をもとにMAさんの主治医が処方したPremproが乳がんの原因になったという医療過誤訴訟で勝ち目はないことを示唆した.
1. 標準治療から逸脱したものではない.
2. Prempro と乳がんの因果関係がはっきりと示されていない.

13.2 患者ケアの状況

患者ケアの基本は「医師-患者」の信頼関係である.医師は患者に標準治療を行うことに疑問はない.患者も医師の勧める治療を考慮すること,かつ医療サービスに支払うことに同意する.患者は医師の勧める治療を受ける義務はない.第三者の支払い機関〔たとえば健康保険組合(Blue Cross)やメディケア〕は時に受ける治療に影響を与える(たとえば勧められた治療が保険でカバーされていなかったり,金銭的な理由で患者が諦めることになる).

13.2.1 同意

インフォームドコンセントは提示されたいかなる治療に対しても患者が同意するうえで必要である.医師はその他の選択肢を受けた場合の利益,リスクを含め起こりうることを,患者が理解できるように詳細に話をして,推奨する治療や手術を説明する責任がある.同意書にできるだけ起こりうる合併症を羅列すると,そのような合併症が起こった場合の訴訟になる機会を減らすことになる.

時に患者は自身や他者に危険を及ぼす病気にかかることがある.例えばエボラウィルスなどがそうで,それらの患者は伝染の可能性がなくなるまで隔離される.不安定な精神疾患では「不随意なコミットメント」(訳注:日本での措置入院)が,資格のある精神科医師により,患者の意思とは関係なく,州の法律において裁判所の審問が行われるまでの間行われることもある.

13.2.2　患者の判断能力

　患者の判断能力とは治療に対して理解して判断する能力を指す．一時的または永続的な判断能力喪失，認知機能障害，精神疾患などで，成人でも判断できなくなることがある．両親や法的に定められた代理人によって一般的に代理される少数の人々もいるが，いくつかの問題では（たとえば，避妊や妊娠，薬物中毒など）適切な州の法律によってその同意なしに治療されることがある．両親や代理人が間に合わない場合に医師が判断する資格が与えられていることもある．

　判断能力がなくなった時のために，多くの患者は家族や友人を治療の判断をするための事前指示する保証人（health care power of attorney：HCPOA）として選択するように決められている．事前指示がない患者の方針決定は，家族（州の法律で定められた）に委ねられる．州の法律や病院の理念で定められていたり，法的な保護者の立ち会いが必要になることもあるが，代理人がいない入院患者の治療は保健医療提供者（倫理的な見解を代弁できる者が含まれている）によって対応することになるかもしれない．

　判断能力のある患者は誰でも治療を拒否する権利をもち合わせており，病院を離れることが医学的に安全であると医療従事者が判断する前に，病院から離れることもできる．そうなると医師は患者に勧める治療をすることを説明する努力をしたこと，患者がその治療を拒否したことを詳細に文書に残さねばならない．多くの病院は患者が「医学的なアドバイスに反して（against medical advice）」病院から離れることを選択することができる理念や手続きをもち合わせている．

13.2.3　事前指示

　事前指示とは患者が将来受けることを希望する，または希望しない治療についての意思表示である．この問題は患者が年齢を重ねるとともに一般に生じ，さらに入院に際してメディケアが病院に治療方針を決めるように要求する．ある患者は少しでも永らえるように治療を希望するし，延命の可能性が低かったり，受け入れることのできる生活の質を保つほどに復帰できるまでには至る見込みが低いのであれば人工的な延命を望まない患者もいる．事前指示は口頭で，あるいは手書き文書で供される．

　「生前の意思」は事前指示の1つであり，「蘇生処置拒否」「挿管不要」指示が代表的な表現である（「治療拒否」の意味ではないことを医師は忘れてはならない）．

生前の意思はカルテの中で役立つ文書ではあるが不測の病気や事態には適応が難しい．

患者が主治医に口頭で意思表示したとしたら，医師はわかりやすくカルテに残すべきであるし，医師はその意思を尊重し，その指示を明確にしておく必要がある．時に患者はそうした会話のうえで「主治医は何をすべきかわかっている」と期待するが，患者に意思決定能力がなく，HCPOAや家族に判断を委ねる必要があるような不確実な事態も起こりうる．

13.3 医療過誤主張，保険，訴訟

医療過誤問題は米国のヘルスケアにおいてはありふれたものである．先に述べたように，正当な医療過誤主張は怠慢と危害の両方が必要である．言い換えれば，標準治療（SOC）を下回っていた医師の行為や過失が起こり，その結果患者は危害を被ることになる．米国の入院患者の2～6％が医学的な怠慢（negligence）によって予期せぬ不利な結果を招いていると見込まれているが，そのうち2％の患者が医療過誤訴訟に発展している．それは入院患者の約0.04％に匹敵する．実際にはその7倍程度までの訴訟が提訴されているが[3,4]，その理由はクリティカルな情報が医師から与えられなかったといった疑念，復讐のための要求（不幸に対し「誰かが支払いをするべきだと」いった）やかなりの経済的負担（障害をもつ子供の面倒をみるといった）など，ほかの理由で患者は医師を訴える[5]．

医療過誤裁判のリスクは専門分野によってさまざまである．内科の2％，小児科の4％，産科の6％，外科の8％に支払われている[6]．その他の医療過誤の支払いに関して関連があるのは（関連の高いものから順に），度重なる迷惑な（unsolicited）患者の苦言，高い生産性（相対評価単位：RVUs relative value unitsで算定），そして男性医師となる[7]*1．

保険会社は異なる補償限度（たとえば100万ドルまたは300万ドル，任意の1件の請求に対して100万ドル，保険年度のすべての請求に300万ドルなど）の医療過誤保険を提供している．上記に述べたように，訴訟をおこすリスクがさまざまなので，保険の保険料は専門分野で異なる．

---

*1 他の変数を変更するのは難しいもしくは不可能なので，医療訴訟のリスクを減らすべく苦情の多い医師を特定し，介入するために，ヴァンダービルト大学はPARS（患者アドボケイトによる報告システム：Patient Advocates Reporting System）と呼ばれる関係者による介入プログラムを開発した．

2つの異なる医療過誤保険がある．その保険契約の下での報告義務と同様に，医師がその診療行為をカバーしている保険契約のタイプを理解していることは大変重要である＊2．「事故発生」保険とは，問題が発生した日時が基本である．医療者がその保険の期間に報告したと仮定して，〔たとえば訴訟の前に不利な結果を報告して〕，後年になって提訴されても，保険年度内に行われた医療行為をしたうえで生じた悪い結果はどれも保障される．

「損害賠償請求」保険とは医師の保険がカバーしている間に生じた請求を補償するものである．補償期間後に生じた訴訟は，医師が「テール」保険（"tail" insurance）を購入しない限り補償されない．一般的には損害賠償請求保険は最初数年の間安価だが，将来的に高価になっていく．

リスク管理担当者は，医療事故（adverse outcome）が起こった時はいつでも通知することが重要であると強調している．もし訴訟に値するのであれば，この通知が迅速な調査や早急な解決に結びつく．リスク管理部門は事故がはっきりしているのであれば，患者に早急に連絡をとり，補償を申し出ることになる．

13.3.1 訴訟

医療過誤のプロセスは，病院の法的部署や医師の診療所に向けて，患者は訴えや苦情を出すことから始まる．医師の弁護士や病院のリスク管理チームが訴えに根拠がないと判断されれば，その訴えは却下され，患者は取り下げてもよいし，訴訟を起こすこともできる．いったん提訴されると，負傷した患者は「原告」になり，一方で病院，医師，看護師，その他職員は「被告」になる．医療過誤訴訟における調査と和解の段階は表 13.1 に要約した．

医療過誤訴訟の 85％は被告が勝訴している[8]ので，医師は裁判に勝つと信じているかもしれない．しかしこの数字は誤解を招きやすい，というのは医師や病院が，リスクが高いあるいは勝つ見込みがないと思うケースは一般的に和解をしているからだ．医療者（とその弁護士）は勝つ見込みがあるからこそ訴訟をする．

提訴されたかどうかにかかわらず，医師は 75,000 ドル以上の支払いがあった場合は全米医師データバンク（National Practitioner Data Bank：NPDP）に報告しなければならない．NPDP はまた医療機構に不利な行動（adverse medical board action）やメディケア不正請求，診療特権に不利な行動（adverse hospital privilege

---

＊2 医療過誤賠償責任保険ブログ．

段階	活動内容
初期調査	医師とそのスタッフは弁護士やリスクマネジャーと患者治療において何が起こったのかの確認作業を行う（すでにリスクマネジャーに報告されているかもしれない）
妥当性，利点，弁護可能性の決定	内部（必要に応じて外部）の専門家がその事例に目を通して，争うに値するか，利点があるか，弁護可能かを意見する
裁判なしの和解	もし患者の損傷が医療過誤であったり，その他の理由で弁護困難である場合には，裁判なしで和解することが申し出される．和解は概して最終的なものであり，過去と将来の費用が計上される
価値の評価	両者ともその事例の金銭的価値を割り出すために，詳細なコスト分析を準備する．損害は医療費，重大な被害を受けたことで要するライフケア計画の費用，収入の損失を含めて予想される将来のケアの費用が含まれる．慰謝料は患者の不快さや通常機能の損失を補うものであるが，州の法律で定められたものがあるかもしれない．司法において似通った案件での陪審員の評決や和解がもしわかるのであれば，裁判で予想される結果を定めるのに役立つ
調停／仲裁	関係者間に合意が得られなければ司法当局が調停または仲裁を要求するか，任意でそれらを行使することに同意することになる．調停では経験ある弁護士か元裁判官が両者の納得できるような和解を促す．仲裁とは実質的に「判決を下す」存在があり，裁判と同様に，双方がその決定に「納得」することに同意する
陪審裁判	もし上記で折り合いがなければ，裁判になり，双方が論証し，裁判官や陪審が判決を下す

表 13.1　医療過誤訴訟における調査と和解の段階

action）など，その他の情報も収集している．NPDPの情報は病院や，資格機構（licensing board），保険会社，将来の医師を雇用する者は入手可能であるが，一般大衆は入手できない．

　長きにわたって，ヘルスケアにおいて医療訴訟になりうるものへのアプローチの一般的な思想は，訴訟に勝てないという確証がない限り，責任を否定し，訴訟に対して弁護するといったものであり，その結果として高額の訴訟と時間の遅れがもたらされた．2001年にミシガン大学は，その医療施設が医療者の過ちを確信している時，「和解の申し出の公開開示」を含めた新たな公正と透明性の思想を広め始めた．この新たなアプローチは，提訴の数を減らし，その事例にかかわる時間を短縮し，弁護のための費用を減らし，諸経費を減らせることにつながった[9]．この思想は妥当な訴えを受け入れ，早急な解決に向ける試みとして，広く使われるようになった．

13.3.2 証言

　医療過誤の訴訟にあえば，医師は普通，原告である患者に行った医療に関して自身を弁護するべく証言をすることを求められる．自身が訴えられていない場合でさえ，患者の状態や，診療行為に関しての情報を提供する「事実の証人」として，患者のために医師は法廷で証言せねばならない．標準治療問題（SOC issue）や原告である患者の障害の程度を裁判所や陪審が見極めるうえでの参考になる専門知識をもち合わせているので，最終的に医師は原告や被告に，「鑑定人」として証言するように求められるかもしれない．これらのいずれの状況においても宣誓をしたうえで証言し，真実であり，正確であり，倫理的に適切な証言をする義務がある．

　一般的に医師の証言には，医師が，患者カルテに目を通し，HIPAA（訳注：Health Insurance Portability and Accountability Act：HIPAA，医療保険の相互運用性と説明責任に関する法律）で保護された情報の開示をする必要がある．いずれも患者の同意もしくは法廷の命令による承諾が必要である．医師は（患者の治療をする以外の目的では）患者のカルテに目を通す前あるいは，患者以外の者と患者の治療について協議をする前に，法律顧問と相談する必要がある．一般的に，医師は自身の医療過誤の証言をする場合を除いて，証言を準備し，当日証言するための時間に対して相応の料金を請求することができる．

　その個人を訴訟の証人として用いる意図がまったくなく訴訟に対して公平な評価を提供するためには，いずれかの組織に雇用された専門家は「証言することはできない」かもしれない．「証言のエキスパート」は，公判の証人として利用されることを認識されるのみではなく，裁判に先立って罷免されているかもしれない．供述書には両側についている弁護人とともに宣言の下で行われて，記録された宣誓書も含まれる．

　証言できる証人として資格を得るために，医師は，問題となっている被告と同様のあるいは似通った専門領域で診療を実践していなければならないし，被告が患者を治療していた期間と同じような時期に診療を行ったことが必要となる．一般的には，法廷は証人がその裁判において問題となっている条件や治療について特別な知識をもち合わせていることを納得する必要がある．その分野において教育・研究経験や出版物がある専門家が，医学部や研修医教育プログラムの指導教員から探し出されることがしばしばある．医師の専門家は公平であるべきで，理想としては，その医療機関における内部的な困難さや政治的な問題のために医療関係者の同僚が含まれる裁判で証言をすることに同意すべきではない．

医療過誤訴訟において，原告のために 1 人の医師が他の医師に対して不利な証言をすることに疑問をもつ医師もいるかもしれない．忘れてはならないのは，エラーは起こりうることであるし，もし医学がそれ自身を律していると公言するならば，その事例の両者に正直な証言をするような知識のある医師が必要になるということだ．しかしながら，医学部学生の教育に携わっている地域の医師に対し不利な証言をすることは，アカデミック・メディカルセンター（訳注：日本でいう臨床研修病院）に他の「政治的な」問題が生じることになるかもしれない．というのは，アカデミック・メディカルセンターは，患者の紹介や医学部学生や研修医の教育の協力について地域の医師に頼っている部分があるためである．そのため，学術的な医師は地域で教育している教員がかかわる裁判に，弁護する側ではない立場としての専門家になることを避けたいと望むかもしれない．

13.4　職場での法的な問題

　診療の実践は，連邦や州の規約のもとに管理されており，権利ではなく特権である．医師は医学部にいる間に国家試験に合格せねばならず，少なくとも 1 年間は資格のある監督の下で永久資格を得るにふさわしいと認められるように訓練される必要がある．多くの医師は 3 年以上の期間で研修とフェローシップを修了せねばならず，さらに医療の専門職としてふさわしいとされるべく試験に合格し，その他の必要条件を満たさねばならない．専門性などの認定条件が満たされない，薬物乱用，患者との不適切な関係，規律を乱す行動などの理由によって，医師は免許や認定を失うことがある．さらに加えて，標準以下の成果の医師は病院での診療特権も失うことになりかねない．不利な決定/判決は全米医師データバンク（NPDP：前出）に報告され，医療過誤支払いについても同機関は入手可能である．

　規律を乱したことで告訴された医師は，しばしば所属長を経て，合同委員会に定められたポリシーに従って調査される．もし，規律を乱した行動に対する訴えが実証されたら，組織は最初の段階として，内部で改善しようと試みるだろう．問題が続くようであれば，医師を評価し，介入を勧める外部機関に紹介されるかもしれない．もし医師がその診療特権や雇用に危険が及ぼされれば，弁護士に相談するだろう〔規律を乱す医師（disruptive physicians）の詳細は 12 章参照〕．

　医療の訓練環境における雇用は，政府や病院，大学の方針によって，複雑に規制されている．大学に雇用された医師は終身雇用や臨床雇用の任用を受けるかも

主たる管理機関	組織あるいは活動を含む	
米国保健福祉省	児童家庭局	administration for children and families
	（共同生活局）	Administration for Community Living
	医療研究品質庁	Agency for Healthcare Research and Quality (AHRQ)
	疾病管理予防センター	Center for disease Control and Prevention (CDC)
	メディケアおよびメディケイド・サービスセンター	Centers for Medicare and Medicaid Services (CMS)
	連邦認定保健センター	Federally Qualified Health Centers (FQHC)
	食品医薬品局	Food and Drug Administration (FDA)
	保健資源局	Health Resources and Services Administration (HRSA)
	インディアンヘルスサービス	Indian Health Service (IHS)
	薬物乱用・精神衛生サービス局	Substance Abuse and Mental Health Services Administration (SAMHSA)
	米国公衆衛生局	US Public Health Service
米国国防総省（訳注：いわゆるペンタゴン）	（現役および退役軍人個人）	Active duty and Retired Military Personnel
	軍事保健システム：国防厚生管理本部に健康管理を提供する	Military Health System: Provides healthcare to TRICARE Management Activity
米国退役軍人省	退役軍人病院	Veteran's Hospitals
	退役軍人外来病院	Veteran's Outpatient Clinics
	退役軍人共同生活センター	Veteran's Community Living Centers
米国司法省	麻薬取締局	Drug Enforcement Administration (DEA)
医療施設認定合同機構（またはその他の公認団体）	CMSは認定を受けることを条件としている	
米国卒後医学教育認定評議会（Accreditation Counsil for Graduate MedicalEducation：ACGME）	加盟：米国専門医認定機構，米国病院協会，米国医師会，米国医科大学協会，専門医学会協議会，米国整骨医協会	American Board of Medical Specialities (ABMS), American Hospital Association (AHA), American Medical Association (AMA), Association of American Medical Colleges (AAMC), Council of Medical Specialty Societies (CMSS), American Osteopathic Association (AOA)
米国教育省	医学教育連絡委員会	Liaison Committee on Medical Education (LCME)

表13.2 臨床診療を管理する主たる連邦管理機関

主たる規制機関	組織あるいは活動を含む
州保健福祉省	州の健康法の履行と執行
	連邦政府と共同で資金提供されたメディケイドの規制
	出来高払いを基本にしてメディケイド保険者に支給
	低所得者にメンタルヘルス，発達障害，薬物乱用サービスを提供
医師，看護師，薬剤師国家資格委員会	必要条件に適合した医療者にトレーニングや本免許を与える
	免許のための認定プログラムを管理する
	患者の不満を調査して妥当であれば制裁を加える
医療機関の管理部門	病院で働く権利（診療特権）とその証明
	雇用，年間見直し，懲戒処遇など含めた雇用のマネジメント
	ポリシーや手続きなど組織のマネジメント
	請求書と徴収
	医療過誤の保険の補償のマネジメント
事務局長または取締役会	組織のポリシーの制定と遵守
	戦略的なビジネスの決定と最終的な予算の決着に責任をとる

表 13.3　重要な州，地方，組織の規制や制度

しれない．教育担当の医師は患者のケアを行い，かつ研修医や医学生が行う医療行為を監督し，メディケアやメディケイドなど第三の支払い機関への文書や保険請求に準拠することを課せられる．医師は，給料，個人で稼いだ診療収入の何％か，および／または生産性ボーナスなどを基準に支払いを受けることになるだろう．教員は一般的に，患者の予後や，患者満足度，学習者の教育に対する評定，研究結果，該当するならば外的資金の確保などで評価される．学術的にさらに昇進するためには，教員は患者治療や，研究，教育，管理業務，あるいは地域活動において能力や優秀さを示すことを要求されることになるだろう．一般的に，昇進が期待通り実現されなかったことに異議を唱えたいと考えている教員のためには指定されたアピールの道が開かれており，弁護士はしばしばそのような問題について両方の側において関与している．

　教育プログラムや患者ケア事業を行ううえで多数の他の専門職や職員の枠がある．医師は通常その組織の政策に基づいて，職員を監督し，勤務評定や懲戒処分をする責任がある．監督者としての医師は，職場内の不平や，不利な雇用決定に対抗しようとする職員による外部からの法的措置に対して矢面に立つことにもなるだろう．

13.5　医療を実践するうえでの規制の背景

　米国の医療の実践および医学教育事業のガバナンスは多くの団体によって規制されている（表 13.2，表 13.3）．

引用文献

1) The Free Legal Dictionary by Farlex. http://legal-dictionary.thefreedictionary.com/standard+of+care
2) California Medical Association and California Hospital Association. Report of the medical insurance feasibility study. San Francisco: Sutter; 1997.
3) Brennan TA, Leape LL, Laird N, et al. Incidence of adverse events and negligence in hospitalized patients; Results of the Harvard Medical Practice Study. N Engl J Med. 1991;324:370-6.
4) Sloane FA, Mergenhagen PM, Burfield B, Bovbjerg RR, Hassan M. Medical malpractice experience of physicians: Predictable or haphazard? JAMA. 1989;262:3291-7.
5) Hickson GB, Clayton EW, Githens PB, Sloan FA. Factors that prompted families to file medical malpractice claims following perinatal injuries. JAMA. 1992;267:1359-63.
6) Hickson GB, Clayton EW, Entman SS, Miller CS, Githens PB, Whetten-Goldstein K, Sloan FA. Obstetricians' prior malpractice experience and patients' satisfaction with care. JAMA. 1994;272:1583-7.
7) Peters PG. Twenty years of evidence on the outcomes of malpractice claims. Clin Orthop Relat Res. 2009;467(2):352-7.
8) Boothman RC, Imhoff SJ, Campbell DA. Nurturing a culture of patient safety and achieving lower malpractice risk through disclosure: lessons learned and future directions. Front Health Serv Manage. 2012;28(3):1-17.
9) Chebowski RT, Kuller LH, Prentice RL, et al. Breast cancer after use of estrogen plus progestin in postmenopausal women. N Engl J Med. 2009;360:573.

Robert E Gwyther は，ノースカロライナ医科大学の家庭医療学講座の教授である．
B. Glenn George は，ノースカロライナ州チャペルヒルにある UNC ヘルスケアシステムの法律顧問かつ上級副部長である．

第 3 部

リーダーシップを身につける ストロングポイント

Leadership

- 14章　自分なりのリーダーシップの取り方を探そう
- 15章　コーチングとメンタリングの違いを知ろう
- 16章　上司をうまく動かそう
- 17章　政治的な賢さをもとう
- 18章　勇気をもとう
- 19章　変化を導こう
- 20章　戦略的に考えよう

14
自分なりのリーダーシップの取り方を探そう

The Leadership Stance

14.1 まず「これ」を考える：
　　 管理と指揮（リードすること）

　人々は多くの理由から，組織内において正式にリーダーシップの役割を志向している．ビジョンを生み出す上でより大きな影響力を望む人がいれば，組織をより大きなレベルの成功に導くことに影響力を望む人もいる．他の人たちは，政策と資源の決定に影響を及ぼすことを願うかもしれない．他の人にとって，過去の指導者のスタイルやミスによる疲弊が，文化に影響を及ぼすような，異なる雰囲気を設定する機会を望むように彼らに働きかけるのかもしれない．不快感が大きなきっかけになる可能性がある．どのような状況においても，正式な役割でリードする機会においては，管理上の責任が大きくなる．

　管理者の役割を引き受ける際には，マネジャーとしてのスキルが重要である．しかし，人々はよく「リーダー」であることと「マネジャー」であることを混同している．学術的な場面における共通の枠組みは，そのグループの部門長または議長をリーダーであると特定することである．学術的な場面の議長や学部長の集団を「リーダーシップチーム」と呼ぶことも一般的である．そのような呼び方は，マネジャーがもつ役割と責任を，リーダーのものと混同させる．それは，最初は単なる言葉だけのことのように思われるかもしれない．しかし，管理上のマネジャーだけでなく，管理されているグループも成功に導くためには，2つの重要な違いを取り上げる必要がある．

　まず，高等教育の状況や医学部教員の間で,「マネジャー」という表現はほとん

ど聞かれず，実際には侮辱と見なされるかもしれない．緋文字の「M」（訳注：マネジャーの頭文字）という文字を担うことによって，学者としての人生をあきらめることはないだろう．選択的にこれを行うということは，キャリアを語る際には日常的に敬遠されている．教員が管理職の役割を果たすために，自身の研究や教育，臨床研究を委ねる際，「リーダー」は「マネジャー」よりもはるかにステータスが高くなる．しかし，学部長，部長，学長，主任研究員，診療所長などの管理的役割を果たすには，相当数の管理責任を負う必要がある．したがって，「マネジャー」と「リーダー」の役割の違いを認識し，いつ両方を戦略的に使用するかを知ることが管理者の成功の基盤となる要素になる．

　最初の違いとして，マネジャーであるということは，その役割に必要とされる作業と成果を監督することである．マネジャーの役割は学術行政・管理においては不可欠である．この役割には正式な職務内容，正式な方針や手順を習得し，執行することができ，最終的にその職位が担当している仕事の達成を管理する手順が含まれる場合と，含まれない場合がある．特に他人のパフォーマンスに関する責任を負う必要のある仕事であった場合，管理業務は大変である．マネジャーの力と影響力には，結果を達成するためのリソース，確立された方針・手順・規則・規制の執行が含まれる．それは，権威をもつマネジャーの正式な立場に由来するものである．この役割に，実行すべき業務の達成を支援するための確立された組織的方法を付随する．指導を行う必要がある人々や見直しを行うパフォーマンス，割り当てられるリソースと予算，戦略についてのなすべき決定，構築または維持するためのパートナーシップ，情報を上げて満足させ続ける上司といったものに直面した際，マネジャーには，彼または彼女のために課された過度の責任を扱うためのツールが必要になる．

　2つ目の違いは，上述したマネジャーの責任に関する説明には，リーディングの概念，あるいはどのようにすれば効果的なリーダーになれるかという示唆が含まれていないことである．リーダーであることは，マネジャーとはまったく異なっている．マネジャーの役割は仕事を監督することだが，リーダーの役割は，与えられた状況の中でビジョンや目標を達成するための自発的なフォロワーを獲得することである．マネジャーは，公式の地位を利用して，その地位の下の部下たちに影響を及ぼす．その影響は，評価や報酬戦略（与えられているか除外されているか）の形式，仕事の割当ておよびその中の質あるいは望ましさ，さらには部署の全休的な調子および文化にも及ぶ．しかし，マネジャーが仕事を達成するた

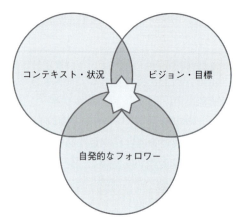

図 14.1　リーダーシップに関する交差する 3 つの輪

のツールだけに依存している場合，それは自身の有効性に大きな制限を課していることになる．マネジャーは，リーダーの役割の力を活用することもできるし，むしろそうするべきである．影響力のあるリーダーは，それぞれの三位一体の各部で，その機能を理解し，最大化する必要がある（図 14.1）．

14.2　自発的なフォロワーを獲得する

　リーダーは何よりもまず自発的なフォロワーを獲得しなければならない．多くの人がアイデアを共有したり，意見を出したり，意思決定をする能力をもっている．しかし，他者からの支援や同意がなければ，これらの努力は聞き流されてしまう可能性がある．

　フォロワーが自ら進んでリーダーを支持しようという分岐点までは「リーダー」の名前を獲得できない．フォロワーシップを強制するために命令コントロールを使用するという古くからの考え方は，銀行口座にパワーの蓄えがあるというようなものと似ている．リーダーは，自身の口座が空になり，フォロワーが疲れ果ててしまうまで，その口座から引き出しを行い，他人に自分の意思を強制することができる．われわれはコミットメントというより，むしろコンプライアンスで行動しているような，決して自発的ではないフォロワーの話を何度となく聞いたことがあるだろう．その「パワー口座」がいったん枯渇すると，解離が生じ，多くの形で，エンゲージメントの欠如，陰口やサボり，退職，あるいはすべての反抗

が顕在化する．真のリーダーは，正式な役割にかかわらず，自身の能力によって他者がフォローしたいと思うように人を引き付けることを目指している．

14.3　ビジョン・目標

次に，リーダーは効果的に伝達され，それをサポートするように他者を鼓舞する明確なビジョンや目標をもっている．リーダーは自身が信じる原因を打ち明かすだけでなく，その目標を達成するために必要な行動をモデル化し，体現する．たとえば，2001年9月11日の出来事の前，当時のニューヨーク市長であったRudolf Giulianiは高い支持率をもたず，主に政策執行者とみなされていた．しかし，9・11テロ事件以降，Giulianiは不確実性と悲しみの隙間に足を踏み入れ，地元および世界的に共鳴した都市の住民らに対し明確なビジョンを与えた．

> 「ニューヨークの明日がここにある．そして，われわれは再建を行い，われわれは以前よりも強くなるだろう…私は，ニューヨークの人々が，米国のその他の地域，そして世界の他の国々のその他の地域に対して，テロリズムが私たちを止めることができないということの範例となることを望んでいる」[1]．

9月11日以降，Giulianiの支持率は79％になり，12カ月前の36％の評価から上昇した．彼は2001年のTime誌のマン・オブ・ザ・イヤーである．テロの1年後，Giulianiは「リーダーシップ」というタイトルの新しい書籍を発表した．突然，Giulianiはリーダーシップの専門家になった．支援の盛り上がりによって，Giulianiは2008年に米国大統領に就任することを検討した．2007年にはトップランナーとして，彼はキャンペーンを開始し，彼の国のビジョンを共有しようとし始めた．人々は「普段の」Giuliani，すなわち政策執行者であり，規則に従う管理者でもある彼が再び現れるのを見かけるようになった．これらの戦略はマネジャーとしては効果的だったかもしれないが，大統領になる立候補にあたり，自発的なフォロワーを鼓舞しなかった．ニューハンプシャー州の初投票が2008年の1月に行われ，Giulianiは投票のわずか9％で4位に終わった．Giulianiは同月末までにレースから外れてしまった．

ビジョンを創造し，人々が積極的にサポートしたいと思う目標を確立すること

は，このプロセスの 1 つのステップにすぎない．意欲的な支持を維持するビジョンや目標をめぐる興味深いストーリーを作成することが 2 つ目の重要な要素である．そして，求められているものの本質を体現するリーダーをもつことが 3 つ目の重要な要素である．この点で，Giuliani はニューヨークとアメリカが聞く必要のあった重要なビジョンに声をあげたことによって，短い間成功をおさめた．しかし，効果的なストーリーを伝え，自身のビジョンを具現化することについては限界があり，リーダーシップの地位を維持できず立候補には失敗した．リーダーであるということはいつも動く標的のようなものであり，最初につかむことだけでなく長い間維持することも難しい．

14.4　コンテキスト・状況

　リーダーは，自身が置かれている特定の状況の中で，効果的に活動する方法を理解し，把握しなければいけない．このことについて考慮する別の方法は，リーダーが活動しているコンテキスト，状況，文化を見ることである．多くの要素が与えられた状況に影響する可能性がある．たとえば，病院や大学の管理スタイル，部署内での哲学，リーダーと一緒に働くあるいは周囲にいる人材，利用可能なリソースの量，タイミングと時間のプレッシャー，医学生の質と数，診療時間などが医学の例には含まれているかもしれない．特定の状況やコンテキストを明確に識別することで，フォロワーのニーズを満たす戦略を提供することができる．2008 年，Barak Obama 大統領は大統領選挙で，イラク戦争に常に反対しているというメッセージを非常に明確にした．彼は，米国人の過半数が米軍のイラク駐留に疲れていたことを理解し，自身のメッセージを工夫して具現化する際にその意識を用いた．彼はイリノイ州の国家上院議員としての時代に立ち返り，いつも戦争に反対した．この点は特筆すべきものであり，彼の支持を強めた 1 つの理由でもある．

　もう 1 つの例として，1987 年 3 月 4 日に Ronald Reagan 大統領がイラン・コントラ事件の真っただ中で国民に対処した事例を挙げよう．彼は，米国がイランに武器を売ったというニュースで国がずたずたになり，悩まされているという状況を認識した．Reagan は，国民の前に立つと，この状況に真正面から対応して，次のように述べた．

私はこの歴史的な事務所から多くの場面や多くのことについて話した．大統領の権力は，この大統領執務室にあるとしばしば考えられている．しかし，ここには残っていない．それはアメリカ人であるあなた自身とあなたの信頼次第である．あなたの信頼が大統領にリーダーシップの力と個人的な強さを与えるのだ．そして，それこそが今晩私があなたと話したいことである．

　過去3カ月間，私はイランに関する曝露について沈黙を保っていた．そして，あなたは次のように考えていたに違いない．「なぜ，彼は何が起こっているのか教えてくれないのか？　私たちがトラブルや悲劇に直面したときに彼が過去にしたように，なぜ彼はただ私たちにすぐに話さないのか？」と．他の人たちは，「ホワイトハウスで何を隠そうとしているのだろうか？」と思っていたことであろう．そう，私が今まであなたに話していなかった理由はこれだ．つまり，あなたは真実を受け取るに値するからだ．そして待っていることはイライラさせることであったので，途中で修正をしなければならざるをえず，さらなる疑念と混乱を招くような大雑把な報告や誤った陳述をあなたに行うのは不適切だと私は感じた．それでもう十分だ．私はあなたの信頼と確信の代わりに，沈黙という対価を支払った．しかし，私は皆さんと同様に完全な話を待たなければならなかった．だから私は，さまざまな調査のため何千もの書類を手に入れるために，特別顧問としてDavid Abshire大使を任命した．そして，私は自身のために一緒に真実を引出し，物事の深層から事実に達するために，Tower Boardという特別審査委員会を任命した．そして，今，その成果を出したのだ．

　私はしばしば楽観主義者であると非難されるが，委員会の報告書に何かよい報告を見つけるために，かなり辛い追跡をしなければならなかったのは事実である．ご存じの通り，それにはすぐ議論になるであろう批判がたくさん蓄積されている．しかし，私は次の一文を読んでとても安心した．「…委員会は，大統領が本当に完全な話が語られるのを聞きたいのだと確信している」．そして，他の調査が進む中で，あなたに対する私の約束は続いていく．

　Reaganは，これらの言葉を介して，フォロワーの信頼が必要であること，それが侵害されていることを認識し，彼はまたそれが容認できないと判断したことを表明し，彼がそれについて何をやろうとしたのかを伝えた．彼の誤りを告白し，アメリカが彼から聞く必要があった文脈を理解することにより，彼は自身のフォロワーに慕われた．1989年，ReaganはFranklin Roosevelt以来，大統領支持率の

最も高かったままホワイトハウスを去った.

　これまでのところ，本章の例は政治に由来している．この分野は，フォロワーシップの直接的な影を明確に示しているため利用された．もし政治家が十分に自発的なフォロワーを獲得できなければ，選出はされないだろう．さらに，政治家の任期中に事件が発生した場合，それは在任期間中の自身の影響力に大きく関係する可能性がある．このモデルを考えることで，アカデミック・メディカルセンター（訳注：日本でいう臨床研修病院）という設定におけるリーダーシップに対してリンクを引くことができる．つまり，フォロワーが問題であり，有言実行が重要であり，状況の理解が重要であり，効果的なストーリーの伝達が重要であり，そして政治も重要である，といったことが挙がる．しかし，高等教育や医学に特有のニュアンスも数多くある．以下はリーダーシップの探究についての話題である．読む際には，管理することとリードすることの特有の違いと，リーダーを作る上での中心的な要素，すなわち与えられた状況の中でビジョンや目標を達成することに向けて，自発的なフォロワーを獲得することを念頭に置いてほしい．

14.4.1　アカデミックリーダーシップの事例研究：バージニア大学初の女性学長である Teresa Sullivan

　2010 年，Teresa Sullivan は全員一致でバージニア大学の第 8 代の学長に選出され，その年の 8 月 1 日に事務所を引き継いだ．2012 年 6 月 8 日，Board of Visitors（BOV）の Helen Dragas 総長と Mark Kington 副総長は，Sullivan に対し，理事会が彼女を退職させることに賛成したことを通知した．続く 18 日間に起こったことは，管理と運営の紛争に付随する驚くべき話であり，最終的にはリーダーとフォロワーの関係の肝となる重要性とパワーに尽きる．

　彼女を退職させる投票の数日後，Sullivan は辞表を提出し，BOV はキャンパスコミュニティに発表した．Dragas 氏は，「理事会は，大学の可能性を最大限に再構築するための具体的かつ達成可能な戦略的計画を策定し，それを明確化し，実行することができる大胆な指導者の必要性を感じている．私たちは，自らの教育，研究,患者ケアを外部環境に現実的に適応させるために,大きな意欲をもったリーダーを必要としている」と述べた．BOV の要望と戦略は，Sullivan が過去 2 年間実施してきたものと一致していないようだった．この話を通じて，私たちはマネジメントとリーダーシップの両方の失敗を見ることができる．マネジメントの状況として，Sullivan に対しての明確な期待と結果に関して，BOV と Sullivan は同

じ考えをもっていなかった．これは基本的に人的資源に関するマネジメントの失敗である．BOV が期待していたことが明確に示されていなかったのか，もしくは BOV によって十分に強制されていなかったのだろう．一方，リーダーシップの失敗は両当事者間の関係の二分法に分類される．当初，双方向性のフォロワーシップであった Sullivan は，学長候補にノミネートされたので，BOV に喜んで従った．そして，BOV は Sullivan を新学長として喜んで支持していたが，すぐに関係性は損なわれた．もはや Sullivan は BOV が望んだことに従わなくなったのか，あるいは BOV は Sullivan が成し遂げようとしていたことに従わなくなった．ワシントンポスト紙によると，2012 年 5 月に提出された Sullivan の学術戦略計画は，BOV の決定の原動力となった可能性がある．私たちがこれから見ていくように，リーダーとフォロワーのダイナミズムは一方の当事者が他方に対してえこひいきするように陥ることがある．

BOV が Sullivan に辞表を求めた 3 日後の 2012 年 6 月 11 日から，発表がキャンパスに出た翌日，教員，スタッフ，そして（直後に）生徒たちが，学長としての Sullivan を圧倒的に支持し，BOV の決定に対して抵抗と反発運動のキャンペーンを開始した．これらのグループは，BOV が彼らのとった行動に関する迅速性と秘密性に怒っていた．彼らはまた，Sullivan のビジョンと大学の目標を強力に支持していた．BOV が 2012 年 6 月 10 日より以前に自発的なフォロワーを抱えていたとしても，それは急速に大多数のキャンパスで失われてしまった．一方，BOV の行動に関する情報が知られるようになるにつれ，Sullivan は日や週を重ねるごとにますます多くのフォロワーを獲得した．6 月 13 日までに Sullivan を復職させるためのオンライン請願書は 5,200 を超える署名を集めた．

6 月 16 日，米国大学教授協会（American Association of University Professors：AAUP）と同様に Sullivan の復職申請に大きくかかわっていた同窓会が以下のような声明を発表した．「私たちは，上院理事会において，Sullivan 学長の適正な手続きとバージニア大学教員の正当な利益が理事会の突然の訴訟で無視されたことにうんざりしている．われわれは，理事会にその決定を再検討するよう呼びかけている」．来る日に大手資金援助者が資金の引き揚げを発表したが，大学の教授の上院は BOV に「信頼できない」という決議を下し，BOV の学生代表は委員会により高い透明性を要求した．6 月 18 日，Dragas 氏は次のように述べている．「この問題における私たちの行動は，大学と学生，教職員，卒業生の最善の利益と長期的利益にあると確信しているが，われわれは痛みや怒り，さらにバージニア大

学というわれわれの家族の中で多くの人々に引き起こした混乱に対して，心からの後悔を表明したいと思う」．拡大する反発に直面した際，理事会は自らの決定を棄却しないと思われた．

　上述した Dragas の声明はフォロワーのニーズを理解するにあたり，洞察力の欠如を示している．これは，Reagan がイランのコントラ事件の際に取った戦術のまさに反対であった．Reagan は自身の失敗を認め，改善のための具体的な行動を指摘した．それとは対照的に，Dragas の発表は自己防衛的な声明で始まる（「この問題における私たちの行動は，大学の最善の利益と長期的な利益にあると確信している…」）．この言動は，すでに防衛的な姿勢でスタートしたので，それに続く（「…われわれは痛みや怒り，さらにバージニア大学というわれわれの家族の中で多くの人々に引き起こした混乱に対して，心からの後悔を表明したいと思う」）において，フォロワーを取り戻すという自身の試みを弱体化させている．

　反発が続いたために，バージニア大学の Darden School 財団理事会の委員長を辞任した Peter Kiernan に続いて，Mark Kington 副総長が辞任した．BOV はより高いレベルの権威でフォロワーシップを失いつつあり，同様に Dragas は勢いを増す外部からの辞任の圧力も受けていた．しかしながら，Dragas は変化する状況に対して自身の戦略を調整せず，6 月 21 日に以下のような声明を出した．「バージニア大学の学生の経験は浅い一方，私たちの教員は毎日ダイナミックに新しい知識を生み出している．Jefferson によって設立されたこの大学には永続的で不思議な力があるが，結論として高等教育における漸進的な意思決定の時代は終わったか，終わりを迎えるはずだ」．同日，Marcus Martin は，Sullivan の学長としての復権を明白に支持した最初のバージニア大学の副学長となった．6 月 22 日，バージニア州知事である Robert McDonnell は，BOV がこの問題に関する最終的な人事決定をするのに 1 週間の猶予があり，理事会全体の辞任を要求すると発表した．

　Sullivan のフォロワー基盤が草の根的に金融，政治，メディア市場まで拡大するにつれ，支持の盛り上がりが頂点に近づいていた．6 月 25 日，大学のほぼ全域をカバーする 9 つの基金が Sullivan の復職に関する要求書を BOV に書いた．6 月 26 日，BOV は全員一致で Sullivan を復活させることに賛成した．また，BOV は Dragas が総長としての自身の役割を維持することに満場一致で賛成した．6 月 29 日，ついに Robert McDonnell 知事が以下のような発表を行った．「バージニア大学の最初の女性学長の辞表要求を取り巻く透明性とコミュニケーションの欠如を見て失望したのと同様に，私は最初の女性総長が最近の批判の唯一の標的になっ

ていることを懸念している」．

　この問題の真実は決して政治的な姿勢から分離することはできない．しかし，Sullivan と Dragas の両者は仕事を続けており，少なくとも大学の環境の中では，何らかの形で職場での関係性を維持することができた．どのようにして彼らはそのような試練の中で，生き残ることができたのだろうか．

　Sullivan は明確なビジョンを維持し，達成を目指して仕事を続けたいという願望を明確に示し，彼女自身が有利になるような非常に数多くの支持を得ることができた．教員，スタッフ，学生，資金提供者は，それぞれ Sullivan に強力なフォロワーシップを提供した．これらの各グループは，願望のために立ち上がり，お互いに溢れ出てきた勢いで支援の流れを生み出して，それが卒業生や大規模なコミュニティにも広がり，重要なリーダーシップを発揮した．

　Dragas はどのようにこの論争の中で自身の立場を維持することができたのであろうか？　少なくとも紙面上においては，彼女は自身の最も重要な意思決定者である知事の自発的なフォロワーシップを維持しているように見える．一部の人々は，自身が指示を出す人よりも彼らの上にある人との関係性を管理して，それを構築している．

14.4.2　医学におけるリーダーシップの事例研究：Jennifer

　Jennifer は自身の大学と教育病院において尊敬されている教員の1人である．彼女は自身の専門分野に対して献身的な姿勢を示し，研究と教育に関しても際立った成功を維持している．また，彼女は熱心な指導者でもあり，若手医師や研修医のキャリア形成を支援している．彼女は自身の周りの人により多くの時間と注意を払うことに喜びを感じていて，他の人の支援のために追加的に時間を費やしている．昨年，彼女の部署の部長が Jennifer を外来診療の診療部長として任命した．診療所は機能が高く，拡張しようとしていた．Jennifer は自身のキャリアの次のステップを踏み出す準備が整っていたので，新しい挑戦に興奮した．この時点までそのような成功に関する強い実績をもっていることによって，彼女はこの新しい役割において確実に恩恵を受けることになると思われた．

　Jennifer は診療部長として最初の年の大半で苦労した．新たに生じた多くの責任，特に管理者としての彼女の時間に関する要求は彼女を驚かせた．彼女は診療所での全員の役割を理解し，それぞれの仕事の様相を知るのに過剰な時間を費やしていた．彼女は日常的に看護師やスタッフと一緒に座っているように見え，彼

らの仕事をよりよく理解しようとしていた．Jennifer は数え切れないほどの会議に出席していることに気づき，しばしば予算や診療スペースの議論に参っていると感じていた．彼女は自分には答えられないと感じる質問のため，日常的に廊下で立ち止まることもあった．彼女のメールボックスはいっぱいになり，いくら頑張ってもそれに追いつくことができなかった．それでも，Jennifer は臨床管理チームの支援に精を出し続けた．しかしながら，彼女のスタッフや看護師に対する献身は報われていないようであった．

　まもなく診療チームからの E メールによる苦情が部長の受信箱を埋めつくすようになった．診療所で週に1日勤務していた Jennifer の同僚は彼女を脇に連れ出し，彼女が失敗していること，変化することが必要であり，さもないと部長が介入するだろうということを伝えた．Jennifer は士気が失われていることを知ってはいたが，どうして彼女が失敗したのかということについて理解することができなかった．彼女は常に成功し，他の人，特に彼女が指導した職位の人と仲良くやっていくことに熟練していた．今回は何が違ったのだろうか．

　Jennifer の気づいていないことは，新しく正式な役職に就いたリーダー達にとっての共通のピットフォールである．つまり，診療部長の役割を引き受けた Jennifer の自然な傾向は，過去に彼女が成功したのと同じ技術と方法を利用して，それをこの状況に適用するということであった．彼女は指導して教えるのが好きなので，診療所の各役割をよりよく理解してから，スタッフと看護師を指導しようとした．しかし，スタッフや看護師は，若手医師や研修医ではない．彼らに役立つ方法は，彼女にとっての典型的な学習者らが望んでいるものとはまったく異なる．しかも，Jennifer の焦点は間違ったところにあった．従業員の役割を学ぶのに彼女が多大な時間を費やすことによって，彼女は幅広く診療所全体を監督するという全体像に焦点を当てていなかった．Jennifer は新しい役割の特定の側面について居心地が悪かったので，彼女は過去に自信をもって成功した戦略を使って自分自身に注力した．

　本章の前半で説明したリーダーシップの言語を用いるならば，Jennifer はコンテキストの変化に適応しないことによってつまずいたのである．つまり，彼女は以前診療していた状況とは異なる診療所内のニーズを見ていなかった．そして，この状況で新しい状況，さらにこの状況のこのチームのニーズに適応しなかったことで，彼女は自発的なフォロワーを獲得することができなかった．さらには，従業員の役割と責任に重点を置いているため，診療所の明確なビジョンや目標を設定していなかった．チームは彼女の期待に沿っていたのか明確ではなかったが，

むしろマイクロマネジメントをされていると感じていた．Jenniferの行動に対する彼らの認識は，Jenniferの意図した行動と同じではなかった．以下のようなことを行うことで，Jenniferはうまくいくであろう．(1) すでに高いレベルで行動し成長している診療所の文化とニーズという状況を明確に理解する，(2) 彼女自身の役割と責任を明らかにする，(3) 新しい役割の要件として欠けている部分を評価する，(4) 診療所の期待を管理しながら，それに応じて自身のスキルを磨く．

14.5　結論として：医学部教員への教訓

　リーダーが医学分野の世界で成功するためには，注意深く，自己認識力があり，レジリエンスがあり，先取り的に動き，いつリードするのか，いつ管理するのかについて明確にわかっている必要がある．リーダーシップに関して交差する輪（図14.1）を解決すべき課題とした場合，医学分野教員の最大のドライバーは，おそらく「状況・コンテキスト」の部分に関しての複雑性と課題にある．医療の複雑性，教育とメンタリング，診療時間，研究，学術的責任の集約は，他のビジネス部門にはない特有の課題をもたらす．他の章で論じられているように，コンフリクト，時間管理，多様性，倫理的ジレンマ，人事および教員の問題，ストレスと回復力，そして自分自身のキャリア願望などの多くの課題は，この文脈の煩雑さを高めるだけである．リーダーの仕事は，この世界の道案内を行って，変化する条件を認識して調整し，最大の使命を達成するために主要な構成員からの支援を得ることである．最大の使命とは，世界をより健康的でよりよい生活の場にし，次世代の医師がその道をリードすることである．

これが『真髄』です

- 管理すること（managing）とリードすること（leading）の明確な違いを理解しよう．状況や誰のフォロワーシップが必要なのかに基づいて，いつどの戦略を利用するのかを評価し始めよう．21世紀の労働環境では，「指揮‐命令系統」のスタイルは役に立たない
- 自発的なフォロワーを得るスキルを強化しよう．信頼関係の構築，期待の明確化，高い誠実さと公正さを維持して，他人の成功をサポートすることで信頼を築くことについて熟練しなさい．地位による権限のために盲目的に人々が従うことを期待するというのは短絡的であり，同僚や主要な意思決定者か

- らのフォロワーシップを無視することになる
- あなたがリードしている領域のビジョンと目標を理解しよう．明確でない場合は，さまざまな構成員に巧みに表現することができるようになるために，ビジョンと目標を創造，もしくは再創造しよう．さまざまな聞き手にメッセージを伝えることができないと，あなたの有効性が大きく損なわれる
- 自発的なフォロワーを適応させて獲得するために，あなたの環境条件（状況・コンテキスト）について気づきを高めよう．地雷を踏む前に地雷を見つける方がよいだろう

引用文献

1）Eric P. Mayor of the world. Time. December 31, 2001.
2）Quinnipiac University Poll. Quinnipiac University. October 24, 2001.
3）Election Center. Primary results for New Hampshire. CNN. January 9, 2008.
4）Address to the Nation on Iran-Contra. The Miller Center, for presidential scholarship, public policy, and political history. University of Virginia. March 4, 1987. http://millercenter.org/president/speeches/detail/3414.
5）PBS.org. The Iran-Contra affair. http://www.pbs.org/wgbh/americanexperience/features/general-article/reagan-iran/.
6）Adapted from the University of Virginia Magazine. Timeline: Teresa Sullivan's Resignation and Reinstatement. Fall 2012, p. 12–13.

参考文献

1）Kramer Leadership. http://www.kramerleadership.com/. Free Leadership Journal.
2）Center for Creative Leadership. http://www.ccl.org/Leadership/index.aspx
3）Harvard Business Review. https://hbr.org/Leadership Lessons from Dancing Guy by Derek Sivers. https://www.youtube.com/watch?v=fW8amMCVAJQ

Rob Kramer は，15年以上にわたりアカデミアに寄与し，学術，医学，管理的な面での幅広いリーダーたちに対してリーダーシップ開発とエグゼクティブコーチングを提供してきた．彼は30以上の単科大学や総合大学においてコンサルティングを行い，リーダーへのコーチングを行っている．

Anthony J Viera はノースカロライナ大学チャペルヒル校の准教授である．臨床的なケアや教育を提供することに加えて，MD-MPH プログラム，プライマリケアとポピュレーションヘルスに関する学士プログラム，高血圧研究プログラムをノースカロライナ大学において指揮している．

15
コーチングとメンタリングの違いを知ろう

Coaching and Mentoring

15.1　はじめに

　コーチングとメンタリングとは何か，そして，今日の複雑で学術的な医療分野にそれらをどうやって適用できるだろうか．本章の準備をすべく，キャリア発達を回顧することを勧めたい．何があなたの成功の要因となっただろうか？　成功した人々の多くは，知性と気力のような内的要因以上に，自らの発展に重要な影響を与えたメンターやコーチの名を少なくとも1人は挙げる．誰があなたに異なる考えをするよう求め，あなたを予期せぬ道へ進ませ，あなたの旅路をサポートしただろうか？　成長や発展の触媒として作用したものは何だったろうか？　本章では，アカデミック・メディカルセンター（訳注：日本でいう臨床研修病院）の環境における，メンタリングやコーチングの重要性の増大や，なぜ学生だけでなく同僚やその他の専門職でも同様にこの変化が重要かを扱う．そして，組織的な文脈においてコーチングやメンタリングが意味するものを探究し，あなたが誰かのメンターやコーチとなる時のためのいくつかの実践的なガイダンスがそれに続く．その意図は，プロフェッショナルとしての日常生活の中でこれらのフレームワークやツールを適用することについての自信を築くことである．コーチングがいかにより幅広いメンタリング関係をサポートしているかについて理解し，さらにこれらの「筋力」を鍛え積み重ね続けることの価値を認識してほしい．これらの技術に関する能力は，医療教育や患者ケア，チームワークに対してのほかに，ヘルスケア教育や配信のビジネスをサポートする際によい影響を与える．コーチング技術を用いる副次的な利益は，仕事以外の生活でのコミュニケーションまで

改善してくれることである．

15.2　医学教育におけるコーチングとメンタリング

　伝統的な医師教育は，徒弟制モデルに重きを置いていた．このモデルの教え子の発達は，競技のコーチングと似ている．コーチは専門家で，教え子がより技術を磨くために知識を使う．技術的な能力は重要で，コーチングは競争環境で実際にやってみて指導することに焦点を置いている．このアプローチは誰かが熟達が必要な技術を習得する助けになる点において非常に有効だが，医師はこの専門家志向アプローチに過剰に頼りすぎてしまう．専門家志向アプローチは長い期間パフォーマンスを最大化するのに十分ではない．技術的な熟練を超えて，この「専門家」のマインドセットは，個人として優れた意思決定者である医師を育成するために適しているが，仕事への個人的なアプローチを促進してしまう．
　一流の内分泌外科医であるMichael Yeh（UCLAの内分泌外科医プログラムのディレクター兼，UCLAメディカルセンター准教授）は，以下のように要約している．

> 「一部門の現実離れした状況で，仕事能力を向上させることは，1つの考え方に縛られた結果になることがある．伝統的な流れは『自分にフォーカス』してしまうことだ．医師は，患者や組織，コミュニティにもたらすことができる価値について，より広い価値観をもつことが必要だ．このより広い視点にはマインドセットの変化が必要だ．『わたしは外科医である』から『私は乳がんを乗り切るのを手伝う人である』に考え方を変える必要がある．チームの一員であることにフォーカスすることが重要だ」[1]．

　医師が学際的なチームや学会の組織，管理職に身を置く時には，影響力やコラボレーション，積極的な傾聴や質問したりフィードバックするようなスキルなどが継続的に重要な結果をもたらす可能性が高い．Pattersonとその同僚らは，医師の「オーダー」のような基礎的なものでさえも，トップダウン的な専門家志向のモデルを補強しており，そうしたモデルはヘルスケアシステムにおいてますます必要とされているもの，すなわち効果的に提携するために人に頼ることと矛盾していると主張している[2]．この数十年にわたるヘルスケア領域の進化や加速度的な変化ゆえに，能力開発に対するいっそう意図的な集中が求められる．彼らは，

以下のように記している.

> 「この(早く進化する)環境の中で」「…組織が安全で質の高い患者ケアを提供するために,組織が必要としている,方向性を決め提携を形成し従業員やパートナー,ステークホルダーの間でのコミットメントを得るというリーダーシップの才能をもつ人たちが組織にいるかどうかを知ることは難しいかもしれない」.

2012年,メイヨー・クリニック取締役会は,コーチングの資質と能力をもつ内部のリーダーとなる医師の養成を含む戦略計画を承認した.このプロジェクトのリーダーである Priscilla Gill (Office of Leadership and Organization Development) は以下のようにプロセスを解説している.

> 「1つの要素は,コーチの資質がある医師を特定することで,内的な能力を構築することだった.われわれがコーチング文化のビジョンについて彼らに伝え,彼らがそれを受け入れることで,他の人もそれにワクワクするようになった.コーチングには,波及効果があり,パッションを形成する.成功する医師リーダーのコーチングプログラムは衝突やストレスが少なくうまく進み,組織内でよりポジティブな感情を促進するような結果を生む」[3].

Gill はメイヨー・クリニックの患者ケアモデルが,(下記のような「伝統的で個人主義的な専門家志向のアプローチ」よりも)むしろチームワークに頼っていると続けて語っている.

> 「われわれは,同僚同士や管理者と医師,医師と患者といったいくつかの鍵となる関係にまたがってコーチするような医師を準備する必要がある.メイヨーは患者優先と協働の両方の価値を評価しており,それらはコーチのマインドセットとうまく連携する」.

医師のリーダーを育てることが重要なのは明らかだが,あなたが自由に使うことができるツールには何があるだろうか? 私はメンタリングを扱うことから始

め，包括的なメンタリング関係の鍵となるいくつかの機能を共有しようと思う．この内容の多くは，世界的な研究基盤の教育機関である Center for Creative Leadership（CCL）から得ている．

15.3　メンタリングとは何か？コーチングとどう違うのか？

　人々はコーチングとメンタリングを入れ替え可能として使うことがあるが，鍵となる違いがある．Hart は，メンタリングを「より経験豊かで知識のある人が経験や知識の少ない人を育てる意図的な向上関係だ」と表現している[4]．その焦点はメンティー（メンタリングを受ける人）のキャリアパスにある．鍵となる要素はメンターがメンティーより多くの知識や経験を有していることだ．メンターは専門的あるいは重要な経験に基づいて，メンティーの組織におけるアドバイスやガイダンスを提供する．逆に，コーチングの時は，コーチ（コーチングを受ける人）よりも機能的または技術的な専門性を有している必要はない．コーチは主張したり直接的なアプローチをとるよりも，コーチーの状況と展望を理解しようとし，質問を通して思い込みや知覚している制約に疑念を抱かせ，コーチーが新しいメンタルモデルを見出す手助けをしようとする．質問ベースのコーチングアプローチはより幅広いメンタリングの一部である．本章の後半により深くコーチングを扱う．

15.4　個人個人へのメンタリングのよい点について

　あなたがレジデントや後輩医師，将来のリーダーを育てる責任を含むタスクをもった医師のリーダーであっても，人々の発達に関する公式的な権限がなくても，メンターとして潜在的利益のリスト（表 15.1）に目を通し，どの内容が魅力的かをみてほしい．組織構造や文化により，これらの潜在的利益があなたの状況にどの程度合うのか，ということに影響を及ぼすかもしれないことを心に留めておいてほしい．

個人の満足感と充足感	新しい状況に直面した際の順応性の向上
創造力と専門性のさらなる相乗効果	専門家としてのアイデンティティの改善
仕事と個人の若返り	専門性の向上
忠実な支持基盤の向上	仕事への満足感の増加
能力向上に対する評価	組織における支持の向上
指導機会へのアクセス	仕事へのストレスや衝突の減少
キャリアの流動性	メンターとの関係を通しての信頼性と影響力の強化
よりよい報酬	

表 15.1　メンタリングのよい点
Hart（2009）を改訂.

15.5　専門家や組織に対するメンタリングの利益について

「メンタリング成功への7つの鍵」では，Hart は組織がメンタリングプログラムをもつことでのいくつかの利益について語っている．身内に投資するという評判をもつ組織は，行政，医師，学者，スタッフあるいは学生など能力のある人をより惹きつけることができる．能力の向上を求めている従業員は，概して組織に一層コミットしており，従業員の引き留めにとって望ましい．技術的な熟達を超えて，能力を磨く人たちは加速された発達を経験し，より複雑な役割において，より多くの責任をもつ準備がより早くできている．組織は，メンティー（メンタリングを受ける人）の努力と組織目標の間でよりよい協調を生む点でメンタリングから利益を得る．以下のようないくつかの帰結である：総合的なよりよい患者ケア，外部の状況を変えることへのより高い順応性，革新的なプログラム，ビジョンを共有しての部門をまたがってのさらなる協同などである．成長と発展のための公式，非公式両方のメンタリングプログラムの活用は，人々が新しい文化と役割に順応するのに役立つ．この目的のためには，メンターはコーチよりもよりよいリソースなのである．

15.6 メンタリングの役目

優秀なメンターは7つの鍵に注意を払う必要がある（表15.2）．
1. メンタリングの関係を向上させうまくやること

　期待するものを明確にせずメンタリング関係に入ることで，満足のいかない残念な結果に終わることがある．成功するメンタリング関係の基礎を築きあげることにどれほど意図的であるべきだろうか．メンタリングや人生のメンターへのあなたのアプローチをよく考えると，どんな種類の準備やトレーニングが役立つだろうか．技術的な実力や組織文化への理解はメンティー（メンタリングを受ける人）のニーズを満たすために十分だろうか．これらは必要とはいえ，総合的なメンタリングの関係は十分ではない．

　メンティーは特定の職務上の分野の専門知識についてメンターを当てにするかもしれない一方で，他の分野においてはメンターが手助けする限界があることを認識するかもしれない．メンタリングの関係について考える時，メンターとメンティーがお互いフィット感をもっているか気をつけてほしい．あなたのコミュニケーションの仕方は相性がよいだろうか，あるいは共通の認識に留まることは難しいだろうか．より強い関係や，効果的な結果のために不可欠な信頼関係を築く手助けとなる，重要なことを共有しているだろうか．メンタリングの関係を向上させることの一部は，メンティーの強みや弱みを知ることだ．あなたのスタイルが相乗効果的でない場合，メンティーがより効果的になるよう（メンティーがあなたに合わせることを期待するよりもむしろ），あなたはどう柔軟に対応するだろうか．メンティーの展望や抱負，メンタリングから望む結果を理解するためにどういう質問を投げかけるだろうか．あなたがどのように一緒に取り組むかについて明確な期待を設定することは重要である．

1. メンタリングの関係を向上させ上手にやること
2. 教えること
3. 環境の脅威や機会を調べること
4. メンティー（メンタリングを受ける人）の発達を支援すること
5. 導き助言すること
6. 効果的なリーダーシップ行動の模範となること
7. 動機づけし鼓舞すること

表15.2　メンタリングの7つの役割

2. 教えること

　　メンティーの技術的な能力をよく理解し，どんな技術を示すべきか知ることは医学において基本的なことである．正しいトレーニングを提供し，失敗を正し，明確なフィードバックを行うことは効果的な教育の本質的な部分である．メンティーを伸ばすための，次の適切な挑戦をみつけることも教育である．教育には，理解するために尋ねたり傾聴するといった指導的でない側面もある．これらの技術は効果的な教育を強化でき，後で見るようにコーチングにおいても同様に役立つツールである．

3. 環境の脅威や機会を調べること

　　医学部のメンターとして，メンティーが成長するために必要とする目にみえる機会にあなたは目を光らせている．積極的にあなたのメンティーをポジションに置き，他部門にも直接的な利益を与えるような相互に有益な win-win の機会を探すのはもっともである．組織をよく知っている人間として，あなたはメンティーがさまざまな病院や官僚的あるいは政治的な制度をうまくナビゲートするための準備を手助けする立場にある．あなたがその環境の脅威となるものや機会を調べることで，メンティーが彼らのネットワークにおいて関係をどうマネージするかに気をつけよう．あなたが知っているもので，伝える必要があるコンフリクトはあるだろうか．メンティーとうまく一緒に働くことができ，潜在的な相乗効果を活用してその関係から利益を得る同僚を探すことである．学部メンバーとしてあなたはメンティーの批判を耳にする立場にいるだろう．批判について不当である範囲について，彼らの理解を修正してほしい．もしこの批判が正しいのなら，メンティーが不適切な行為を繰り返すのを避けるようサポートする方法をみつけてほしい．

4. メンティーの発達活動を支援すること

　　メンティーの自己開発活動の支援者として，あなたには擁護者的役割がある．メンティーの発展に役立つプロジェクトとしてメンティーが位置づける組織内の機会はどんなものがあるだろうか．直接的な患者ケアを越えて，どの委員会や会議が，知識や専門家のネットワークを広げるのに役立つだろうか．加えて，他の部門あるいは密接に関連する訓練や研究の領域に，彼らが役立つ経験を得られる機会があるかもしれない．

5. 導き助言すること

　　あなたにはメンティーを導き，助言する機会と義務がある．あなたにとって

助言になりうるのは境界について考えることである．あなたが描いた境界は，不明瞭なものかもしれないが，あなたが指導を提供するのに快適な項目を知らせてくれる．あなたは個人的な問題からメンティーにアプローチされるかもしれず，それはパフォーマンスにネガティブな影響を与えるもので，プロフェッショナルとしてのヘルスケア領域の話題ではないかもしれない．集中的な学習環境にいる医学生やレジデント，若手教員などにはストレスがかかっているものとして，あなたはストレスを与える家族や個人の課題をあなたや他の人がどううまく対処したかについて議論しているかもしれない．これらのドメインに属する問題に対処するには，忍耐やサポート，メンティーの展望に対する敬意が必要である．導き助言するには，メンティーの手法や彼らがなした問題がある決定と同様に，メンティーの成長を妨げかねないバイアスや態度，認識に気づく必要がある．彼らが他に与える影響だけでなく，彼らのアプローチをよく把握している限りは，あなたは価値ある助言をできる立場にある．

6. 効果的なリーダーシップ行動の模範となること

　　人は他人を観察して学ぶ．あなたは組織において公式な「リーダー」とされるかもしれないし，されないかもしれない．しかし，教え子に方向づけし，その方向への枠組みを作り，彼らのコミットメントを得られる限りにおいて，あなたはリーダーシップに必要な鍵となる要素（他人を率いるにあたっての詳しい情報や考えは14章参照）になる[5]．挑戦的な状況に対してあなたがどのように取り組んでいるか，自分自身を観察してほしい．決断力があることには明らかなメリットがあり，臨床現場においてや，あなたの教え子にこれを教え込む時には特にそうである．しかしながら，これが濫用された技術となった場合，将来の医師のリーダーとして彼らの有効性を損なうだろうか？　決定が必要な時に限らず，適切な方法でこの技術を用いるのにはどんな機会があるだろうか？　複数のクリニックにわたって訓練の標準化を整理することについて議論するなら，「常に確実で，時折間違う」アプローチをしている余裕はないかもしれない．学習の機会として，これらの経験の報告を受けなさい．間違いを認めることはかなり不快よりもむしろ勇気がいる．間違いを認めることは，人々がより質問をしやすい環境を作る．仮にあなたが論破できず常に正しいとみられていたら，メンティーや他の学習者は彼らの不安を共有したいと思わず，失敗を恐れて適切なリスクをとることを避けるかもしれない．

7. 動機づけし鼓舞すること

メンティーは何に対して情熱的だろうか？　何が彼らを駆り立てるのか？　あなたが彼らの価値や専門的な情熱を明らかにできる限りにおいて，あなたは彼らが目標につながり達成することを手助けする素晴らしい立場にいる．メンティーが考えを共有したいと思うような，安心し信頼できる環境を築いているだろうか？　彼らの自己効力感を高め続ける方法をみつけてほしい．たとえば，ブレインストーミングをする機会はイノベーションにつながるかもしれず，メンティーの考え方を理解したり自信を得られるかもしれない．あなたがよい質問をして十分に傾聴すれば，メンティーにとって何が重要かという見識が広がるかもしれない．あなたのアドバイスや助言がメンティーにとって意味のある限り，より受け入れられるはずだ．

15.7　メンタリングにおいてのコーチング

メンタリングの機能からわかるように，質問ベースのアプローチを行うことは，効果的なメンタリングの関係にとって重要な要素である．あなたもよく知っている古い格言である：魚を与えるのではなく魚の釣り方を教えよ．何をすべきかを伝えることは簡単で手っ取り早いが，彼らの思い込みや知覚された制約，メンタルモデルに疑問を呈する質問をすることは，彼らにハードワークさせ，より長期的かつ継続的な成長という結果を生むだろうことを私たちはわかっている．Center for Creative Leadershipのコーチングモデルは，関係・評価・挑戦・サポート・結果（relationship・assessment・challenge・support・result：RACSR）の5つの要素を含んでいる[6]．このRASCRコーチングモデルは数十年の研究とリーダーシップの向上に特化した経験に拠っている．

15.8　CCLコーチングモデル

成長が起こるためには，評価と挑戦とサポートのバランスをとることが重要である．たとえば，評価が不十分だと無関係な目標に焦点を当ててしまうかもしれない．十分なサポートがなく課題が重すぎると，打ちのめされて成長過程から外れてしまうこともある．反対に，十分な課題がなくサポートしすぎると，目標を達成できずに終わってしまう．成長過程が生じるコンテナとして，関係性は非常に重要である．信頼関係は，コーチングに必須の要素であるオープンな対話をす

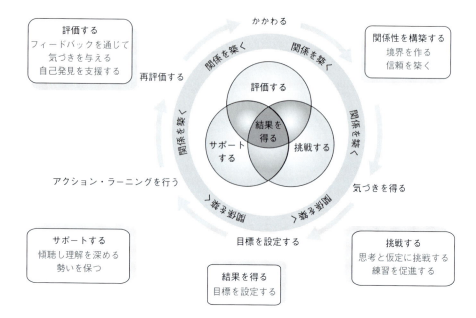

るステージを準備する．さらに，結果や目標に焦点をあてることは変化に向かうベクトルを提供するため重要である．以下はコーチングの質問例つきの RACSR モデルの各要素の説明である．

15.8.1 関係

　コーチングしている相手との関係を築くために，相手をよりよく知り質問することは重要である．
- 直面している問題はどのようなものか？
- どうやってその問題に一緒に取り組むのが一番よいか？
- コーチングの関係がうまくいっていることをどのように知るか？

15.8.2 評価

　評価の鍵となる要素は特定の課題や問題について相互に理解しようとする時にフィードバックを通じた気づきを生み出すことと，自己発見を促すことである．
- 最近受けたフィードバックについてどう思うか？
- 何に驚き，何を確認できたか？
- 何を学んだか？

- 学んだものをどうしたいか？
- あなたが成長するうえでどう手助けができるか？

　フィードバックをすること，してもらうことは効果的なメンタリングとコーチングの関係において重要で，そしてフィードバックを通して気づきを生み出すことは，コーチングの要素としての評価において重要である．実用的なツールは「状況，行動，影響（situation・behavior・impact：SBI）」で，これをうまく使えると重要な発達的会話の橋渡しとなる．SBIフィードバックを効果的に使うための鍵は，**他人**を判断するようなことを述べるよりむしろ行動や**あなた**に対する行動の影響についてフォーカスすることである．あなたが「自分への影響」を形作る時，あなたの考えや感情にフォーカスしなさい．たとえば，「私は＿＿＿＿＿と感じた（くじけた，聞き入れられなかった，がっかりした，うれしかった，心配した，誇らしげだった，混乱した，失望した等）」これらはすべてあなたがもっている感情であり，他人の行動やモチベーションや能力への評価ではないと気づきなさい．このようにフィードバックを届けることで，受け手が受け身にならずに会話にかかわることができる．SBIを短く保ちなさい．これはより深い会話への橋渡しである（詳細は3章参照）．

15.8.3　課題

　コーチングにおける課題の目標は，現在の制約について質問し，新しい可能性を探る手助けをすることにより，何が可能なのかを明確に示すことである．主にやることは，考え方や思い込みについて疑問を呈し，実行を促すことである．以下が検討すべき質問である．

- あなたは今現在，何をして何をしていないのか，それはあなたの邪魔をしているのか？
- どんな選択肢を想像しているか？
- その状況を違った視点から，どのようにみたか？
- 変化を起こさないことでの損失はどんなものか？
- あなたはできないというが，もしできるならそれはどんなものか？
- あなたにとっての次のステップは何か？

15.8.4 サポート

　サポートの目標はコーチングしている人の成功にコミットし，資源を注ぎ込んでいることを示すことである．目標を達成するために必要な資源やサポートのタイプを特定する手助けをする．サポートの重要な要素は，理解するために傾聴し，勢いを保つことである．以下が検討すべき質問である．
- どのようにベストなサポートをできるだろうか？
- 他に誰にかかわってもらう必要があるだろうか？
- どんな資源が必要で，どうやって得るか？
- あなたが成功するうえで何が障壁になりそうか？

15.9　結　果

　結果の目的は，勢いを生み，維持するために，具体的なゴールを設定し説明する仕組みを作り上げることである．コーチングの関係において，ゴールを設定することは共同作業である．SMART ゴールセッティング法〔具体的な，測定可能な，達成可能な，適切な，時間的制約のある（specific, measurable, achievable, relevant, time-bound）ゴール〕を用いることを検討してほしい．今現在優先すべきものやメインの仕事，さらに成長目標がそれらの優先事項や仕事をどのようにサポートするかを調べてみてほしい．目標や活動指標，活動計画について合意し，それらを文書化してほしい．以下が検討すべき質問である．
- あなたはこれまでと違うどんなことを始めるのか，なぜ始めるのか？
- それは今後どうなりそうか？
- どのようにして自分が成功したとわかるのか？
- 何が具体的に異なるのか？
- いつ頃，その違いがわかるようになるのか？
- どうやってその進捗を測定するのか？
- あなたが説明責任をもつパートナーは誰か？
- 何を見聞きすることで，その目標が達成されたと納得し確信できるだろうか？
- この変化はあなたや周囲の人，組織にどういった影響を与えるのか？

15.10　まとめ：リーダーシップレッスン

　次世代の医師のリーダーは，アカデミック・メディカルセンターの複雑な環境において不可欠な能力を築く重要な立場にある．これらの極めて重要なリーダーシップの能力は，医学の専門分野で求められる技術を越えたものである．コラボレーションや権威をともなわない影響力，境界連結，コミュニティのかかわりといった技術の必要性は高まっている．メンタリングとコーチングを意図的に活用し，不安定で不確実かつ複雑であいまいな状況において主導権を握る準備のあるリーダー医師のために，あなたが強固なパイプラインを作る手助けをする．

15.11　パールとピットフォール

　おのおのの相互作用において，メンティー（メンタリングを受ける人）やコーチングしている相手のニーズに最も役立つために，支持から質問までの幅においてあなたがどこで必要とされているのか，明らかにしてほしい．
　ガイドライン：
- 役割と取り組む関係性について議論すること：関係性における目標に互いに合意してほしい
- 背景情報，キャリア，個人的な関心，メンタリングやコーチング関係に参加した理由を情報交換することで感情的な親密さを深めること
- 以下について期待することを明確にすること
  - ミーティングの日付，時間
  - 時間の約束と制約
  - 関係の継続期間
  - コミュニケーションの手段
- 毎回のミーティングで，行動内容を具体化して合意し，次のミーティングの時間を決めること

15.11.1　メンタリングにおいてすべきこと，すべきでないこと

すべきこと
- 関係性においてメンティー（メンタリングを受ける人）に主導権を握らせるこ

と
- メンティーの時間を自分の時間と同じように尊重し，ミーティングの優先順位を上げ，定期的に会うことにコミットすること
- 注意深く傾聴すること
- プロとしての振る舞いを示し，奨励することを含めてプロとしての関係を維持すること
- 情報に沿って，メンティーに役立つであろう資源を提案すること
- メンティーの成長の助けとなる人を紹介すること
- そうすることが適切なら，メンティーに鍵となる会議に出席してもらい，その後，鍵となる学びをひも解くために会議を要約すること
- 可能なら，重要な会議やプレゼンテーションの際にメンティーを帯同させること
- 必要に応じてあなたの経験や秘訣を共有すること
- メンティーのパフォーマンスや考えに対して，率直にかつプロとして継続的にフィードバックをすること

すべきでないこと
- あなたのアドバイスすべてが言葉通りに受け取られたり，提案したことが実行されると期待すること：メンティーはいつ，どうやってそうすべきかについて最善の判断力を用いなければならない
- 難しい，あるいは扱いにくい話題を避けること
- メンタリングを無期限に行うこと
- 自分の分身を作ろうとすること
- 常に教育者であると考えること，メンティーからも学ぶことができる
- あなたのミスをメンティーから隠すこと：学習機会として利用しなさい
- メンティーの自信を失わせること

引用文献

1) Personal Communication. Telephone conversation with Michael Yeh, Associate Professor in the Division of General Surgey at UCLA Medical Center on 2.27.15.
2) Patterson TE et al. Addressing the leadership Gap in healthcare. Greensboro: Center for Creative Leadership; 2011.
3) Personal Communication. Telephone conversation with Priscilla Gill in Leadership and Organization Development at the Mayo Clinic on 2.26.15.

4) Hart W. Seven keys to successful mentoring. Greensboro: Center for Creative Leadership; 2009.
5) Van Velsor E et al. Center for creative leadership handbook of leadership development. 3rd ed. San Francisco: Jossey-Bass; 2010.
6) Naudé J, Plessier F. Becoming a leader coach: a step-by-step guide to developing your people. Greensboro: Center for Creative Leadership; 2014.

参考文献

1) Hart W. Seven keys to successful mentoring. Greensboro: Center for Creative Leadership; 2009.
2) Kramer R. Stealth coaching: everyday conversations for extraordinary results. Indianapolis: Dog Ear Publishing; 2013.
3) Naudé J, Plessier F. Becoming a leader coach: a step-by-step guide to developing your people. Greensboro: Center for Creative Leadership; 2014.

Johan Naudé は，臨床的に訓練されたコンサルティング・コーチングの心理学者である．彼は病院の指導に従事しており，指導者とチームを指導し，北米，ヨーロッパ，アフリカ，アジアでプロのリーダーシップ指導者を訓練している．

16
上司をうまく動かそう

Leading Up

16.1　はじめに

　一般的な傾向として，最近のリーダーシップの書籍は他者の導き方，チームの啓発，自己改善，戦略的な意思決定，組織の導き方について力点を置いている．しかし，組織の階層の中で働き，効果的に誰かの管理下に入ることが，個々人における日々の主な成功要因となる．アカデミックな医師として，学問，教育，臨床業務の責務から，正式なリーダーシップに移行するにつれて，「一教員と上位者」のダイナミクスがより現実の多くを占めるようになり，より上位のリーダーとの効果的な仕事がより優先される．本章では，並列的組織（医療スタッフと病院管理部門）における関係を含めて，組織図の上層にいる方々との関係を効果的にマネージするための戦略を探っていく．ここでは，上司や幹部を動かすことを高い階層にいる者とのその他の働き方の形式と区別する．というのも，自分のボスをリードし動かすことには，独特な関係のダイナミクスやポジティブな結果という高いアウトプットが含まれるからである．

16.2　上司をうまく動かすことの複雑さ

　アカデミックな状況では，上司との関係をマネージすることには多面的な視点が必要である．第一に，双方が同じ資格（医師資格，上級教員など）を有し，同じ訓練や経験を有している．同僚がある日，次の上司となる可能性もある．たとえば，1名の主任教員が5名の教員を率いているチームがある．5名の教員は同様の責任をもち，すべての者が主任に報告する．ある日，主任が別のポジションに異動となると告げた．上位者は，新しい主任の座をチームのメンバーのいずれか

に指名する．指名された新しい主任の以前の同僚との関係はすぐに違ってくる．

　加えて，アカデミックな面と臨床面があることから，医学部教員の背景は独特である．教育，研究，診療という典型的な要求に加えて，アカデミックな教員でも，臨床的な責任が加わり，それによって追加の仕事の負荷や時間的プレッシャー，複数の仕事場，相対的評価単位や同様の業績基準が必要とされる．2つの異なる文化が存在している：教員のパフォーマンスを昇進やテニュアで評価するアカデミックな文化と，成長と成功を目指すために安定的で，財政的な支払い能力を保ち，市場主導的でありたいという病院側の要望によって動かされる企業的な文化である．

　医学部の教員という設定で働くことを所与と考えると，どのようにすれば上司を効果的に導けるのだろうか？　もしかすると，上下関係において最もいわれているのは，「上司をよくみせる」ことである．1つの効果的な信条かもしれないが，それには限界がある．もし，過度にこの手法に傾倒すると，他のどんな仕事に支障をきたすだろうか．上司との仕事をうまくやっているが，部下をマネジメントする仕事はひどいとレッテルを貼られてしまうかもしれない（最悪，おべっかを使っているとラベリングされることもある）．すなわち，この手法では，チームとの関係よりも，上司との関係をより重視することとなる．しかし，効果的であるためには，相手が組織図のどこに位置していようと，他者を導く手法のバランスをとる必要がある．究極的には，働いている人たちの要望やニーズに注意を払いながら割り当てられたタスクを達成することには緊張があるのかもしれない．

　たとえば，科長は，上級チーム（副科長，医療機関長，教員など）や科を横断する関係（他科の長，診療部，病院全体の管理部門など）に責任をもち，報告すべき上位者に対しても同様である．上級病院管理者，学部長，病院長（head of the faculty practice）がそれにあたる．科長は，病院内にあるさまざまな委員会に出席し，委員会長になることもある．その上，科長は専門組織内で臨床についても働き，その仕事量への責任と報告もともなう．上司をうまく動かそうとしても，時間や注意が割けないかもしれない．

　最後に，副科長や科長に報告する立場の研修プログラム長を考えてみよう．そのポジションは，科やその長の要求と研修医の希望との間でバランスをとることを要求される．プログラム長は，研修医をサポートする主要な教員であることを要求されつつ，研修医が高いレベルで仕事をこなすように仕向けることも期待されている．

どのような例でも，報告すべき上司が足手まとい（効果的でなく，責任感がなく，障害となる）となる時にジレンマが生じる．直属の部下をサポートすることが他の上司よりもうまい上司もいる．このように，上司から同意を得たり，上司に影響を与えたり，上司を巻き込むためのテクニックは，多くの要因によって変わってくる．たとえば，上司の気質や管理スタイル，上司との関係の質，期待の明確さ，相互の説明責任，さらにはタイミング，リソース，期待される結果，その状況に影響をおよぼす状況要因などによってである．それでは，上司と働き，上司となんとかやっていき，さらに上司を導くためにどのようにすればうまくいくのだろうか？（本章末に，試すことや避けることについての細かいアイデアを"パールとピットフォール"と題して記してある）

16.3　上司を動かす前に評価する

　もし上司に影響を与えることが正当化される環境なら，いくつか考慮すべき基本的事項がある．

1．認識

　あなたは，影響を与えたいリーダーから，仕事ができると思われているか？

　これを考えることは，上司をうまく動かすことに成功するかどうかの基本となる．ボスはあなたの仕事ぶりをどのようにみているだろうか？　あなたの仕事ぶりがほどほど（もしくはよくない）とみなされているなれば，ボスはあなたから影響を受けたいと思うだろうか？（逆に，あなたが同じ立場で，仕事ができないとみている直属の部下がいる場合に，その部下のアイデアをどのくらい受け入れようとするだろうか？　その部下から簡単に影響を受けてよいと思うだろうか？）信用とコンピテンシーは2つの考慮すべき要素である．信用があれば（信頼でき，頼ることができ，知識があり，誠実であれば），多大な影響を与えられる可能性がある．加えて，コンピテンシー（訳注：優秀な人が発揮する行動特性）によって，有能で，技術があり，熟達し，経験をもつようにあなたは評価され，ボスに影響を与えるための門戸が開く．状況によって，上司から見た信用とコンピテンシーの割合が変化していく．それぞれの状況によって，どちらかがより優先される．信用がコンピテンシーに優ることもあれば，逆もある．

　実際，ボスが，望ましい水準より仕事ができないとあなたを捉えているような

ら，「ボスから仕事ができると思われるようなことを自分はしているだろうか」と自問しよう．なすべき変化は，小さいかもしれないし，大きいかもしれない．仕事ができるためには，何が必要か理解することが必要不可欠である．そのためには，上司と胸襟を開いて話をする必要がしばしばある．要求は合理的かもしれないし，あなたの価値観に合わないかもしれない．しかしながら，結局，あなたがボスから仕事ができると思われるために変わろうとするか決める必要がある．そうでなければ，ボスはあなたを降格するかもしれないし，あなたの影響力を著しく無視するかもしれない．

2．内的決定

　ボスに影響を与えることに挑戦する前に，いくつか個人的で内的な決定をして準備を整える．どのように自らのボスやボスとの関係性を見ているかを変えるように自身のマインドセットを調整することが，新たな可能性を導くこととなる．いつでも自らのボスに新たな可能性を見出すように挑戦しよう．また，新たな機会を見出すために，否定的な考え方は可能性を見出すことに立ち戻るためのシグナルとして用いよう．以下がなすべき2つの可能性の調整である．

- ボスは管理者，リーダー，人としては限界があることを受け入れよう

　好ましくない状況下で，批判することは初期反応としてありがちなことである．ボスが完璧でないこと，すべての問題を解決できないこと，ミスをすること，弱点があることを認識することが，あなたが精神的に安定することにつながる．人々は，往々にしてボスに高いレベル（非現実的でさえあるレベル）を期待するため，物事が完璧にいかないとすぐに批判が出る．ボスも人間だと認識することで，非現実的な要求を，現実的なレベルまで下げることができる．

- ボスとの関係を構築する責任をもち，ボスへの期待を明確にしよう

　関係の質と仕事の明確さの質の両方についてボスに責任を負わせることは簡単である．しかし，これらの影響力のある要素について，先取り的なスタンスを取ることで，より簡単に上司をうまく動かすことに成功することができる．信頼を得て，ボスと期待を明確化する時間を確保しよう．ボスへの仕事の質を通じて，ミーティングや他の状況に参加することで，このタスクは直接的に達成される．個人としてもプロとしても高いレベルにあり，部署を代表するような，信頼でき，高潔な被雇用者であることでも，間接的に達成される．どちらの方法も，関係と期待に影響を及ぼすことについて先取り的であることが

始まりとなる．忙しいアカデミックな医師には，ボスが行うことを理解し，ラポールを形成するために時間を投資することを妨げるほどの十分な仕事量がある．しかし，ボスの助けが必要な時は，確固たる機能的な関係がすでに構築されていれば容易にこのような対話ができる．

3．外的決定

上司をうまく動かすための戦略を評価するためには，外部環境に気を配っておくことが必須である．以下の2つの外部領域に注目する．

- 周囲を理解し，意識的に観察する
- 状況，背景，設定について，高い感性を維持しなさい．上司をうまく動かすことには，ボスのサポートを得ることも含まれるが，ボスからのサポートは何もないところからは発生しない．時間や場所によって，ボスの反応はよくも悪くも影響を受ける．たとえば，現在の予算とその上限について知っておくことは大切である．それらの制約がボスの決定についての自律性に影響を及ぼしていないだろうか？ あなたのアイデアは，ボスや医療機関のビジョンや価値観と整合しているだろうか？ 新しいアイデアや需要を支えるだけの十分なリソースがあるだろうか？ ボスに影響を及せるような，考慮すべき他の状況はあるだろうか？
- 「うまく動かす（lead up）」か「管理目線で働きかける（manage up）」か，明確にする．ボス自身（リーダーシップのスタイル，価値観，信条，ゴールなど）を理解するのと同様にお互いが働いている背景（上の項目で示した概略）を理解することも，上位に影響を及ぼすためにどんな戦略を取るかを知らせる助けになる．その戦略とは，「うまく動かす（lead up）」か「管理目線で働きかける（manage up）」である．「管理目線で働きかける（manage up）」とは，たとえば，既存のポリシーや手続き，ルールや規制を参照しながら，管理的視点をもってボスと対話をすることである．最初はボスの立ち位置ではなく，組織の立ち位置に焦点を絞る．この戦略をとることで，「私の信念対あなたの信念」という構図で生じる緊張を緩和することができる．「うまく動かす（lead up）」とは，方向性やアイデア，信念をボスに認めてもらえるように，権力やラポール，質問，他の対人関係手法を活用することが含まれる．上司からフォロワーシップを得ようと試みる際には，どちらの手法を先に試すか検討しよう（追加の情報は 14.1 節参照）

16.4　コミュニケーション，パワー，影響

　上司をうまく動かすためには，サポートを得るために，いつ，どのように，何をいうかを理解・誘導することを含むコミュニケーションの質が関係してくる．コミュニケーションのメッセージを形づくる2つの鍵となる要因は，パワーと影響力である．

　何を，なぜ，どのように，いつ，という質問に対する答えを含むように，メッセージを組み立てる技量が必要である．「何を」とは，取られるべきタスクやアクションを議論することである．「なぜ」は，需要に対する短期および長期的な影響と，全体に対してどのような利点があるか，という2つの領域を含む．「どのように」はタスクを達成するためのプロセスを，「いつ」はもちろん，実施スケジュールやタイミングのことである．具体例から，このような質問を上司をうまく動かすためにどのように用いるかをみていこう．

　　Kennethは中規模の教育病院の循環器に属し，医師兼科学者（physician-scientist）で，准教授である．その病院で，レジデンシーとフェローシップを修了し，8年間スタッフとして勤務している．科長は，以前同僚だったJanで，9カ月前に教授となり，科長という新しい役割を引き受けた．Kennethは直近6カ月の新しい臨床スケジュールに不満があった．彼の資金付きの研究に割く時間が少なく，結果として研究が妨げられている．Kennethは，Janに臨床にあてる時間を変更してほしいと思っているが，そのことについてJanに話せずにいた．というのは，Janは新しい仕事に参っていることを公言していたからだ．KennethはJanにストレスを与えたくはないが，変化が必要だ．さもないと，財団からの資金付き研究にダメージを与えるリスクがある．彼は最終的にJanに短いミーティングをお願いした．Kennethは以下のように伝えることで問題を扱った．
　　科長としての仕事で課題が多く，そのためにあなたのストレスが前よりも多いことも知っている（**関係構築**）．しかし，私は必要に迫られていて，1つ提案したいことがある．新しい臨床スケジュールが設定され（**何を**），自分のRO1研究（訳注：RO1研究：国立衛生研究所の最も一般的な研究費．日本では文部科学省の科学研究費助成事業にあたる）が大変なことになっている．国立衛生研究所の資金付き研究は，あなたやこの施設にとってとても大切なものだと思う．次の数カ月で，ある一定のベンチマークに

達さないと，資金を失うリスクがあるという，危機的状況になりつつある（**なぜ**）．来月から，火曜日から木曜日の朝から午後へとスケジュールを調整してもらえないだろうか（**いつ**）．Peterにもすでに話はしてあり，これらの曜日のシフト交換は容認してもらっている．次の6カ月は毎月のオンコールシフトを余分に引き受ける（**どのように**）．Jan, あなたはどう思うだろうか？

「何を」「なぜ」「どのように」「いつ」の4つの質問に取り組むことで，Kennethは彼の状況，要求を描写し，具体的なアクションのプランを明らかにした．加えて，関係構築に着手しJanの仕事負荷に共感を示すことによって，JanがKennethの要求をより受け入れやすくしている．この戦略は，一見してよく考え抜かれたように見える．しかし，もしKennethがパワーと影響の戦略を考えていたならば，どれほどより効果的であったかを以下でみていこう．

Kennethは，このシナリオではパワーがないように見えるかもしれない．彼は准教授で，Janは教授であり科長で，KennethはJanの直属の部下である．しかし，KennethはPeterのシフト交換の承認を得たことで，関係性のパワーをもっている．Peterは，特別教授で，JanとKennethよりも前から長くその科におり，とても尊敬されている臨床医で，学者である．Peterは，長年同じ臨床シフトで働いている．ゆえに，すでにPeterの承認を得ていることは，Kennethが他人に対する関係性のパワーをもっていることを物語っている．さらに，Kennethは影響力をもっている．ここでは，KennethはJanに問題解決をお願いしていないことに注目しよう．彼は，互酬的な解決策を携え，単純にJanに承認だけをお願いしている．Janが科長としての重責にストレスを感じていることをKennethは知っている．Janが皆の問題をいつも解決しないといけないと感じていることにも言及している．Kennethは戦略的に，Janの負荷を和らげている．動かせない部分のように思えるものを調整し（Peterのスケジュール交換に対する承認），他の義務を申し出る（追加のオンコールシフト）ことで，同僚が幸せになり，スケジュールの再調整をしなくて済むようにする解決策をKennethはもっていた．この戦略全体で，Janは承認しやすいようにしている．

16.5 結　論

　上位のリーダーに影響を及ぼすことの複雑さは受け入れがたいように見えるかもしれない．しかし，アクション，プラン，コミュニケーションスキルを考え抜くことで，成功する確率を劇的に向上することができる．誰に影響を与えたいのか，上司はどのようなプレッシャーの下にいるかといった，文脈を理解しよう．上司も人間であり，欠点もあることは受け入れ，そんな上司から信頼，信用を得るという責任を自ら引き受けよう．影響を与える手法として，マネジメントの言葉を使う機会を探し，影響力とパワーのリーダーシップ手法に磨きをかけよう．ラポールを形成し，期待を明確化し，解決策を携えていることが，上司をうまく動かすことに成功する基本戦略である．

パール	ピットフォール
高業績者となるために何が必要かを知っている	あなたの活動が成功を導くと思ってしまう
高業績を出すものとしてみられるようにする，そうすれば上司をうまく動かすことが成功しやすい	上司にあなたの業績がどう捉えられているか無視してしまう
「うまく動かす（lead up）」か「管理目線で働きかけるか（manage up）」	ボスに問題を解決して欲しいと不満を言う
上司と信頼関係を築く	注文が多く，気難しく，すぐ反対する
パワーと影響力を活用する	戦略や選択肢を考えない
（マインドセットや態度など）変えることができることに焦点をあてる	ボスを変えようとする
状況を明確化し，選択肢を考慮し，戦略を選ぶ	考えずに衝動的に行動して，最善を望む
ボスに近づいたら「重大案件」リストを用意しておく	ボスに会う利点を生かさない
理解するために集中し，相手の話を聞き入る	相手の話を聞く以上に自分が話す
ボスの世界を理解する	自己の要求だけ気にする
ボスがどのように考えるか学ぶ	ボスのスタイルに対して大っぴらに不満をもらす
問題だけでなく解決策も携える	部屋の中で一番大声を出して不満を言う
適切な時に他人に助けを活用する	皆と群集心理を形成する
他人に見られていることを意識する	ボスと対峙していることにのみ集中する
早めにコミュニケーションをとる，悪い知らせでも驚かない	黙っていて，ボスに知らせない
辛抱強くあれ	非現実的な期待を抱く

参考文献

1) Cialdini R. Influence: the psychology of persuasion. New York: Harper Business; 2006 (Revised).
2) Fisher R et al. Getting to yes. New York: Penguin; 1991.
3) French Jr JRP, Raven BH. The bases of social power. In: Cartwright D, editor. Studies in social power. Ann Arbor: Institute for Social Research; 1959. p. 150-67.
4) Kramer R. Stealth coaching: everyday conversations for extraordinary results. Indianapolis: Dog Ear; 2013.
5) Kramer R. Leading up: five key strategies to influence the boss. Advance Healthcare Network website: http://occupational-therapy.advanceweb.com/Student-and-New-Grad-Center/Student-Top-Story/Leading-Up.aspx
6) Raven BH. A power/interaction model of interpersonal influence: French and Raven 30 years later. J Soc Behav Personality. 1992;7:217-44.
7) The Arbinger Institute. Leadership and self-deception. San Francisco: Berrett-Koehler; 2009.
8) Useem M. Leading up: the art of managing your boss. New York: Three Rivers Press; 2003.
9) Zuber TJ, James EH. Managing your boss. Family Pract Manage. 2001;8(6):33-6.

Rob Kramer は，15年以上，学術界，医学界，行政といった多彩な領域のリーダーに対してリーダーシップ構築やコーチングを提供し，学者として従事している．30以上の大学からリーダーのコーチングやコンサルトを受けている．

Matthew Mauro は，ノースカロライナ大学チャペルヒル校とノースカロライナ大学病院の放射線科科長と外科教授である．ノースカロライナ大学ファカルティフィジシャンのCEOであり，グループの臨床，経営管理，臨床オペレーション，診療の価値，臨床統合，指導医に対する補足給付（faculty supplemental benefits）をリードしている．

17
政治的な賢さをもとう
Political Savvy

17.1 はじめに：政治的な賢さはリーダーシップとどんな関係があるのか？

14章で概説され，このハンドブック全体にわたって繰り返されているように，リーダーシップは本質的に，特定の**コンテキスト**において**ビジョン**に向かって喜んで**追随する者**（フォロワー）を得ることに関するものだ．**政治的な賢さ**は，フォロワー・ビジョン・コンテキストの3つの要素が交差するところ，特に，リーダーが組織ビジョンのために喜んで従うフォロワーを獲得するためにコンテキストでなす選択に焦点を当てている（図17.1）．

政治的な賢さは，組織内外のステークホルダーの権力，地位，利益の違いを考慮した洞察力だ．どんなに活気のある組織にも，政治的な賢さはリーダーシップ

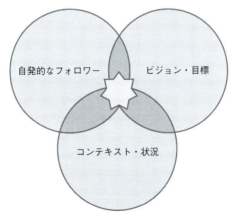

図17.1　リーダーシップの3つの交差する円

の道具立てとして重要なスキルである．

学術的な医療現場における，現在の組織景観の特別課題：ほとんどの業界や職業においては21世紀の変化の巨大さを指摘することができるが，医学と医学教育は（そうした変化の）イメージキャラクターになる可能性がある．単に人間の組織の一部である一般的な政治に加えて，医療提供や医療教育に関連する者は，その業界特有の問題の多くに対処しなければならない．

医療専門教育に限っていうと，学問，研究，実践，そしてもちろん資金調達と財務の間に創造的な緊張がある．進行中の変化には，患者を治療するための新しい知識，研究，技術が押し寄せてくるだけでなく，権力，利益の管理，医療実践のシステムに関する意思決定の仕方の移り変わりも含まれる．たとえば，以下のようなものが挙げられる．

- 医師が相対的な自律性をもって仕事をしていた時代から，（私が最近話した1人の医師が述べていたように）医療実践者が行うことのすべてを多くの団体が「後ろからのぞき込む」という近年の持続的な傾向．これには，学際的な実施チーム，さまざまな保険会社または支払人，規制機関，研究者，または管理機能の構成員が含まれる
- 特定のレベルの医療を提供する看護実施者および医師アシスタントの出現，複数の専門分野によるチーム作業への期待など，医療従事者の現状とその役割の変化
- より複雑な実践組織，特に大規模な研究大学や病院では，ユニットや部門が別々の専門部門に編成されるようになった．そこでは，かつて医学部門の長が医療専門の全範囲を監督することができたかもしれないが，より多くの専門分野は今や独自の部署と理事を抱えている．大規模な機関や大学の実践規範は，コミュニティベースの医療実践とは大きく異なる可能性がある
- 大規模なヘルスケア組織全体を通して，そして大規模なヘルスケア組織間で共有できる電子カルテを確立することにより，医療がどのように提供されるかをますます推し進める構造とシステムが医療従事者に課される
- 社会全体と医療行為や研究に大きな影響を与える反響の大きな公共政策の「問題」は，少数の例を挙げると，（米国の）医療費負担適正化法（Affordable Care Act），避妊法の利用しやすさ，不法薬物使用の治療，終末期ケア，中絶サービス，幹細胞研究などが挙げられる

ある機関の利害関係者がこれらの長年にわたり，しかし組織の現場で非常に最新かつ急速に変化する問題にどのように取り組むかということは，単に日常の作業を完了するためだけに意欲的な医学部のリーダーが認識し，ナビゲートし，影響を及ぼさねばならず，そしてそれは，ましてフォロワーを引き付けるビジョンにはならない．

「政治的手腕」という言葉への当初の反応を避けるべきものと判断し，おそらくは優れたリーダーシップの対立物として理解することは容易である．このフレーズは，人気のテレビ番組「ゲーム・オブ・スローンズ」や「ハウス・オブ・カード 野望の階段」に描かれているような類いの腹黒く無慈悲な行動との関連を思い起こさせるものであり，歴史的・現代的な権力の回廊で利己主義的操作の現実的な例である．腹黒い「政治的」行動は，人々の命を守り健康を改善するために長年の努力を惜しまない学術分野の医療および保健医療専門家とは特に調和しないようである．

確かに，効果的な（そして倫理的な）リーダーシップは，組織における過度の政治化や利己主義的な操作を避ける．しかし，一般的な定義では，人間の相互作用における「政治」は，望ましい時でさえ，完全に回避することはできない．政治という言葉で，私は権力，地位，およびその他の利害関係を指している．権力とは，しばしば正式な地位や専門知識によって，他人の特定の行動を命令する権限と能力を意味する．地位とは，相対的な社会的または職業的な立場であり，しばしば非公式または文化的に基づいていることを意味する．異なる利害関係は，人々が意思決定を行い，資源（特にお金と情報）を使用し，関係を形成するかに影響する．

政治的行動は，感情と同じように人間的なものだ．優れた指導者は，障壁になる可能性があるので感情を払拭するのではなく，むしろ感情を受け入れ，それについて学ぶ．要するに，感情的知性を養うということだ．同様に，効果的な指導者は，組織の政治を却下するのではなく，政治的理解とスキル（すなわち，**政治的な賢さ**）を健全に活用し，組織への奉仕において共通のビジョンを求めるフォロワーを獲得する．

17.2　組織的景観における政治的行動

権力，地位，および異なる利害関係の（もちろん人格の違いも含む）ダイナミ

クスは，「政治的」行動を含む複雑な社会システムに貢献する．このようなシステムは，**組織的景観**と呼ばれる．実際に，組織的景観は，リーダーが組織のビジョンのためにフォロワーを獲得しようとする**状況**を理解するもう1つの方法である．

ここまでで議論してきたように，組織的景観には公式と非公式の両方の要素が含まれている．**公式**の要素には，組織の階層構造などの構造要素が含まれる．**非公式**の要素には，友人関係や敵意のような無形物も含まれるし，個人やサブユニットの地位の違い（たとえば，救急部門と腫瘍学の対比，家計と会計の対比）や，情報が実際にどのように流れているかと公式の構造が何を示唆しているかの対比（たとえば，テニスに関する共通の関心をきっかけにめぐりめぐって学部長に目をかけてもらえるようになる）なども含まれる．

組織的景観には，内部要素と外部要素の両方が含まれている．**内部要素**は，従業員，学生，患者など，組織の正式な境界内に存在するものである．そして**外部要素**は，専門家団体，財団および資金提供者，サプライヤーおよびベンダー（訳注：製品やサービスの供給者），規制当局および政府，擁護団体，および同じ業界の他の同様の組織のような組織の正式な境界外の関係者および勢力のことをいう．

17.3 政治的な賢さのためのコア戦略：識別すること，ナビゲートすること，影響を与えること

政治的な賢さを開発する中心には，重複するスキルの連続がある．
- 組織的景観を識別すること，
- 組織的景観をナビゲートし，
- 組織的景観に影響を与えること

17.3.1 識別する

組織的景観を**識別する**ことは，さまざまな人間や組織のダイナミクスを認識し，代替行動がどのように異なる結果につながるかをある程度理解することを意味する．

識別の鍵は，あまりに知られていない，単に観察するスキルである．信頼できる同僚に，組織について何を観察するか尋ねてほしい．特に意図や動機の帰属に

関して，心を開いてほしい．

組織的景観を識別することに関する考えや観察を整理するのに役立つ，以下のような質問がある．
- 正式な組織構造と権限系統は何か？
- 異なるステークホルダーは誰で，どのようにグループ分けされているか？
- 誰（またはどのユニット）の地位がより高いレベルか？　非公式の権限系統は何か？　誰の意見がより重いと思われるか？　どんな状況下で？
- 政策や主要な組織の決定に至るプロセスはどのようなものか？　ポリシーの変更や，新しい組織の考え方はどのように開始されるか？
- 決定の主要な要因はどのようにバランスされているか？〔例：ファイナンス，リスク，（医療）実践，研究，顧客サービス，品質，認知〕
- お金はどうやって働くのか？　誰がどの資源を管理し，アクセスしているか？
- 人々が間違いを犯すとどうなるか？
- 個人のコンフリクトはどのように処理されるか？　ユニット間のコンフリクトはどのように処理されるか？
- 人々は何を誇りに思うか？　何を心配しているか？　何について不満を訴えているか？

識別の目的は，意味のある行動の選択肢を知らせることだ．

17.3.2　ナビゲートする

組織的景観を**ナビゲートする**ということは，専門的スキルと対人関係スキルと一緒に，組織的景観の識別を使用して，効果的に日々の作業を完了させることだ．特に有用な対人関係スキルには，ネットワーキング（組織内外の関係をまたいで関係を構築するために接触する）と交渉（他者との実行可能な合意に達することができる）が含まれる．

17.3.3　影響を与える

影響を与えることは，単に組織的景観をナビゲートするだけでなく，正式であれ非公式であれ，それを変化させることを意味する．影響は，短期的であると同時に長期的でもなくてはならない．影響力は，特に「政治」を超越し，組織的景観を変えるところに真のリーダーシップが明白になるものであり，フォロワーを

獲得し，ビジョンを向上させることにますます役立っている．

組織的景観を識別し，ナビゲートし影響を与えるのは，おそらく歌手 Kenny Rogers の言葉で，「あなたはどんな時に物事をそのまま進めることができ，どんな時に降りるべきかを知る必要がある」と要約される．

17.3.4　2つのよくあるエラー

リーダーシップ・コーチ（そして市長）として，人々がしでかす2つのエラーを日常的に目にする．1つめは，単に組織的景観における人間の要素を無視し，「解決策」が自明であると信じてしまったり，または誰かが解決策を伝えられたところで議論が終了すると信じてしまったりすることだ．このエラーは，専門知識を活用して価値を高め，影響を与えている分野（エンジニアリング，法律，科学，医学など）で高度な技術知識を必要とする専門家にとって，職業的危険因子であるようだ．その中核となるのは，このエラーの考えというものはそれ自身の論理に依存している，という前提である．残念なことに，この姿勢は人間の利害，同意，共感を無視し，Upton Sinclair が述べた，「ある人の給料がその人が理解していないという事実に依存する時に，人に何かを理解させることの難しさ」を無視しているロジックは説得に不可欠だが，ロジックに全面的に依存する（通常は単一の視点からのロジック）ことは，必ずしも自発的フォロワーを獲得するとは限らず，フォロワーを保持することもありえない．

もう1つの誤りは，重要なものは政治のみ（あるいは主に政治）であるかのように行動することだ（たとえば，誰のことを知っていて，どんな服装をしていてどんなみた目で，正しいことをいっているか，どんな報酬のために貢献しているか，ということ）．要するに，あなたがゲームをいかにうまくプレイしているかが重要ととらえることだ．それは皮肉な見解である．明示的または暗黙的なバイアスに寄与するこれらの要素は常に存在するが，それさえすればいいと考えるのは安易すぎるかも知れない．政治的な操作だけで組織的景観を長期間にわたってナビゲートすることは困難だし，同様に，卓越した指導者が，政治が支配的なドライバーにならないように組織的景観に影響を与えることも困難だ．

これらの2つのエラーを回避するには，『Goldilocks と Three Bears（3匹のくま）』のおとぎ話のように，「ちょうどよい」アプローチが必要だ．政治的な賢さが考慮される必要がある．少なすぎず，多すぎず，ちょうどよい加減が重要である．

17.4　賢明なリーダーシップスキルセット：人々に指示することなくリードする

　私が専門家から聞く話ではしばしばわかるのは，彼らのリーダーシップのデフォルトコンセプトとは，管理すること，すなわち責任，権力をもつ地位を獲得し，最も情報をもって，命令を与えるという，いわば古典的な「司令統制」の上司だ．この観点から，効果的なリーダーシップは，人々に正しいことを指示することができるように，すべての答えをもつことを必要とする．この見解は，リーダーが決定を下し，進軍命令を出して政治的な賢さをもってそれを機能させることを示している．

　確かに司令統制型のリーダーシップが有効なことがある．しかし，医学部でよくある課題は，相互依存するニーズをもち，異なる利益をもつような，専門的な才能を結集させて**自発的**フォロワーのチームを形成することだ．

　委員会の委員長や諮問委員会の立場であれ，病棟回診であれ，チームの他の人に何かをするように強制する正式な権限が限られている状況になることはある．それでは，意欲的なリーダーは何をするのか？　表17.1は，誰かに何をすべきかを伝えること以外の7つのリーダーシップ行動を示している．

　あなたのモットーが「団結してリードすること」であり，自発的フォロワーを獲得したい場合は，これらの戦略を練習して実践してほしい．

17.4.1　模範となること

　リーダーシップの最も強力な行為の1つが模範になることだ．ガンジーはこのことを最高の形で言った．「あなたが世界で見たいと思っている変化になりなさい」．あなたの組織であなたがどのようにして欲しいと見ているかの模範例とし

● 模範となること
● 感謝すること
● はっきりと発言すること
● フレーミングすること
● 追従すること
● ファシリテートすること
● そこにいること

表17.1　司令統制ではなく団結してリードする行動

て，意思決定をモデル化し，情報を共有し，敬意を表してコミュニケーションを図ろう．他の人が模倣する価値のある人になりなさい．

17.4.2 感謝すること

模範例として務めることが強力であれば，模範例として務めている他者に感謝しよう．おそらくすべてに出席し，興味を示し，質問をする時間がない世界では，誰かまたは何かに注意を払うことは，その人物やその対象をすべて重要視することになる．地位が付与される．すでによく働いている人たちに，公的であれ私的であれ，公式なものであれ非公式なものであれ，評価を与える行為は，認められた人やそれを目撃した人たちの将来の行動に深く肯定的に影響を及ぼす．賢明な指導者は，プロトコルが要求するように，有名人の地位を保有している人も，静かに目立たない場所で実行する称賛されていない英雄も，両方の成功のために，彼らに多くの賞賛を与える．

17.4.3 はっきりと発言すること

集団の価値観とビジョンに意味のある声を与えるために，グループを代表して効果的に話すことには大きな力がある．他人に知らせること，状況，理由，および状況を要約することができるようにすること，現在の経緯を記述すること，人々を未来のビジョンに招くことは，すべて強力なリーダーシップの結果である．この目的のために，発言とプレゼンテーションのスキルを開発することは貴重な投資である．必ずしも洗練されたスーパースターの話し手である必要はない．私の経験では，ビジネスやプロフェッショナルのプレゼンテーションの標準は非常に低いので，1～2つのスピーキングスキルを磨くだけで，群衆の上に目立つことができる．「何を言うにしろ，信念をもって言いなさい」と，Mark Twain が言ったように．

17.4.4 フレーミングすること

フレーミングは，アイデアをはっきりと発言することの拡張である．すべての言語には，使用される言葉の特定の定義だけでなく，特定の方向へ私たちの思考を導くたくさんの関連づけやアイデアも含まれる．フレーミングは，言語を使用して，誰かがある問題について自動的に考える（または考えない）ことについてのパラメータを設定する．それは，額縁が画像の周りに境界線を引くようなやり

方だ．顧客サービスの例を使用すると，患者に言っていることで以下の2つはぜんぜん違う．「すみません，金曜日まで予約できません」と「運がよいことに，金曜日なら予約することができます」．

　フレーミングは，リーダーが習得できる最も強力なスキルの1つであり，最もいやらしい政治的操作（残念なことに，多くの議論の的になる議会法案が，その意図とは反対のタイトルが掲載されているようなやり方）から，神経が明らかにヒリヒリするような危機を繊細に取り扱うことまでの連続体に及んでいる．14章のUVA学長Teresa Sullivanの事例には，バージニア州知事McDonnellによる声明で，「最初の女性学長が最近の批判の唯一の標的になったように見えることも懸念される」と述べたことが含まれている．とりわけ，この声明は，状況を「再フレーミング」する例である．このケースでは，彼女は状況が主に2人のリーダー（SullivanとDragas）の間の論争であるというフレームから，複数の関係者が責任をもっているフレームに移った．

　あなたの視点次第でよいとも悪いともいえるフレーム化の別の例は，「医師」または他の専門職を指定するのではなく，保険および管理介護の利益によって「サービス提供者」という言葉を使用することである．「サービス提供者」対「医師」は，どのような仕事が行われているか，誰がそれをしているか，どのように，どのくらい作業が補償されているかについての異なる期待をフレーミングする．

　フレーミングは，重要な出来事や主要な政策問題だけでなく，組織的景観をナビゲートするための日常的な作業にも関係する．その分野で重要な地位にある医師である友人は，かつて私に彼の魔法のフレーズ「私はあなたの助けが必要です」と言った．このフレーズは正しいトーンで提供されると，コラボレーションと地位の平等を示すフレームすることをすぐに提供する．賢明な指導者は，日常的なやりとりをフレームに細心の注意を払っている．リーダーがより意図的に考えることができるいくつかの一般的なフレームの選択肢には，

- 二者択一（たとえば，新しいポリシーをサポートしているか）と，範囲または連続性（たとえば，1〜10のスケールで，ポリシーについてどう思うか？）
- 私たち/彼ら　対　私たち
- 問題（修正が必要なもの）　対　可能性（私たちが望む結果）
- 問題（解があることを意味する）　対　謎（何かをナビゲートすることができるが，ある程度は耐えなければならない）
- ポジション（私は政策に反対している）　対　利益（私はよりよい顧客サービ

スを見たいと思っていて，この政策が邪魔になると思う）
- 何が望まれているか　対　何が望ましくないか

17.4.5　追従すること

　このハンドブックのリーダーシップの実用的定義は，ビジョンに向かって自発的なフォロワーを獲得することである．逆説的だが，しばしば最も重要なリーダーシップ活動は，他の人の指導に従うことだ．特に他の人がそのようなあなたに従う時に．

　追従することは，他の人のアイデアを認めることを超えて，他の人にそのアイデアをはっきり伝えることができる．追従することは，ここでは，一般に，アイデアを裏づけること，同意すること，またはアイデアにあなたのサポートを与えることを意味する．しばしば観察されるグループ行動のダイナミックな動き（チーム，委員会，ボードなど）は，ある人が「これをやりましょう」と言っても，他の誰か（最初の追従者）が提案を肯定するまでグループは動かない．

17.4.6　ファシリテートすること

　リーダーシップスキルとしてのファシリテーションは，ミーティングにおける対話の促進と組織境界を超えた行動の促進という2通りに考えることができる．

　対話は，多様な才能と異なる視点を価値のあるものに統合する作業である．ミーティングのファシリテーション能力は，代替の視点に耳を傾けて区別できるようにする能力，誰もが貢献できるように会話を誘導する能力，共同の問題解決や意思決定のプロセスを通して人々を導く能力である．市長としての私の主な任務の1つは，市議会の会議をファシリテートすることであり，ファシリテーターとしては，静かにしていた委員を話すように促し，無遠慮な委員を手短に後退させて他の人に順番が回ってくるように促し，議論が議題から逸脱した時に議会の議論を議題に戻す．

　ファシリテーションとは，組織の境界を越えたコミュニケーションと行動を促進し，ステークホルダーを招いて対話を起こすことができるようにすることでもある．それは，市長としての私の役割において，私が価値を創造できる重要な方法の1つは，さまざまなコミュニティの利害関係者が特定の問題に集中することを促進すること，あるいは紛争に対処したりプロジェクトを進めるためにそうした利害関係者を管轄を越えて紹介することを促進することだ．

17.4.7　そこにいること

　Woody Allen は，成功の 80%を決めるのは姿を見せることと述べている．絶対に，リーダーシップを発揮するには姿を見せる必要がある．しかし，姿を見せるだけでなく，そこにしっかりいて，かかわりリードする準備ができている必要がある．リーダーがずっといて，貢献する準備が整って，提供しなければならないある範囲の才能を意図的に適用する時にリーダーシップ・アクションを取ると，より影響力がある．

　慣習的ではないが，私はここで**プレゼンス（そこにいること）**という言葉を受身動詞ではなく動作動詞として意図的に使用する．存在感というよりも存在そのものを指している．「そこにいること」とは，積極的に意思をもって，その場に身体的に，認知的に，感情的にいることだ．「そこにいること」とは，遂行された結果を勝手に見て，このビジョンを使用して自分の行動を知らせることだ．非常に複雑になっている世界では，「そこにいること」は明確にする経験を提供する．おそらく概念上は難解だが，そこにいることは，他のすべてのテクニックやリーダーシップの戦略を一貫してまとめる接着剤である．

17.5　パール集

- 360度をつなげること

　あなたの上司だけではなく，あなたの同僚との関係だけではなく，組織内の上下，組織外の関係をつなげ，育むこと．あなたがつながっている相手にきちんと価値を提供してほしい．空腹時になってから庭に植えるのではかなり遅いように，深刻な話をする必要がある時になって，誰かに自己紹介するのではかなり遅い．

- 信頼を醸成すること

　信頼は中立ではなく，達成できるものを加速したり減速させたりする．あなたがリーダーとしての高い信頼を生み出すならば，あなたは疑わしくてもおとがめなしになる．一方，信頼が低い，あるいは欠けていると，人々はすべてのことに疑問を呈するだろう．

- 個人的なつながりをもつこと

　1対1のやりとりのように信頼を構築するものは他にない．信頼は伝染する．ある人の信頼のレベルは，肯定的であれ否定的であれ，しばしば他の人々がそ

の人にどのように対応するかの手がかりとなる．
- 何かを立てること

　一貫性，一致，筋が通っていることは，信頼を築き，影響力を創造する．一貫性，すなわち何度も何度もやり続けることで，信頼性が示される．一致，すなわちあなたの言葉と一致する行動は真正性を示す．筋が通っていること，あなたのアイデンティティとあなたの物語は，時間の経過とともに，人々があなたのことを理解するのに役立つ意味を与える．

- 意図と関心を述べること

　たとえどんなに有効であっても，批評や「建設的」な観察を単に差し挟むだけでは，相次いでやっていると，否定的な印象を与える．ポジティブな意図は，明示されなければ見えない．エグゼクティブコーチとして，私は指導者に意図の声明（すなわち，彼らが見たいと思う結果）を作成し，その意図について頻繁に話すことを勧める．そうすれば，あなたが批判をした時，彼らは組織にとって望ましい肯定的な結果の文脈の中にいる．

- 市場の透明性（透明性の売り込み）

　多くの組織の問題は，透明性が存在するかもしれないが，誰もそれについて知らないことである．単純に透明化するのではなく，組織内で何が起こっているかを人々がどのように見ることができるのかを「売り込んで」ほしい．重要な情報を要約し，それを積極的に配布してほしい．

- 種としての説明責任と雑草としての非難

　人々は責任を負うことを尊重するものである．彼らは，もちろん，非難されたり，処罰されることは避けようとする．責任と説明責任の雰囲気は是正措置を促す．責めることは頭をひょいとかすめたり，低姿勢になって，処罰されることがないようにする．

- 彼らが居合わせていたかのように他人のことを話す

　信頼と誠意を築くためのよい習慣はほとんどない．彼らが居合わせていたかのように他の人たちのことを話す時，人々はあなたが彼らが知らないうちに批判的に話すことはないと信頼する．

- 謝ることを学ぶ

　リーダーは間違いを犯す．それは危険を冒して成長するという領域があるからである．私たちが約束を果たせなかった時，私たちは謝罪することが適切かつ必要である．説明と言い訳は役に立たない．もちろん，必要に応じて，謝罪

の後に適切な賠償または是正措置を講じてほしい．
- 「オール・オア・ナッシング」の考え方を避ける

　組織景観を見分ける時の共通の罠は，「二者択一」「オール・オア・ナッシング」の考え方に巻き込まれることである．何かが真実であるか真実でないかを尋ねるのではなく，どれだけ何かが真実でありうるかを尋ねよう．問題の適切な理解，そして，解決の鍵は，白黒ではなく灰色の領域にある．

17.6　結　論

　政治的行動は人間的なものであり，組織景観の不可欠な部分である．政治的な賢さは，リーダーが組織景観を識別し，ナビゲートし，影響を与えるにつれて，権力，地位，および利益の違いを考慮に入れる．効果的なリーダーは，駆け引きを超越し，組織ビジョンを推進するための取り組みにステークホルダーを関与させようとする．

参考文献

1) Think Leadership Ideas website: http://www.thinkleadershipideas.com/

Tom Stevens　セラピスト，教育者，家族サービス代理のチーフ・エグゼクティブとしての 20 年のキャリアを経た Tom Stevens は，グローバル企業，中小企業経営者，大学，病院，協会，公的機関そして率直な非営利団体を含むクライアントのコンサルティング業務である Think Leadership Ideas を設立した．2005 年，ノースカロライナ州ヒルズボロ市長に選出され，現在はその役職を 6 期務めている．

18
勇気をもとう
Moral Courage

18.1　勇気をもってリードする

　医学の臨床では，難しい決断に溢れている．——鑑別診断を立て，曖昧な検査結果を解読し，人生の終末期の会話を始める．リーダーの役割も難しい決断を要求される．——予算削減を調整し，苦情に応対し，見込みのあるスタッフを昇進候補にする．医師のリーダーは勇気をもって行動することが求められるが，それはルーチンの作業を超えている．定義によると，勇気は，個人的なリスクをともなうことを意味する．たとえば，消防士のようないくつかの職業では，このリスクは身体的な傷害や死までも招くものだろう．他の職業でも，リスクをともなう行動は，生命の危機をともなわないとしても重要である．予算担当者は，管理者の渡航費用に不要な出費があることを指摘したことによる報復を恐れるかもしれない．研修医は，他の医師の認知障害を指摘することで，上司や同僚に追放されることを心配するかもしれない．他の看護師の患者ケアの怠慢を発見した看護師が，もしそれを指摘したなら，彼女の訴えの価値に関係なく職を失うことになると気づくかもしれない．

勇気の定義
- 勇気は恐怖に抵抗すること，恐怖を打ち負かすこと．恐怖の欠如ではない．
　　　　　　　　　　　　　　　　　　　　　　　　——Mark Twain
- 正しいことをしている時は，決して恐れることはない．　　——Rosa Parks
- 勇気は恐怖の欠如ではなく，むしろ，何かが恐怖よりも重要であるという判断である．　　　　　　　　　　　　　　　　　——Ambrose Redmoon

道徳上の勇気とは

- 自らの誤りを認め，間違いを白状し，邪悪な同調を拒否し，不正義を拒絶し，さらに不道徳で厚かましい命令を無視することで被る恥辱や屈辱への恐怖を克服する能力である．　　　　　　　　　　　　——William Ian Miller
- 敵に立ち向かうには大きな勇気を要するが，友達に立ち向かうのにも同等の勇気を要する．　　　　　　　　　　　　——J. K. Rowling,『ハリー・ポッター』
- 立ち上がり発言する勇気もあるが，腰を下ろして耳を傾ける勇気もある．
　　　　　　　　　　　　　　　　　　　　　　　　——Winston Churchill

　勇気を培う機会は無限にある．時に，人は誤りを正すために声を上げなければならない．また別の機会には，誠実や尊敬といった原則に従って行動しなければならない．研究チームの誰が，論文原稿に偽の結果を載せることに抵抗するのか？　カフェテリアの列で患者の話をしている治療スタッフに対して，カフェテリアのスタッフはどのように行動すればよいのか？　ある大学院生が，自分の古い友達である客員教授のセクハラを報告してきた時，部門長である自分はどうすればよいのか？　ドナー候補の患者が，初診時に人種差別の酷いジョークを言ったら，何か言うべきだろうか？　もし言うなら，何と言ってどう行動すればよいのか？

　これらのシナリオは激しさや重要度は異なるが，解決法は，異を唱えたり，見たものを共有したり，清廉を求めたりするその個人の意志にかかっている．

　医師のリーダーのための，勇気のテストは以下の2つの質問に具体化できる．

- リーダーとして，どのようにインテグリティ（誠実さ）を促進する組織文化を作っていくか？
- 道徳上の勇気が要求される状況下で，どのように勇気を奮うか？

18.2　組織文化

　医療領域における研究では，良心の勇気の問題を医療過誤の回避，職員の離職回避と士気の促進，患者の転帰の改善，生産性の向上，職場のルール遵守強化，同僚同士の尊敬やサポートの発展につながる鍵としてとらえられている[1,2]．どのようにしたら，医師のリーダーは「正しいことを行う」ことに価値があり賞賛される文化を作ることができるのだろうか？　どのような組織環境でも重要である4つのステップがある．効果的なリーダーは，(1) インテグリティ（誠実さ）に

価値を認めていると毎日伝える，(2) 集団思考を避けるような批判的思考を奨励する，(3) 指揮系統の歪みを除去する，(4) 勇気ある部下の形成を促進する．

18.2.1 誠実さに価値を置く

　効果的で倫理的なリーダーシップは，リーダー自らが誠実さに価値を置くことから始まる．非倫理的で違法な振る舞いに慣れて大目にみている医師が，正しいことを主張することを厭わない風土を作ることはできない．行動とコミュニケーションは価値と一致しなければならない．リーダーは見かけだけオープンで友人や昔馴染みが選ばれるような人材採用にかかわりながら，部門のミッションにある「最も高い行動基準」の信念を採用することはできない．なぜなら，機密性の許される限り，メッセージや行動の一致には透明性が求められるからだ．そうすることで，部署内で働く者がリーダーの誠実さや信頼性を信じるようになる．スタッフや同僚は，重大な課題や組織の危機に対するリーダーの反応や，人材の採用や処遇の方法を報賞や地位が与えられる基準として認識するだろう．これらやその他の「メカニズムを埋め込んだ文化」は修辞を凌ぐ．行動は言葉以上に語るのである([3], p.5)．

　またリーダーは，培いたい行動を意識的に補強し，他人が期待された基準に沿って行動することができなかった時，彼らに責任を課さなければならない．無駄だという感覚は，倫理的行動を妨げる力強い要因となりうる．スタッフは，どのような行動が報賞または懲罰につながるのか認識し，不適当な行為に対して名声や人間関係を危険にさらそうとするかどうかを決めている．調達マネジャーによる自己取引を発見した会計担当者は賞賛されるべきであり，この失敗の責任者は適切に罰せられるべきである．その会計係を遠ざけたり，不正をしたマネジャーに警鐘をしただけで放っておいたりすることは，効果的に組織のモラルを侵食する[4]．

　研究では，不適当または有害な行動をとる人間とそれを観察する人間のパワーの違いが大きいほど，行動が報告され修正されることが少ないといわれている[5]．「権威勾配」として知られているこの現象は，医療，高等教育，その他の教育達成や社会経済的地位や影響力が同僚間で不均衡に配分されている分野で，特によくみられるものである．すべての階層のメンバーに，問題ある行動をみた時に行動を起こせる力が与えられるべきである．病院組織でエラーを減らす努力は，しばしばすべての職員が患者利益への責任を受け入れ，「何かをみた時には声を上げ

る」ことを促進する文化の変革活動を含んでいる．同様に，このような文化的変革は，誰が間違いを犯し誰が報告したかにかかわらず，間違いを正す真面目な努力を賞賛することを，地位の上下なく同僚や管理者に要求するものである．

集団思考は，満場一致の同意や同調への欲求が正直に異議や不賛同を表現することを禁止する場でみられる力強い現象である[6]．ほとんどの専門家が，会議に出席して決定に対しての懸念を隠し，ほかの出席者が決定事項に同意しているようにみえるために発言を控え，後になって他の出席者も同様に発言を保留していたことを知る，という経験をしている．効果的なリーダーは，自身の主張を和らげて建設的な規範として不賛同を表明することで集団思考を緩和し，未熟に選択肢を狭めることや決定を強要することを避けることができる．リーダーは選択肢の幅広い創出・評価を促し，欠点のある論理や決定に対する不十分な支持を明らかにすることを助ける，グループの中で「悪魔の弁護人」を支持することが求められる．

誠実な組織にとって他に必要な構造的要因には，コミュニケーションのプロセスも含まれる．リーダーは健全な意思決定をするためにさまざまな情報源から情報を仕入れなければならない．しかし，さまざまな要因はリーダーが受け取った情報の正確性を歪ませるかもしれない[7]．コミュニケーションがあまりにも多くの組織階層を通過した時や，コミュニケーションの連鎖の中にいる人々の利害によって細工された時に，コミュニケーションは歪んでしまう．おべっか使い，信頼できない情報源，リーダーが「メッセンジャーを攻撃する」かもしれないと恐れる部下などのすべてが，リーダーが誠実な情報を受け取り公正な評価を行うことを妨げる風土をつくり，その結果，誠実な文化が失墜する．リーダーは，管理するスタッフとリーダーシップチームを慎重に選び，自身を公正に保ち，他人の意見を厭わず聞くことによって，これらの傾向と戦うことができる．相互の信頼，誠実，誠実に基づく率直な会話により，部署内のコミュニケーションがミッションを前進させ，問題を迅速に正確に特定する，建設的な仕事関係の気風を作る[8]．

メッセージと行動を一致させ，誠実さを支持し，コミュニケーションを改善し，集団思考を根絶する努力は，そのすべてが，勇気あるフォロワーシップを形成する要因である．近接性と勇気は，権力の乱用を防ぐ重要な要因であり，だからこそ，リーダーは勇気ある部下を促進し支持するとともに，自身も勇気ある部下でなければならない[7]．効果的なリーダーは，誠実さを生み出す文化を作るだけでなく，自身の勇気の力量を発展させる必要がある．

18.2.2 個人として勇気を奮う

　倫理的な組織文化を作ることは，勇気あるリーダーシップのための最初のステップである．第二には，リーダーである彼もしくは彼女自身が，勇気を奮うことができると確信することが含まれる．リーダーは，勇気の障壁に対峙し，勇気ある行動に対する支持を得て，勇気ある意志に基づく行動をする技術を発展させることで，個人としての発展を育むことができる．

18.3　障壁を理解する

　誠実，信頼，尊敬，公正といった原則が侵害された時，よかれと思っている人が行動を起こすことを妨げるいくつかの障害物が知られている．先に述べたように，報復への恐れ（友人や同僚からの疎外，トラブルメーカーとしてレッテルを貼られること，昇進やその他の機会を見送られること）といった恐れは，問題が起きた時に人が声を上げたり介入したりすることを諦めさせる．単純に，衝突や波風を立てることや嫌われることを気まずく感じる人もいる．告げ口すること，注目を引くこと，権威に疑問を投げかけることをしない，というような強い社会的，文化的メッセージを内面にもっている人もいる．無駄だという感情（原則に従うようにどんなに努力したとしても，状況は人為的に操作されており，自身もそれを変える力をもっていないため，いい結果にはならない）が，行動を思いとどまらせる人もいる．皮肉なことに，問題が起きていることに気づいている人が多いほど，それを指摘する行動を起こす人は少ないものである．「傍観者効果」として知られるこの現象は，集合的な無責任のオーラを作りだし，そこでは，なぜ誰か他の人が行動を起こしてくれないのか，誰か他の人が行動してくれるだろう，と皆が考え，結果としてそうしないのである．

　勇気への障壁は，ありふれたものであり，理解でき，現実に基づいたものである．内部告発者は職を失う．他人の行動に疑問を呈した人は，迷惑な人，社会運動者としてみられるかもしれない．いくつかのスキャンダルは厳重に守られており，さらに長年にわたっており，1人の力で変化をもたらすことが不可能である．これらのリスクに対抗して議論することは難しいかもしれないが，勇気を奮わないことのリスクを考えることも重要である．

　ほとんどのスキャンダルは結果的に明るみに出るが，その時の変化の転換点となった一個人は，間違いなく，過去に行動して失敗した勇気ある個人の声や行動

に援護されている．無駄だと思いとどまる人を脇において，多くの内部告発者は，趨勢を変えることができなくても，まったく何もしないよりやって失敗する方が幸せであると証言している[10]．そして，行動を起こすことの代償があるかもしれないが，行動を起こさないことへの抑えがたい代価もある．行動しないことで，気がかりな活動が継続し広がることをそのままにしている．行動しないことで，個人の負担を増やしている．John McCain 上院議員が彼の勇気に対する著書で述べているように，「後悔は酷い仲間である．勇気によってどんな招かざる結果が起きたとしても，あなたが演じたかった人になれなかったと知ることより悪いことではない」[11], pp.70-71．

18.4 ロールモデル

　勇気をともなう行動は孤独で困難な道のりである．リーダーは，ロールモデルや支持を得られた時にその決断や能力を強めることができる．ロールモデルは個人的なものであるかもしれないし，象徴的なものかもしれない．「正しいことを行った」または店に盗んだお菓子を返して経営者に誰が盗んだかを白状することで責任感のある行動をとった親から，力を得るリーダーもいる．時にはメンター，コーチ，または教師が原則的な行動を示し，その代価を支払ってきただろうが，結果にかかわらずその尊厳と自己価値を維持している．他には，勇気の人賞（訳注：国際勇気ある女性賞などの賞）や伝記を通じて，その決定や行動が勇気の物語として語られた象徴的なロールモデルにインスピレーションを受けたものもあるだろう．内部告発者が悲劇的な対象や愚か者と描かれることが多い中で，そのようなインスピレーションは重要である．スキャンダルの描写の中で，ニュースはしばしばそのスキャンダルの関与者について詳しく説明し，逆にその間違いを正した人やその状況に注目した人に関してわずかしか説明しない．

　インスピレーションやロールモデルを越えて，リーダーが困難な状況にある時には，支持しアドバイスする人が必要である．一貫して信頼されている親友は，共鳴板となり，困難な状況を進むのを助け，戦略を考え，失敗した状況を振り返り，弱点を分析してくれる．しかし大抵は，恥ずかしさや過剰な自信から，危機が生じるまでリーダーは助けを求めようとはしないものである．最初から相談できる相手をもち，その人との関係を大事にしておくことは，リーダーがしばしば経験する孤立に対する規範的で堅実で有益な防御手段である．

18.5　熟練した会話

　権威ある地位に到達した時点で，医師や教育者のリーダーはしばしば効果的なコミュニケーション能力を有しているものである．しかし，勇気が求められる時には，リーダーは，デリケートな問題の話をすることができ，じっくりと話を聞き，繊細な見解を話すことができなければならない．最初の課題は，会話を始める時に起こる．同僚やより上位のリーダーの行動を気にするリーダーは，「私はあなたの仕事ぶりを尊敬し，あなたとの関係性に価値をおいている．そしてあなたが私に誠実であることを求めていることはわかっている」といったような，相手の懸念を鎮める前置きをするかもしれない[7]．たとえば，不適切な冗談や行動に対して単純な「Ｉステートメント（訳注：私はこう思うと自分の意見を伝える）」，具体的には「私はそのような方法でスタッフが患者の議論をすることは好まない」「私はこの部署ではそのような言葉を使うことは好まない」といったようなものを伝えるかもしれない．無分別な決定や集団思考の圧力に対しては，質問で対抗するとよいかもしれない．「Ｘさんはどのようにこの決定を受け取るか？」「この決定に影響を受ける人たちからのどのような疑問にわれわれは向き合うのか？」「われわれはすべての否定的な側面を検証したか？」「この決定はどのようにわれわれのミッションや基準にフィットするか？」「このグループでわれわれのプロセスを観察する人が欲しい」といった質問である．「私があなたの言っていることを正しく受け取ったかわからない．つまり君の言いたいことは……？」や「今私が見聞きしたことは不快に感じる」といった言葉は，いじめから詐欺や不法な行動の提案といった，一連のたくさんの問題ある行動についての会話をお膳立てすることになるかもしれない．

　リーダーは，悪いニュースやネガティブフィードバックに対して防衛や否認でもって対応しようという誘惑を避けるべきである．時間を稼いで落ち着きを取り戻すために助けになる標準的な返答は，「それは役立つ情報だ…．もっと教えてほしい」や「私がお手伝いできることが何かあるだろうか？」といったものだろう．すべての会話にいえることだが，声のトーンも問題である．短気，皮肉，家父長的態度は，建設的な会話のポジティブな効果を蝕む．好奇心，気配り，よい結果を作り出そうとする決意はリーダーの声や態度に影響を与える．

　リーダーとフォロワーが，繊細な問題についてのコミュニケーションを改善し，組織の誠実さを養成し，個人の勇気を高めるのを助けるために，たくさんの資源

を使うことができる[12)〜17)]．勇気の育成は，旅路であって，目的地ではない．それは，すでに速いペースの中で重大な課題を抱えている医療のリーダーにとって，不公平な重荷にみえるかもしれない．それでもなお，勇気あるリーダーにより設定された模範や風土は，組織，そこで働いている人々，またその人たちに助けられる人々を，よりよいものにする．

18.6 結　論

　American College of Healthcare Executives の「倫理規約」の中で，リーダーの義務の1つとして，良心の擁護者としての責任，他の模範となるべき個人の振る舞いへの責任，他人の間違いや不適切な振る舞いに対して行動を起こすことへの責任，患者，職員，組織，地域，社会への忠誠を示す責任を提唱している[4)]．良心の勇気にコミットすることは，医療のリーダーにとっての責務である．組織の誠実さは，個人の誠実さ，公正さ，スタッフの権限付与，効果的なコミュニケーションによって育成される．勇気を出すことへの障壁を理解し，挑戦し，ロールモデルと勇気ある行動を養成する関係性を作り，勇気を行動に移すコミュニケーション能力を利用することで，個人の勇気を発展させることができる．

引用文献

1) Aspden P, Wolcott JA, Bootman JL, Cronenwett LR. Preventing medication errors: quality chasm series. Institute of Medicine BoHCS, editor. Washington, DC: National Academies Press; 2006.
2) Maxfield D, Grenny J, McMillan R, Patterson K, Switzler A. Silence kills: the seven crucial conversations for healthcare. San Francisco: American Association of Critical-Care Nurses; 2005.
3) Ingbar J. Organization ethics: where values and cultures meet. Camden: Institute for Global Ethics; 2005.
4) Darr K. Ethics in health services management. 5th ed. Baltimore: Health Professions Press; 2011.
5) Cosby KS, Croskerry P. Profiles in patient safety: authority gradients in medical error. Acad Emerg Med. 2004;11(12):1341-5.
6) Groupthink. In: Encyclopedia for business [Internet]. 2nd edn. 2015.
7) Chaleff I. The courageous follower: standing up to & for our leaders. 3rd ed. San Francisco: Berrett-Koehler; 2009.
8) Bright DF, Richards MP. The academic deanship: individual careers and institutional roles. San Francisco: Jossey-Bass; 2001.

9) Hylton WS. Prisoner of conscience. GQ [Internet]. 2006. http://www.gq.com/news-politics/newsmakers/200608/joe-darby-abu-ghraib.
10) Lacayo R, Ripley A. Persons of the year: the whistleblowers. Time. 2002 December 30–January 6:30–3.
11) McCain J. Why courage matters: the way to a braver life. New York: Random House; 2004.
12) Patterson K, Grenny J, McMillan R, Switzler A. Crucial confrontations: tools for resolving broken promises, violated expectations, and bad behavior. New York: McGraw-Hill; 2005.
13) Patterson K, Grenny J, McMillan R, Switzler A, Maxfield D. Crucial accountability: tools for resolving violated expectations, broken commitments, and bad behavior. 2nd ed. New York: McGraw-Hill; 2013.
14) Bell D. Ethical ambition: living a life of meaning and worth. New York: Bloomsbury; 2002.
15) Melé D. Management ethics: placing ethics at the core of good management. London: Palgrave Macmillan; 2012.
16) Gentile MC. Giving voices to values 2010. Available from: http://www.givingvoicetovalues-thebook.com/.
17) Thomas M, Strom-Gottfried K. The best of boards: sound governance and leadership for nonprofit organizations. New York: American Institute of Certified Public Accountants; 2011.

Kim Strom-Gottfried は，Smith P. Theimann の倫理学特別教授であり，ノースカロライナ大学チャペルヒル校ソーシャルワークスクールのプロフェッショナルプラクティス教授である．彼女はまた，人文科学研究所所属の大学学術リーダーシッププログラムのディレクターである．

19
変化を導こう

Leading Change

19.1 はじめに

　ヘルスケア産業は政治経済の環境の変化にともない大きく変化している．重要なゴールは高品質の患者ケア，従業員の満足，継続可能な医療制度を実現することである．リーダーは可能な限り混乱の小さい方法で変化を起こすというプレッシャーのもとにいる．変化を導くためには，変革の動きのなかで複雑なシステムを指揮し調整を取る能力が必要である．変革マネジメントのツールや技術だけでは不十分である．変化を導くためには4つの基礎となる性格特性：自己認識，展望，思いやりの心，一生懸命に働く意欲を必要とする．これらの特性はシステムの最も複雑な部分，つまりは人間的なシステムと相互作用するのである．この特性を育て熟練するには訓練が不可欠である．これから述べる事例研究がこれらの特性について学び訓練することにより起こりうる結果を説明する．

19.2 秘訣は性格特性

　性格特性は，コンピュータのOSがアプリケーションの使用を可能にするように，管理技術を最適化する．ワークショップの参加者にフィードバックモデルについて学んだことがあるかとしばしば尋ねるが，参加者の多くが手を挙げる．そこでさらに，必要な時に規則的にフィードバックを与えているかと尋ねると，ほぼ全員が手をおろした．なぜだろうか？　理由を尋ねると，「事態を悪化させるかもしれない」「傷つけたくない」「ばつが悪い」と答える．理解はしていても，その技術を使うことにより不快感から脱することを可能にする性格特性がないのである．

19.3　効果的な変化をもたらすリーダーに不可欠な性格特性

　変化を導くための基礎となる4つの性格特性のうち，自己認識は基本となるため，本書でも1章分を割いている（1章）．その他の3つ：展望，思いやりの心，意欲は変化のための強いリーダーシップの基盤を作る（表19.1）．

　組織的な変化は，あなたが成し遂げようと挑戦していることを理解していないか好まない人々による根強い抵抗によるほどに，大規模な抵抗によっては妨げられない．変化が関係者にどのような影響を及ぼすか，何によって彼らが抵抗を克服するのを助け，変化を起こすことへ協力が得られるのか，ということについての**展望**をあなたがもっていることが緊要である．あなたは，彼らが挑戦に立ち向かっていることに対する**思いやり**と，不確実さ，コンフリクト，抵抗に対して，パワーと同時に優美さをもって立ち向かう**意欲**をもたなければならない．

19.4　展　望

　展望とは，物事をユニークで異なる視点からみる能力である．展望の特性は，より大局的な動きやその中でのそれぞれの物事のつながりへの理解を含むことである．そのような理解はリーダーが大きな視野や立ち位置を他者に理解してもらう際に最も役立つ．展望をもったリーダーは，展望をもたないリーダーよりも抵抗や不満を大幅に回避することができる．表19.2に展望を成長させるためのヒントを挙げている．

　展望への障壁の1つは，どの事項がつながっているかが明確にわからないことである．この理解の欠如は他者が変化を理解したり受け入れることに重要となりうる状況のいくつかの面を捨て去ってしまうことにつながる．最も頻繁に見逃されがちな事項の1つは，人はよく新たに期待されることをどのように満たそうとすればよいのかについて混乱するということである．混乱を示す行動には抵抗や失敗，昔の行動への逆戻り，時には単なる不品行も含まれる．エンゲージメントは，人々が大局的な動きやその中での彼らの立ち位置について理解できるような方法で，必要な変化を伝えることができるリーダーによって始まる．

特性	発達の必要性を示す問題	特性によって高められる技術
展望	●人々が混乱しているもしくは次の段階についてわかっていないようにみえる	●他者に影響を与える
	●特定されていない抵抗	●交渉する
	●頻繁なコミュニケーションの崩壊	●プレゼンテーションを行う
	●イニシアチブもしくは変化へのエンゲージメントの欠如	●戦略的な計画を用いる
	●うまくいかないプロセス	●再編成する
	●仕事や人々をサポートしきれない体制	●プロセスマネジメントを行う
	●解決策の後にも起こり続ける問題	●他者を力づける
		●効果的なフィードバック
思いやり	●特定の強い抵抗	●イノベーション
	●怒りやいらだちを起こす解決策	●問題解決
	●人々がエンゲージメントしない	●エンゲージメント
	●あらゆる新しい考えに対する抵抗	●コーチング
	●自らの考えを他者に説得するのが困難	●影響力
	●成長していない直属の部下	●ネゴシエーション
	●直接のフィードバックの欠如	●コミュニケーションをとる
		●効果的なフィードバックを行う
		●コンフリクトを解決する
意欲	●一部の従業員の不品行	●処罰を与える
	●改善しない質の問題	●ケアに期待されているの質を強制する
	●他者があなたを気分屋と理解している	●行動に一貫性をもつ
	●安全性の侵害	●安全性を強制する
	●信頼の欠如	●他者からの信頼を得る
	●建設的なコンフリクトの欠如	●コンフリクトの解決

表 19.1　変化を導くのに重要な特性と高められる技術

19.4.1　応用：牧場での 1 日

　南西部の小さな医療組織でのこと，最高執行責任者（chief operating officer：COO）は元ロデオチャンピオンであった．彼の子どもたちは競い始め，彼は競技に参加させる多数の馬を所有し，調教し，乗りこなし，競技に参加させていた．

- いくつかの急ぎの問題に一度に直面したら，それらがどうつながっているかを考える．そしてつながっている可能性のある慢性的な問題を考える．このアプローチはしばしばより恒久的な解決策の新しいアイデアを作る．
- 新しい趣味を始める．なじみのない分野の新たなスキルを学ぶ．
- 雑誌，ベンダー，ニュース放送やサウンドバイト*からダイジェスト版を得るのではなく，興味をもった話題を深くまで読む．
- 昔のフィクション，伝記やドキュメンタリーを読む．筆者の視点とその時代から何が変化を引き起こしたのかについて考える．
- 打ち合わせやコーチングセッションで，なぜ行っているかについての皆の理解度を確認する時間を取る．どうやって物事を完了できるのかを説明する代わりに，なぜ完了させるのかについて理解を確かめる．

表19.2 展望を発達させる秘訣
*訳注：ニュースなどの放送用に抜粋された言葉や映像

　ある日，われわれは部門長らの管理方法の大変革に関しての彼らからの支持をどのように得るかについて協議していた．彼は下位層での決定権の自律性の拡大を彼らに認めさせることへの抵抗によって難渋していた．われわれが話したところ，彼は突然立ち上がり「わかったぞ！　これは馬を調教するようなものだ」と叫んだ．彼の馬を通じての体験が，従業員が彼の方向性を理解しその方向に向かうことを助けるために何をすべきかを理解させた．われわれは管理者たちを彼の牧場に連れて行き，彼が何を望んでいて，それはなぜなのか彼らが理解することに役立つだろう，彼が馬についての知っていることをいくらか経験させた．管理者たちは，彼らの神経質なエネルギーがいかに馬にマイナスに影響するかを学ぶことで，問題を解決した．彼らは，馬とかかわることに要した時間によって，新たな技術を教える時間を数倍省くことを学んだ．また馬を正しい方向性に導くには，徐々に間違った道へ行きにくくし，正しい道へ行きやすくすればよいことを学んだ．管理者たちが，何が，なぜ必要なのかを理解したことで，その日は大変効果的な変革過程の始まりとなった．彼らは期待していたよりもずっと進み始め，組織にまったく新しいレベルの成功をもたらした．より大きな視野で眺め，管理者らにそれを伝えたことで，かつて被害者意識を感じていたこのリーダーは，組織に必要な変化において強靭な支持者に変わっていったのだ．

　展望というこの特性の重要な部分は，他者への理解と知識を深めることである．COOにとって「わかった！」では不十分であり，彼は理解したことを他者に伝える方法をみつけなければならなかった．時に，牧場での1日のように体験的に行

われることが最良の場合もある．他の場合は，単純で簡潔な説明である．よい質問はしばしば人をそれぞれの答えや経験に導く．内省は自らの展望を得，他者の同体験を助けるための力強いツールとなる．しかしながら，どのように行われたとしても，効果的に伝えることのできる，壮大でさまざまな展望をもったリーダーは変化の過程において強い影響力をもつ．

19.5 思いやり

思いやりのためのビジネスケースを明確にしたアイケアシステム Aravind の話や，あるいは病院を思いやりのある，患者中心の療養の場とする組織 Planetree の結果について皆さんも読んだことがあるかもしれない．これらのようなケースでは，どれほど組織における思いやりが革新や成功を導く手助けとなるかが明らかにされている．

思いやりをもつことは，他者の苦しみを理解し，それを乗り越える措置を講じることである．もちろん，組織自体が感情をもつことなどなく，行動をとることもない．感情をもち，行動をとるのはリーダーである．思いやりのあるリーダーというものは，思いやりのあるシステムを作り，効果的で思いやりのある変革過程を作り出す．思いやりを育むことは，人間関係，従業員，組織を変えることができる（表19.3）．

人は，自分の立場を失う気持ち（恐れ）から，変革プロセスの終わりにどうなっているのかに関する不確実性から来るみじめな感覚（無力感）に至るまで，さま

- 思いやりとは選択であり，筋肉のように，簡単にやり遂げられるようになるために思いやりある選択を何度も訓練しなければならない，ということを忘れてはならない
- 問題に直面する前に，自身が直面しなければならない人間またはグループ員であったら，と数分かけて想像する．同じ状況でどのように感じるかを想像する．この試みは表面的に行ってはならない．時間をかけ，本当にその場にいるつもりになって，彼らの視点から心の中の状況を演出する．そのうえで，彼らに直面する
- 家庭内の避けられないコンフリクトの最中に練習する．好ましくない行動の背後にあるものを実際に観察する．「彼らがそのように行動しようと信じているもしくは感じているものは何か？ 彼らが必要としているものは何なのか？」と自身に問い直す．そのうえで，自分が同じように信じたり，感じていた時のことを認める
- あなたを苛立たせる人々を思い描き，それから，彼らが幸福であり苦しみのないことを静かに祈る．あなたが彼らに苛立っていない時，静かな場所でこれを行う．心からそれを行ってみる

表 19.3　思いやりを育むためのヒント

ざまな理由で変化に抵抗しようとする．起こっていることに対する抵抗は，苦しみの主な原因の1つである．われわれは皆，自分に合っていない状況や人への抵抗を経験し，苦しんできた．思いやりとは，その人を否定的な方法で判断してラベル付けすることではなく，苦しみを軽減しようとすることによって生じる行動を理解し，それに応答することである．この考え方は，あなたが悪い行動や不適切な行動に身を任せることを示唆するものではなく，人々がそれを乗り越えるのを助けることである．

われわれが変化について，好きではないもの，つまり抵抗すべきものと考えることを止め，それを学習のプロセスと考えるようになると，抵抗しないことがより簡単になる．われわれは学べば学ぶほど，抵抗を止めるのは簡単になる．思いやりのある指導者の行動は，人々が非生産的な行動やプロセス，感情にはまってしまうのを防ぐのに役立つだろう．

Leahy and Associates の Tom Leahy は，学習のさまざまな段階で何が起きているのか，どのような行動が必要なのかを明らかにするモデルを提示した[1]．行動について思いやりのある視点を提供し，新しい働き方を学習しなければならない人々のニーズに応えられるリーダーになるための手助けをしてくれる．変化にともなう問題を人々が解決する際，立ち往生したり，ぶつかったりすることがある．まとまりをもって働くことは難しくなる．なかなか進展していない仕事にぶち当たる．その時点こそが，Leahy がラーニングエッジと名づけるものである．チームは，その時点から3つの地点に進める可能性が出てくる．ベイルアウトとは，人々が変化の動きを単に経験するものの，グループの決定についての合意を維持できなかったり，取り消したりし始める箇所である．ブレークダウンは，紛争，欲求不満，怒りが蔓延し，建設的な活動がまったくない状況である．ブレークスルーは，望ましい結果であり，物事が1つになり始め，新しい視点がもたらされる．人々は活力を感じ，勢いは増す．指導者は，図 19.1 に示すように，チームがブレークスルーに必要なものを提供し，脱出やブレークダウンを回避またはそこから回復することによって，これらの段階に影響を与える．

ラーニングエッジにおいてチームにとって必要なものは，道具である．道具といってもテクノロジーや機器もあるが，ミーティングの管理スキル，紛争解決や交渉のスキル，許可や資源を得るための明確なプロセス，またはファシリテーションスキルなど，人々のシステムやプロセスといった道具が必要になることが多いだろう．リーダーが慎重にすべきことは，入手可能な知識や道具や資源のレベル

	 生産性	活力	感情	信念
イージーラーニング	高い	↑ 高い	よい，興奮している，楽しんでいる，好奇心が強い，素晴らしい！全体としてポジティブ	われわれにはできる
提供すべきこと：モチベーション，より多くのことが可能で，行うことに価値があるという信念 注意点：彼らを簡単に辞めさせないこと				
ラーニングエッジ	横ばい	大きなばらつきがある	よい，不満をともなった不安，悩ましい，好奇心が強い，まだ楽しい，もはや楽しくない	われわれにはできる，しかしどのようにしたらよいかわからない．より多くのことをしたいのかどうかわからない．
提供すべきこと：ツールとスキル 注意点：彼らを崖から突き落とさないこと				
ブレークスルー	高い	高い	興奮，喜び	われわれには何でもできる
提供すべきこと：賞賛，ブレークスルーを認識するのを助ける，段階的な成功が提供される 注意点：いつでもブレークスルーを求めない，それは捉えがたいものである				
ベイルアウト	減少	少ない	無感覚，欲求不満	馬鹿げている
提供すべきこと：再構築されるラポール，再びメンツを立てる方法をみつける 注意点：彼らを仲違いさせない，彼らの中だけでつるませない				
ブレークダウン	停止	高い，しかし怒っている	怒り，コントロール不能	われわれにはできない，それを証明してやる，非難
提供すべきこと：将来やってくるものを彼らに見えるように手助けする 注意点：まず彼らを現在の状況からに連れ出す				

図19.1　Thomas Leahy によるブレークスルーモデル

をそのままにして，あまりにも厳しく強行してしまうことである．

19.5.1　応用：抵抗に対する思いやり

　大病院の主任看護師は，看護師らが医師中心の医療体制を患者中心に変化させようとすることを助けようとしていた．多くの医師は支持していたが，変化に対

して気難しく傲慢で看護師に八つ当たりして拒否する医師も存在した．苛立たしく時間のかかる状況であった．その主任看護師は，彼女のチームが医師との交渉方法の変更においてラーニングエッジにいることに気づいた．彼らはツールとそれらの使い方を学ぶうえでの思いやりが必要であった．そうした医師を異なったやり方で扱うようチームメンバーをより強く追いつめることは無意味であった．これは願望の問題ではなく技術の欠如であった．主任看護師は難しい人をどう扱うかについてのトレーニングを盛り込んだ．何度かの学習会と特定の状況に対する電話でのコーチングの後，彼らはこれらの医師との問題を見事に処理し，前向きな結果を得た．プレッシャーの代わりにツールを用意することで，主任看護師は変化の過程における難しい部分の処理を助けることができた．状況に対する思いやりによって，医師，看護師や運営側に対する不満の代わりに学びの段階へと変更することができた．

19.6 意　欲

　意欲は恐怖や不安，倦怠感，抵抗もしくは不快感にかかわらず正しい行動をとれる能力である．これらの感情がないのではなく，自らの能力を最大限使って正しいことをしようとする意欲である．どのようなリーダー（またはマネジャー，配偶者，親，市民）になりたいかを決め，すべきことをする意欲を育てよう．フィードバックモデル学習と不使用の例を思い出しただろうか？　意欲とは人々が学んだことのあるフィードバックモデルを使えるようにするキャラクター特性である．これは，彼らに意欲がないというより，そうした特性が育っていないことを意味する．意欲がないと，フィードバックが散発的になるか，もしくは起こりえない．意欲はまた，あなたがどこに焦点をあてるかということでもある．注意を向けていないと，自らの求める結果を作るための行動をしている代わりに，物事があなたに向かって起こっていると考えるような状況に浮かんでしまうことになる．あなたがすべてをコントロールできるといわないまでも，私達はしばしば扱いたくない事柄に対して注意を払いたがらない．注意を払わないのは，無責任で不本意な状態である．意欲を育てるには（表 19.4），まずあなたのリーダーシップにおいてあなたが活動する部分に注意を払い，自身のリーダーシップとして活動しない部分を選び，そのうえで居心地の悪さにかかわらず正しいことを行うことである．

- 延期していたすべてのことのリストを作り，カレンダーに書き込み体系的に実行する．もしくはもう行わないと決めてリストから外す
- 毎日5分，自分が何をやっているのかに注意を払う．それが何かが大切なのではなく，やっていることを変えることが目的ではない．注意を払うことの練習である．電話や時計のアラームをセットして，5分間ただ注意を払う．思ったよりもずっと難しい
- 自らの恐怖や不安や倦怠を顕在化させることを学ぶ．瞑想，ヨガ，武道，長距離走，水泳など自らの考えや意識に邪魔されない時間を過ごすことができる活動をする．それによってあなたの不安，恐怖，倦怠や抵抗をわかるようになる
- どんな状況でもやれるように意思を鍛えることを目的に，恐怖や抵抗を感じさせる活動を始める．ダンス，トーストマスターズ（訳注：パブリック・スピーキングなどの上達を目的とした団体），炊き出しボランティア，ビッグ・ブラザー・ビッグシスター（訳注：子どもたちの成長を支援するボランティア組織），子どもらのチームをコーチすることなど．不安，居心地の悪さやつまらなさを感じることならどんなことでもよい練習となる

表 19.4 意欲を発展させるための秘訣

　組織における意欲の欠如によって，かかわる人皆にとっての被害につながるコンフリクトを人々が処理しなくなる．慢性的な打ち合わせへの遅刻，フィードバックの依頼に答えなくなる，迫りくる問題が手に負えなくなる前に言及しなくなる，締め切りの不遵守，コミュニケーション不足，これらはすべてすべきことをしようという意欲の欠如の症状である．正しい行動をしようとする意思の破綻は一般的に，恐怖，ストレス，怠慢もしくは注意の欠如によって起こる．意欲の欠如は人を安全で簡単な選択肢に導き，低い自己評価，回避もしくは無秩序の出現を引き起こす．

19.6.1　応用：挑戦に向き合う

　キャリアの早期，人に聞きたくないことを伝えなければならなかった時，もしくは自分の強みではないタスクをこなさなければならなかった時，私は意欲の欠如に直面した．ルーチンや不愉快な義務に従うことを遅らせた．私のチームは私のことは好いていてくれたが，私と働くことは好まない状況に陥っていた．より重要なことに，自らの能力に対する自信喪失になっていることが嫌だった．目先のことだけを考えて抵抗の最も小さい道に負け，皺寄せの処理をしなければならなくなっていることに弱さを感じた．ひとたび，意欲こそが私のなりたいマネジャーになる秘訣であるとわかってから，自らと他者の利益のために意思を鍛えることを集中的に始めた．結果はすぐには出なかったが，少しずつ私の無秩序でぱっとしないという評判は好転し，人々は私と働くことを楽しむようになり始め

た．私は自らの仕事をより好きになり始め，日々の管理上の挑戦にいかに立ち向かうかを誇りに思うようになった．何よりも，私は誠実で一貫性をもち，チームワークと堅実な結果のあるマネジャーになった．

19.7 リーダーを変えれば会社も変わる：リーダー変革における性格特性の成長についての事例研究

　2つの施設をもつある病院では高い離職率を誇り，ほぼすべての領域においてたくさんの間違いや過失につながる状況になっていた．ほぼ何の予防的補修もされておらず，よりひどい崩壊につながっていた．スタッフは故障中の施設やトイレやシャワーといった基本的な部分の問題で使用できない部屋で働かざるをえなかった．離職率は年に65％となり，費用はいうまでもなく，シフト構成の困難さ，それぞれのシフトでの新人のあまりの多さ，よいチームワークを築けないことや不適切なスタッフの雇用などが起こった．地域での組織の評判は悪く，役員から主任看護師，現場のスタッフに至るまで士気はとても低く，欲求不満は高まっていた．

　組織内の信頼はとても低く，測定できないほどであることが調査や面談により明らかになった．調査では，組織としての構造的，行程的な安定性の欠如，スタッフのエンゲージメントや成長の欠如，患者への注力の低さが現れていた．面談では，日々次に何が起こるか起こらないかということについての多大なる不確実性が明らかになった．スタッフは管理者の気分によりいつ解雇されるかわからないと感じ，注意喚起や正当な理由なしにルールが変更されると感じていた．管理者は経営陣が理解してくれないと感じ，真に有害である何人かの重役や役員は「守られている」と知覚していた．役員らはなぜ従業員が率先して動かず，「ばかばかしい失敗を何度も繰り返すのか」理解できなかった．

　経営陣をコーチする中で，期待され実行すべき明確なリーダーシップや管理者行動の指針をもちえていないことが明白となった．彼らは生き残るため以上の戦略をもっておらず，ほとんどの従業員に対して彼らの目的を説明していなかった．幹部管理者は事態を改善することにとても意欲的だったがやり方を知らなかった．

　文化が成功に導き，リーダーが文化を作るのであるから，これらのリーダーの自己認識，思いやり，意欲の特性を発達させることが最優先事項であった．文化

を変えるための明確で明瞭な戦略と期待される効果についてのはっきりしたメッセージを作ることで，成功とはどのようなものになるのか，また，システムとその過程はどう与するのかがわかるようになる．価値観が行動を導くことから，次に価値に注目した．彼らの核となる価値観を尋ねると，30秒ほど耳が聞こえなくなったかのような沈黙の後，組織やかかわるすべての人に対する願いを話すにつれ，彼らの生来の優しさがわかった．ある程度の期間を経て，彼らが管理したいという価値観に帰着した．

これらの価値観は思いやりのある病院の運営方法に影響し，彼らは自らの行動の中に明らかに見えている価値観を知り学ぶこと，またその価値観をもとにして管理することを始めた．

最高経営責任者は過去の文化をどうやって作ったか，それを変えるには何ができるかを理解することに特に受容的であった．彼は，プロとしての行動を要求することへの渋りは，士気を挫き不品行を放置することであると耳にすることを嫌がった．彼の好かれたいという願いが真実を告げることを控えさせているという事実に立ち向かうことも彼は嫌がった．しかし，思いやりをもって従業員に耳を傾けるとともに，変化を起こそうとする勇気があった．彼の明瞭さについて一貫したフィードバックを受けることや，反対意見に向き合ってやり方を変えず，たとえ彼や彼らの以後の居心地が悪くなるようなフィードバックや期待さえも一部だけではなくすべてを人に伝えるように努めた．

彼のチームメンバーも，それぞれが自己分析を実施した．変わりたくないと明確に感じたため辞めた役員もいた．いつも悪い点を見つけ批判する代わりに彼と彼のチームに対する思いやりを育てることに注力した者もいた．一度役員たちが新たな運営方法を発展させると，同じようにできるよう管理者を助け始めた．リーダーシップに関するワークショップを開催したり，直属の部下にコーチングを行ったり，それぞれが病院の成功のためのどんな役割を担い，どのような価値観や行動が期待されているのかを説明することを手伝った．

6カ月以内に，従業員は状況がよい方向に変わっていると信じはじめた．変化を嫌がる者は去り，病院をよくしようとする者は深くかかわるようになった．1年以内に離職率は低下し，2年で24％までになった．施設管理は緊急の修復よりも予防的なメンテナンスを行うようになり，士気は上がり，病院は近隣の町からの新たな従業員を引きつけるようになった．離職した元従業員が戻りはじめ，評判が回復したことで一流の職員を雇えるようになった．従業員主導のプロジェク

トチームは雇用や新人研修，給与や評価システムを含むいくつかの主な工程を合理化した．4年後に，ほとんど苦労することなく，もう1つの施設を加えた．

　この病院を変えるためになされるべき職務関連の課題や，専門的な課題，技術関連の課題や組織の課題があったが，リーダーの特性の成長なくして成功はなかったであろう．これらの特性を欠くリーダーが意欲的なフォロワーを得ることはとても難しい．

19.8　結　論

　自己認識，展望，思いやりと意欲といった重要な性格特性はリーダーとして成功するために重要な基礎を作る．これは一度きりの学習ではなく，反復して行う練習である．何かを学んだり上達するために練習するには粘り強さが必要である．上記の変化を学ぶための最後の秘訣（表 19.5）を見直して．これらの特性を使う訓練をすれば，そのよさがわかるだろう．すぐにわかるものもあれば，時間がかかるものもある．自らの成功を喜び，つまずいたらもっと練習してみること．これはあなたが人に対しても言うべきことだ．なぜなら，それが継続した成長をもたらすからである．自分のためにやってみて，訓練の成果を味わってほしい．

- 避けられない場合を除き，一か八かの状況から始めないこと．初めは，自らをたまには素晴らしいと思っても，他の時にはかなり不格好だと感じるであろう．あなたを愛する，すでにあなたの味方である人や，あなたが新たなことに挑戦しその不器用な試みの利益を広めようとしていると知っている人とともに訓練する
- ここぞという時に行うこと．素早く肝心なことを得ることで，現実の学びを得られる
- 性格特性やあなたが働きかけている行動について頻繁にフィードバックをくれる味方をもつこと．率直なフィードバックがあるととても早く行える
- さまざまなところで練習することで沢山の進歩が得られると思わないこと．これらの特性のいくつかの部分について毎日少しずつ，注意を向けなければならない
- 輝かしい自分となるまでは自分自身を評価しないこと．評価することはどうあってもあなたをよりよくすることはないうえに，あなたの目標に有害な行動を作ってしまうかもしれない
- 「これをやったら次に進める」などと期待しないこと．性格特性をあなたの内なる OS の一部にまでに達させることはとてつもなく長い過程である．われわれはみな時に後戻りもするが，そうした後戻りは頻繁ではなくわずかなものになっていく

表 19.5　変化を学ぶための最後の秘訣

引用文献

1) The Innovative Team®. A workshop by Thomas Leahy; Leahy and Associates Boulder, CO.

参考文献

1) Katie, Byron, Loving What Is (New York: Three Rivers Press 2002).
2) Chodran, Pema, Start Where You Are: A Guide to Compassionate Living (Boston: Shambala Classics 1994)
3) Huber, Cheri, The Key, And The Key Is Willingness (Mountain View: Keep It Simple Books 1998)
4) Wheatley, Margaret, Leadership and The New Science (San Francisco: Berrett-Koehler Publishers, Inc. 2006)

Elizabeth Upchurch は，成功し，持続可能かつ所属する人々を完全に支援する組織を作り出すことに焦点を当てる仕事を 25 年以上にわたり行ってきた．彼女はデューク大学のリーダーシップ・トレーニング・アソシエイツの元ディレクターであり，ノースカロライナ大学シャーロット校（UNC-Charlotte）から組織開発の認証を取得している．

20
戦略的に考えよう
Thinking Strategically

20.1　はじめに

　医療従事者やヘルスケアシステムのリーダーが直面する選択肢は常に変化にさらされており，変化をきたす数多くの項目の中でも消費者行動，人口動態，返済制度，組織のイニシアチブ，市場統合，競争，規制基準などがある．これに応えるように，学術的なヘルスケアシステムにおける医師のリーダーらは，彼ら自身の処理能力と識別力を統合し，自らの行動が与える即時的な効果や未来に対する影響を認知し，解決できない重要かつ相対立する要素のある戦略的ゴールに向かって，それらの調整が求められるような複雑なケースにおける極性思考〔訳注：polarity とは，一見対立しているようにみえて相互依存関係にある 2 者を指して用いる用語である．たとえば，陰と陽といったような概念もあれば，ヘルスケアの文脈では標準化と個別化，変化と安定，個人のコンピテンシーなどが存在する．極性思考（polarity thinking）においてはこの相対的な 2 つの概念の長所・短所などを書きつつ 4 象限の図を作成する．いずれかの側面のみに注力すれば，どのようなことが起こるか，予測できるようになる〕をうまく取り扱っていくことが求められている．医師のリーダーはしたがって，**ヘルスシステムの思想的リーダー**（health system thought leader）となることを求められている．こういった環境で最も重要なスキルセットの 1 つには，戦略的思考がある．

　戦略的に考えること（戦略的思考）とは，ビジネスリーダーがめまぐるしい環境変化に効果的，先取り的に対応するためのスキルである．医学がもつ性質や多くの市場の力との相互作用を考慮すると，医学は広範囲にわたる変化の真ん中に真っ向からかかわる．VUCA とは，経営コンサルタントの Daniel Wolf が作った用語であるが，医療産業をよく描写している[1]．VUCA は，状況や環境を検討する

ために使われる単語の頭字語である．VUCAは次のような意味である．
- Volatility（変動性）：変化の性質や動態，または変化をもたらす力や触媒の性質や速度
- Uncertainty（不確実性）：予測不可能さ．驚きの見込み，自覚感と問題や出来事に対する理解
- Complexity（複雑性）：力の多重化．問題の複雑化，組織を取り巻く混沌や混乱
- Ambiguity（曖昧さ）：原因と結果の混乱，現実のもやもや．間違った方向への誘導の可能性と状況に関する複数の意味

VUCAの予備知識となる解説を加えると，ハーバード・ビジネス・スクールの名誉教授であるJohn Kotterがハーバード・ビジネス・スクールを1974年に卒業した115名に対して20年にわたる歴史的な研究を実施した[2]．Kotterは，市場のグローバル化と競争がキャリアパス，賃金水準，組織構造や機能，そして仕事そのものの性質にどのような変化をもたらしているのかを研究した．Kotterは次の点を指摘した．

- **変化の新しい現実**．慣習に依存しないようにする必要性．医学では，注意深く過去のものを尊重しつつ，患者や保険支払い者や規制者の新しい要求にどのように対処するかを模索し，ヘルスシステムが長期間持続するよう管理することを意味する
- **新しい反応**．単にマネジメントだけではなく，リーダーシップを巻き込む必要性．そして，大規模で官僚的なアプローチではなく小規模で起業家精神にあふれたアプローチに焦点を当てる必要性
- **基盤**．競合的な動機と長期の学習への素早い取り組みが要求される．それには，継続的に学習やマネジメント，リーダーシップ，組織プロセスの適応を通じて制度を再構築する必要がある

このように，変化に対処し変革を生み出すための効率的な組織的方法に関して高い需要がある．この現実が意味することとは，変化を理解し，効率的にかつ戦略的に対処できる組織文化を作り上げる枠組みが必要とされている，ということにほかならない．結果として医師のリーダーには，部門，環境，文化，ヘルスシステムごとの戦略プラン間で，データに基づいたつながりを構築することがより

強く求められている.

　この急激な変化はすべて，持続可能な組織の結果を生み出すための強力な意思決定スキルが必要となることを指し示している．要するに，戦略的に考えることが活気に満ちたアカデミック・メディカルセンター（訳注：日本でいう臨床研修病院）では極めて重要だということである．リーダーは，孤立した状態では戦略的な決断を行うことはできない.

20.2　第1段階：自らの思考を評価する

　すべての思考は質問に対する回答である．「あの色は何色？」と質問されてはじめて，われわれの心は「青」だと考える．熟達した専門家は，教育面での成功と職業的な成功を思考能力の高さを理由に同等なものとみなしている一方で，われわれの日々の思考の多くの部分は欠陥だらけである．批判的思考をするリーダーである Richard Paul と Linda Elder は，批判的思考の団体 Foundation for Critical Thinking に所属しており，次のように述べている．「……バイアスあり，歪曲あり，部分的で不十分，完全に先入観そのものだ．それでも，われわれの生活の質と，生産にしろ建築にしろ，われわれが作り出すものの質はまさにわれわれの思考の質にかかっているのだ」．誰もが判断をする際に間違うことがある．持続可能な組織パフォーマンスを生み出すには，リーダーは改善を図るべく定期的に思考の質を評価し，その質を発達させる必要がある．優秀な戦略思考家となるには，批判的思考の基盤を造り上げる必要がある．

　Paul と Elder は，**批判的思考**について，物事を改善するために思考を分析し評価する技術と定義した[3]．批判的思考がうまくいくということは，自己志向的，自己規律的，自己監視的で，かつ自己修正的だということになる（図 20.1）．卓越性の基準を堅守することともに，バイアスや性格に基づいた様式や，他の願望などに影響を受けたわれわれの嗜好を乗り越えることを必要とする．批判的思考は，目的，情報，解釈，仮定，示唆，視点，関連，正確性，精度，一貫性，論理などについての深い疑問への回答を示してくれるものである[3]．

　批判的思考は，下記のように要約できる．
- 情報や信念を処理する一連のスキル
- 知的貢献に基づいて，行動を誘導するためにそれらのスキルを活用する習慣
- 誰もがいつも使っているものでは決してない．誰でも無規律または不合理な思

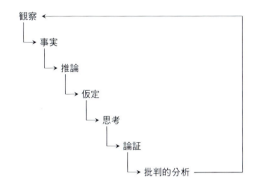

図 20.1　批判的思考の要素

考をすることがある
- 盲点や錯覚への傾向などの程度に関する問題
- 生涯をかけた取り組み

リーダーには，批判的に思考する厳格さの先に，彼らの仕事や組織に戦略的に関連した思考についての位置づけをもっていることも必要である．

20.3　第2段階：リーダーシップコンピテンシーとして戦略的に思考すること

戦略的思考はビジネス戦略，戦略実行，戦略管理，戦略的リーダーシップを作り出すことと同等ではないが，これらの関連した概念を調べることはわれわれがよりよい戦略的思考家となるための手助けとなる．**戦略**は，組織が時間とともに優れたパフォーマンスを目指して組織自体を確立するために行う選択のパターンを反映している．それは，大量の物や関係性の中で最も重要で決定的なものを差別化したり決断によって**識別**したりするプロセスを含む[4]．Porter（1996年）によれば，「戦略の本質は何をしないでおくべきかを選択することである．戦略自体はそのプロセスの結果である」[5]．

組織によっては，戦略を戦略的イニシアチブまたは戦略的ドライバー（訳注：

以下,「ドライバー」は動力源や駆動力のようなものを指す)といった用語で呼んでいる．**戦略的ドライバー**は，時を経て優れたパフォーマンスにつながる持続可能な組織パフォーマンスに関する比較的少ない（3～5つの）決定要因である．それにはテクノロジー，マーケティング，教員採用，医師のエンゲージメント，組織資源といった分野を包含する．個別に，あるいは他の組織資源，コンピテンシー，能力と関連して，戦略的ドライバーは競争的ポジショニングを強化し，そして最も重要な非常に限られた資源をどこに投資すべきか示唆してくれる．戦略的ドライバーは組織がどこに時間や労力や投資を行い，どこに行うべきでないかを決定する上での助けとなる．

20.3.1 戦略的ドライバーは以下の助けとなる

- 競争的地位を強化するためにどこにどのくらい積極的に時間，エネルギー，金銭を投資すべきか見分けること
- 戦略的投資に関して決断を行う際に，リスク回避とリスク負担を理解するのを助ける
- 外的な環境変化と内的な組織能力や組織構造を調和させる
- 戦略的ビジョンと運用の意思決定を適合させる

20.3.2 ドライバーを同定するための質問

- われわれの現在の重要な戦略的ドライバー（イニシアチブ）は，自らが望む未来に向かってわれわれを動かすために絶対的に重要なものだろうか？
- ほかの投資のほうがわれわれのミッションやゴールをサポートするのにより重要なのではないか？
- われわれがそれらに投資していく方法は明確か．どのようなアクションを取るべきで，目標ステートメントはわれわれのビジョンと矛盾してないか？
- ドライバーが無視されたり失われたりした場合には，望む未来に向かって組織を動かすために即座にそれを確立させることができるか？

20.3.3 戦略的ドライバーとそれに関連した目標ステートメント（ビジョン）の例

- ドライバー「患者中心ケア」目標ステートメント：われわれの現在いる市場で選択される主要なヘルスシステムとなる

- ドライバー「目的の医療サービス」目標ステートメント：われわれは近隣の紹介エリアを超えてヘルスケアの最終目的地となるだろう
- ドライバー「提供者のエンゲージメント」目標ステートメント：エンゲージのための強固なシステムを開発する，そこには医師のリーダーのパイプラインが含まれ，それを保証する
- ドライバー「プライマリケアの転換」目標ステートメント：アクセスや消費者の利便において屈指のヘルスシステムとなる
- ドライバー「多様性の包含と関与」目標ステートメント：われわれのスタッフとコミュニティに患者ケアの質を向上させ，積極的に関与させる

戦略実行は，各戦略または戦略的ドライバーの目標とそのサポート戦略を実現するために使用されるプロセスである．個々の戦術が戦略全体の成功につながるため，これらの個別の結果は，それらが関連されている方法よりも重要である[6]．

戦略的マネジメントとは，状況分析，戦略開発，実行，戦略管理，適応を含む組織全体のプロセスである．全体のシステムにかかわるアプローチであるため，学習する組織（継続的に計画，実行，評価，および修正のサイクルを通じて，そのメンバーの学習をコアコンピテンシーとして包括する組織）を作り上げるのに役立つ．マネジメントの専門家 Peter Drucker が，戦略的マネジメントにより嵐を予知し，それに耐え，実際にはその先にいくことができると述べていたことを思い出させる[7]．

戦略的リーダーシップは戦略リーダーシップセンター（Center for Creative Leadership）により開発され，Hugh, Beatty, Dinwoodie 著「Becoming a strategic leader」に記載されており[4]，時間の経過を通じて持続的な組織パフォーマンスを生み出すためにはどのように効果的なマネジメントとリーダーシップの実践が必要であるかを包含している．組織全体に方向性，協力，コミットメントを生み出すように考え，行動し，影響を与える時に，個人，チーム，組織は戦略的リーダーシップを実行する．CCLの戦略的リーダーシップのフレームワークに組み込まれているのは，次のようなものである．

- **戦略的思考**：組織とその環境の複雑な関係を理解し，その理解を利用して組織の持続的な成功を促進する決定を下す．組織の優れた業績を形作る情報や考えを収集，生成，解釈，評価するために必要な認知的および社会的プロセスが含まれる．これらは，革新的な思考プロセス（アイデアの統合，非線形のつなが

りとプロセス，視覚的表現，暗黙的なフレーミング，「心で熟慮する」など）だけでなく，伝統的な思考プロセス（分析プロセス，線形のつながり，言葉によるフレーミング，明示的なアプローチ，方向づけ，「頭で考える」）の両者を体現している．
- 戦略的行動：組織での生活に固有の曖昧さ，複雑さ，混乱が生じていても，組織の戦略的方向性に沿った決定的でタイムリーな行動をとる．方向決めをしたり，優先順位を設定したり，責任を委任したり，説明責任を取ったり，学習を捕捉したり，不確実性のなかで行動したり，長期的および短期的なバランスをとったり，行動する勇気をもつなどといった，優れた業績を上げるために資源を提供する行動や意思決定が含まれる．
- 戦略的影響：（組織内と組織外の）関係の強化，組織文化やシステムを影響ツールとして活用し，他者を戦略的プロセスに招待することによって組織の戦略的方向へのコミットメントを醸成すること．戦略的影響力は，結果が組織にとって戦略的な示唆がある場合になされる．目標へのコミットメントは非常に重要である．戦略的影響は，長期間をかけて起こり，通常は組織全体の人々が関与する．戦略的影響は本質的に物事がうまくされるための方法論や条件などを形づくる，関係性の網に影響を与えることに焦点を当てている．

個人や集団の思考，行動，影響といったこれらの領域は，急速な変化の時代における戦略を実行する鍵である．リーダーはこれらの領域の1つまたは2つを強みとしている傾向があるが，3つすべての能力が必要である（図 20.2）．

戦略/戦術の選択．戦略的リーダーは，対象となるステークホルダーのネットワーク上で信頼，信用と関係を構築するための影響力の取り組みを設計，実行，調整する．彼らは，システムの観点から他人のニーズを考慮する win-win シナリオを作成する．あなたの考えを明確にするためのいくつかのアプローチには，以下のようなものが含まれる．
- ニーズ/機会に注意を喚起する
- 情報を提供する
- アイデアの所有権に他人を関与させる
- 過去のサポートを活用する
- 質問する
- 小規模に取り組み，勢いをつける

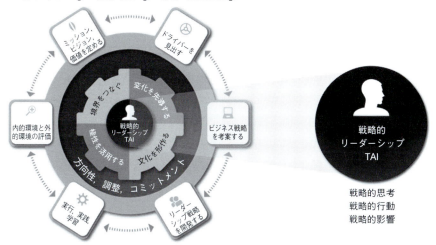

© 2014 Center for Creative Leadership

図 20.2　戦略的リーダーシップのフレームワーク

- 抵抗を避けるために目標を調整する
- 反対する人々との妥協
- 最も可能性の高い味方とともに始める
- 他のイニシアチブにつながる
- ちょうどよい時間を取る

したがって，**戦略的思考**はリーダーシップのコンピテンシーとして，あなたに以下の質問をすることを奨励する．

- 計画に固執することと，条件の変化に応じて同じ計画に懐疑的になることの間のパラドックスを，どうすればうまく管理できるか？
- 私はリーダーとして絶えず学んでいるか？
- 自ら見方を広げて複数の視点を意図的に見ようとしたか？
- 個人的プリズムあるいは組織プリズムの一部である盲点とフィルターについて知っているか？

20.4 第3ステップ：コンピテンシーとしての戦略的思考

　戦略的に考える学究的な医師は，今日の行動と意思決定を誘導する将来の焦点をもっている．たとえば，戦略的思考者は基礎科学研究者のニーズと，実験のブレイクスルーを臨床空間へ持ち込むための橋渡し的な努力とのバランスをとることに価値を見出すかもしれない．

　リーダーが開発できるコア戦略スキルは次の通りである．

- 組織戦略の理解を共有しながら，大規模な部門，小規模の部門，センター，または組織の将来の見通しに合致した1～3年の組織戦略を設定する
- オープンマインド，批判的思考，およびデータに基づく思考を含む多様な情報源を考慮して効果的な意思決定を行う
- 複数の相互に関連する変数についてシステムの視点をもつこと
- 意図に集中していること．変わらず，容易に気が散ってしまわないこと
- 時間内に考え行動する．過去，現在そして未来を同時に念頭に置く
- 仮説に基づいている．重要な仮説を検証するための方法を開発すべく創造性と批判的思考の両者を使用する
- よい機会に敏感に反応する
- 組織にプラスまたはマイナスの影響を与える可能性のある力を求めて環境を細かく調べる
- 大量の利用可能なデータの中で真に重要な事実や傾向を特定する
- ビジョンを描く．未来図を作りあげる
- さまざまな可能性を見極めるために問題を捉え直す
- 主要課題の優先順位づけと戦略的に重要な課題の識別を行う

　組織のエントリーレベルでは，あるいは教員の医師が最初に重要な組織的責任を負う際には，挑戦はしばしば直接的で明確である．それらは本質的に運用または手続きにかかわるものであり，短期間の予定表があるか，または提示された（与えられた）解決策を通じた作業が求められる．たとえば，Grahame博士は，教員コーディネーターとして部門の教育に継続することに貢献したり，また過去3年間メンバーであった質についての委員会の議長を務めたり，スケジュールについて手術室管理部門長と連携を取ることなどが求められることがあるかもしれな

い.

　リーダーのキャリアが成長するにつれて，自分の仕事の複雑さも増す．課題はより複雑で曖昧で概念的となり，長期的および短期的な予定表への注意と斬新な解決策が必要とされる．たとえば，Speaks博士はウォークインクリニックへの患者を吸い取った地域の競争者による戦略を調査する委員長になるか，コミュニティサービスや医学部以外の他の代表者を含む再入院チームを率いる可能性がある．

20.5　戦略的に考える能力を伸ばす

　医師のリーダーは，効果的にチームを導き，組織レベルのイニシアチブを実行するために，自分の強みと弱みを強く自覚しなければならない．複雑性や教員の医師にとって新しい需要の増加にともなって，彼らにはペースを維持し効果的であり続けるためのこれらのスキルセットに欠けている可能性がある（図20.3）．

　さらなる洞察を得るには，以下の質問[8]を参照してほしい．これらのトピックをいまどの程度うまく管理しているか，戦略的リーダーとして成長するためにはどの課題が重要かを評価してほしい．あなたの思考を進めるためにメモを取って，必要に応じて次の縮尺を使用してほしい．

N/A＝現時点で重要でない	1＝努力が必要	2＝熟練している	3＝熟達者である

- 私は，短期的な戦術的詳細と将来計画の考慮について客観的にバランスさせることができる
- 現在の状況に挑戦するのはどれくらい快適なことか？
- 多様な視点を一貫した戦略的視点に統合することはできるか？
- リスクを冒そうとする前に，どの程度成功率がなければならないか？
- 未知のことを推測するのが快適か？
- 意見を述べるのに十分な，または適切なデータがあるか？
- トレンドや消費者市場の情報に追いついているか？
- 大きな目標を達成する途中に小さなマイルストーン（訳注：物事の進捗を管理するために途中で設ける節目）を作成できるか？
- 私が好む決定方法は何か？　直感的なものか？　参加型のものか？　データ

に基づいたものか？
- この特定の決定に最適な意思決定方法を使用しているか？
- 状況に基づいて自分の意思決定方法を調整できるか？
- 分析のスキルとプロセスに，どのくらい自信があるか？
- 自身の意思決定の有効性について，過去にどのようなフィードバックを受けているか？
- 職能横断チームで働いた経験があるか？
- 決断に至る前に十分に他の視点にもアクセスしているか？

戦略的思考力を強化するためには（図 20.3），以下の「職場での課題」について考えてみてほしい[8]．
- チーム，部，または部門の戦略計画に自発的に取り組む
- 学術上の組織単位での新しい機会や領域を探索する
- 新興テクノロジーの組織への影響を調査し報告する
- 組織の大きな成功への制約を特定して調べる
- 長期的目標への進捗状況を追跡するためのプロセスを開発する
- 上級管理職などにビジョンと戦略計画を提示する

戦略的思考能力を構築する経験

パーソナル
- 家族の養育/教育
- 一般的な職務経験
- CEO になること

対人関係
- メンタリングを受けること
- 同僚に挑戦されること

組織的
- モニタリング結果/ベンチマーキング
- 戦略計画の立案
- 主要な成長イニシアチブを率いる

外部
- 組織の生存に対処する
- 代理経験

© 2007 Ellen F. Goldman

図 20.3　戦略的思考能力を構築する経験

- 不確定または再発する問題に取り組む機会を模索する
- 組織全体から幅広い情報を必要とする意思決定に携わる
- 重要な組織や個人の問題に苦しんでいる人にメンタリングやコーチングをする．あなた自身の発展のためにメンターまたはコーチを求める

20.6　結　論

　学術的な医療環境をリードしたいと望む医師は，自分の学術的経験や職務経験とは無関係に，システム設計や改善に参加するよう求められる．彼らは，大規模で，しばしばマルチサイトの組織をリードする新しい見解を迅速に理解し吸収するよう求められ，高度に訓練された知的な医師として期待される方法と同時に，ベテランの医療機関管理者として期待される方法で思考し，行動し，影響を及ぼすことが期待される．彼らは，新しい方法で考え，容易にそうすることができる同僚と一緒に働くことを求める役割になることに拍車をかける．医師の指導者は，新奇で協同的な課題に取り組むとともに，臨床医，学部または委員会委員長，研究者および指導者という既存の役割間のバランスを取り，シニアリーダーシップスキルを開発する必要がある．

　医師の指導者は，自身の戦略的思考スキルを個人的な学習と発達的な業務を通じて開発することができる．彼らが新しいリーダーへの要求を踏まえて自身への認識と能力に注意を払い続けるにつれて，プロジェクトやアジェンダとともに，チームをリードする有効性や組織レベルのイニシアチブをデザインし実行する有効性が改善されるだろう．

20.6.1　パールとピットフォール

　戦略的な考え方がどういうものではないかを明確にすることは重要である．それは次のようなものではない．
- 根本的な原因を理解するために深く，幅広く検索せずに問題に取り組む
- 状況の変化にかかわることなく，過去の経験だけに基づいて計画を立てる
- 既存の方策のみを使って，正しい対策であるかどうかを問うことなく意思決定を誘導する
- 確かな証拠/データのみを追い求める
- 偏見や好みがあなたの思考にあまりにも強力な役割を果たすことをそのまま

にしている
- 業務に乗ってくるすべてのものに反応し，戦略という文脈の中でそれぞれ優先順位をつけない

マインドセットとして，戦略的な考え方は，以下の通りである．
- リーダーは，あらゆる課題に取り組むための知識，スキル，経験，理解のすべてを所有していないため，個人プロセスと集合プロセスの両方を用いる．戦略思想家は，多様な展望，経験，視点を取り入れて組織の影響的インパクトを取り扱う
- 将来についてのみでなく，現在に関して考える．組織は戦略目標を通常は明確にしているが，組織戦略を推進するためにはっきりと決定的に重要な戦略的ドライバーはそれほど明確ではない．これらの戦略的ドライバーに優先順位を付け，これらのドライバーに合致するように戦術を調整することは，優れた戦略的思考の結果である
- 巧みな技という側面と厳格な分析面をもつ．よい意思決定のために情報を収集，生成，解釈，評価するためには，どのような認知プロセスが必要か？　と質問する必要がある

引用文献

1) Wolf D. Prepared and resolved: The strategic agenda for growth, performance and change. Northampton: dsb Publishing; 2006.
2) Kotter J. The new rules. New York: Free Press; 2008. Quoted from Amazon.com; accessed 3/18/15.
3) Paul R, Elder L. The miniature guide to critical thinking: concepts and tools. 5th ed. Dillon Beach: The Foundation for Critical Thinking Press; 2008.
4) Hughes RL, Beatty KC, Dinwoodie DL. Becoming a strategic leader: your role in your organization's enduring success. 2nd ed. San Francisco: Jossey-Bass; 2014.
5) Porter M. 1996. What is a strategy? Harv Bus Rev (November-December): 1996;61-78.
6) Von Ghyczy T, Von Oetinger B, Bassford C. Clausewitz on strategy. New York: Wiley; 2001.
7) Drucker P. Managing the non-profit organization. 1st ed. New York: Harper Collins; 1990.
8) Walsh R. Center for Creative Leadership and The Leader's Counsel; 2012.

参考文献

1) Bacon TR, Pugh DG. Winning behavior: what the smartest, most successful companies do differently. New York: AMACOM; 2003.

2) Bossidy L, Charam R. Execution: the discipline of getting things done. New York: Crown Business; 2002.
3) Bruce A. Langdon K. Dorling Kindersley Ltd: Strategic thinking; 2000.
4) Byington B. Leading strategically. Center for Creative Leadership. 2013.
5) Cartwright T. Communicating your vision. Greensboro: Center for Creative Leadership; 2006.
6) Freedman M. The art and discipline of strategic leadership. New York: McGraw-Hill; 2003.
7) Goleman D. The focused leader: how effective executives direct their own-and their organization's attention. Harv Bus Rev. 2013; 91:12(December):51-60.
8) Govindarajan V, Trimble C. Ten rules for strategic innovators: from idea to execution. Boston: Harvard Business School Press; 2005.
9) Hughes RL, Beatty KC, Dinwoodie DL. Becoming a strategic leader: your role in your organization's enduring success. 1st ed. San Francisco: Jossey-Bass; 2005.
10) Hughes RL, Beatty KC, Dinwoodie DL. Becoming a strategic leader: your role in your organization's enduring success. 2nd ed. San Francisco: Jossey-Bass; 2014.
11) Kilts J. Doing what matters. New York: Crown Business; 2007.
12) Porter M. What is a strategy? Harv Bus Rev. 1996;61-78（November-December）.

Christopher J. Evans は，病院医療グループの前管理者であり，創造的リーダーシップセンター（Center for Creative Leadership Center）の上級会員である．彼は戦略的なリーダーシップと組織力学を専門としている．彼は，医療実務管理，医療管理，エグゼクティブコーチングで複数の認定資格を取得している．

第 4 部

自分のキャリアを前に進める
ストロングポイント

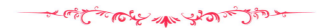
Advancing Your Career

21 章　今の役割の中で成長し，新たな段階に到達しよう
22 章　教育スキルを向上し，医学のキャリアを考えよう
23 章　管理職の医師を育成しよう
24 章　異動と昇進について知ろう

21
今の役割の中で成長し，新たな段階に到達しよう

Growing in Your Current Role: Reaching the Next Rung on the Ladder

―――――◆◆◆―――――

21.1 まず「これ」を考える

　あなたが到達したい目標に，あなた自身が到達していることにどうやって気づくことができるだろうか？　研究面でのある一定までの水準への到達，指導者としての役職，エキスパートとして熟達者に認められることであるなら，日々の仕事やいろいろな責任に追われていると，現状の役割から成長・発展していくことよりも，現在の仕事の生産性を維持させることに気が取られてしまう．現在よりも未来を展望し，ステップアップするチャンスは何であり，どのようにそうしたチャンスにめぐり合うのだろうか？

　診療所やヘルスケアの施設で診察を行っている時，新しい役職で仕事を始めた時，新しい責任のあることに挑戦しようとしている時など，至るところにチャンスは転がっている．あなたの前にある課題に取り組んでいる間中，ステップアップを検討するための時間を取る必要がある．また，他の選択肢を考えたり，自己省察したりする能力も必要となる．そのほかに，いろいろな資源を探したり，他の人に質問してみたり，助けてもらう能力もまた必要になる．現在の立場で成長するためには，将来のチャンスについての洞察力をもち，豊富なチャンスに気づくとともに，より上級のものとみなされ，キャリアの階段を上がっていくチャンスに気づいていかなければならない（図21.1）．

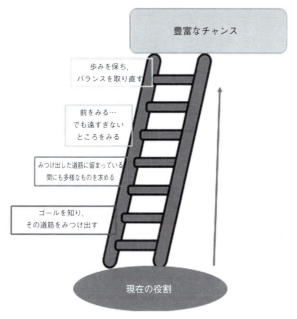

図 21.1　キャリアの階段をのぼる

21.2　あなたはどこにいて，どこに向かっているのかを知る

21.2.1　個人的な目標や計画

　ほとんどの場合，医学における教員のキャリアの目標や志望は，臨床・教育・研究のいくつかを組み合わせることが中心になる．これらのキャリアの目標では，より早い段階で，専門研修プログラムで研修を開始すること，一定期間の臨床もしくは研究の学位を得ること，臨床もしくは研究の役職を得ることが優先されてきた．プログラムのディレクター，部門長，学部長になるという目標は医学のキャリアにおいてはまれである．このような目標はあとから湧いて出てくるかもしれないし，まったく考えていない場合もある．専門家として実力を伸ばすために最大限の準備をしたり，豊富な医学における機会を追い求めたりすることに注力していくなかで，個人としての目標，専門家としての目標をじっくり考えたり，議論をしたりすること，周囲の人々を含む自分たちの施設や専門家の組織で利用できる多くの資源を活用することを教員は行うべきである[1]．

Jennyは医学部に勤めている准教授であり，その部門で尊敬されている研修プログラムのディレクターであった．彼女は，過去5年間で研修プログラムにポジティブな変化をいくつか生み出したり，医学でのキャリアの新しいチャレンジに向けて準備ができていると彼女自身は感じていた．この12カ月，彼女はいくつかの，興味深く，いままでにない視点を学ぶことができそうな役職に応募してきた．しかし，それらのどの役職も他の教員が就くこととなってしまっていた．そのため，Jennyは別の興味深そうなチャンスのために準備をしているところだった．彼女は，今まで応募してきたなかで，いくつか押さえておくべきポイントがずれていたのではないかと考え，時々アドバイスやメンタリングをしてもらっていた同僚のAliceと，次のチャンスについて検討すべきではないかと感じていた．JennyがAliceの意見を求めてきた時，Aliceは奇妙だと思っていた．Aliceは，Jennyが管理職としての階段を上がっていくことに関心をもっていることに気がついていた．その一方で，今までJennyが応募していた役職にはほかの後輩の教員が就いてきたこともみてきていた．

　同僚として，メンターとして，AliceはJennyに対して，オープンで正直である責任を感じていたが，Jennyがなぜこれらの役職に就けないのか，選考から漏れるのかについての出しにくいメッセージを自分が伝えたいかどうかわからなかった．また，Aliceは，なぜJennyの代わりにほかの教員が選ばれるのか，その理由を彼女が聞きたいかも確信をもてなかった．Aliceは，Jennyが聞いて納得するために，Aliceに何をいえばよかっただろうか？

　Aliceは，専門家として実力を伸ばし，ステップアップするためにはJennyに主要な問題点が2つあると認識していた．1つは，医学のキャリアのなかで，Jennyが早い時期からみせた振る舞いである．重要なプロジェクトを進めていた時に，彼女の先送りをする行動がそのプロジェクトの進行の妨げになり，他の教員やスタッフが代わりを務めなければならなかった．そのような彼女の振る舞いは彼女の目標を達成するためにほかの人を「利用している」と認識されるようになった．最後には，称賛を他の人と共有したり，他の人が称賛を受けたりする機会があった時に，彼女は，そのプロジェクトでの賞賛は彼女自身がすべて独占した．プロジェクトの問題を周りの人たちを憤らせてしまったことは，彼女をしばしば悩ませ続けていて，ここ数年間もそのことを解決できていない．

　もう1つの問題として，ほかの教員やスタッフが彼女と仕事を行い，彼女が賞賛を

独占したことで彼女に付きまとっているという評判があるにもかかわらず,より大きなJennyの問題点は,過去数年にいろいろな役職を追い求めたことにあった.専門家として実力を伸ばすための新しい挑戦をしたり,新しい道を次々と追い求めることは,彼女が本当に得たいキャリアの道や目標を決め切れていないとほかの人たちにみられていた.彼女の大学の文化では,役職を短期間に変わるということは容認されてはおらず,奨励もされていなかった.事実,多くの役職をJennyが探すほど,ますます彼女は選考対象にならなくなった.上の立場の教員は,Jennyが求めているもの,彼女がキャリアとして頭に描いているものに対して訝しく思い始めた.Aliceは,彼女とキャリアについて話すことになった時,Jennyにこうした見方を伝えようとした.

その時,JennyはAliceのフィードバックをあまり受け入れなかった.そして,Aliceからみてここ数年の彼女自身の行動が周りからどのように誤解され,彼女のキャリアに損失を与え続けているかについてJennyは理解できなかったようにも感じられた.また,Jennyには,なぜいろいろな機会で指導者としての役職を求めていることが懸念の原因になるのか理解することが難しかった.Jennyは,「私はただ自分のキャリアを発展させ,前に進めていきたい.そして,私が応募可能ないろいろな役職にチャレンジしたい.だから自分の技術を使い,物事を達成できるようなたくさんの異なる役職を探している」と言っていた.

目標を設定すること,その目標への道筋をつけること,着実な道を歩んでいくことについて言われていることがいくつかある[1].定評ある計画した道筋から逸脱することが,必要なだけでなく,メリットがあるのではないかという時もある.これらの状況のなかで,それを新しい道だと認識することに比べ,最初に計画していた道筋にとどまるということのメリットとデメリットは,短期的・長期的な視点で結果をじっくりと考えるべきである[2)3)].短期間のデメリットが,長い目でみてメリットを導き出すかもしれない.それぞれの機会を熟慮すべきであり,1つのポジションから他のポジションに代わったり,新しい組織へ異動したりすることを受け入れる利益が十分なのかも考慮しなければならない.適応性のある仕事や指導者のコンセプトと似ていて,計画から逸れるということは時にはステップアップのためには必要なことかもしれない[4].Jennyがやれることとして,Aliceのフィードバックを吟味すること,彼女の進むべき道への戦略を分析すること,過去や現在のミスをどう処理するか考えること,キャリアの道筋の新しい方向性,

もしくはこれまでと違った方向性を定めることなどを挙げることができる．

　図 21.2 は，短期・長期の目標を設定するための計画を考えるうえで助けになるフォーマットである．そのフォーマットには，それぞれの目標を達成するために必要な行動のステップと必要な要素を含んでいる．短期・長期といった別のタイミングを考えることで，キャリアの前進のチャンスが，どんなポイントで知覚できるかを思考することができる．いま現在からずっと未来であるほど，行動のステップを描くことや目標に対して的確であると感じることはそれだけ難しくなる．しかし，このフォーマットはこれから起こるであろうチャンスやそれらへのアプローチの準備を考えるきっかけになる．計画を立てることができるだけでなく，キャリアの計画や目標を見直す省察的なエクササイズやメカニズムとして，定期的に計画を見直すこともできる．

期　　間	目標の特定	行動のステップ	必要な資源
	あなたが望む専門職としての学歴・臨床での仕事・指導者としての目標を，測定可能な，具体的な用語で 1〜3 個挙げなさい．	目標を達成するために必要な行動や活動は何だろうか？　目標達成に必要なステップを挙げなさい．	行動のステップや目標を達成するために必要な資源や支援（人や道具を含めて）を挙げなさい．
6〜12 カ月後			
2〜4 年後			
5〜10 年後			

記入者 _____　　日付 _____

図 21.2　キャリアを計画するためのワークシート

21.2.2 森なのか，木なのか？

　医学での昇進（22 章参照）は，特定の「キャリアパス」を選択すること，そのキャリアパスの評価基準に合致した業績を残すことで卓越性を追求することが基本であるとされている[5]．たとえば，研究・教育・臨床の道で昇進を目指すという機会があるかもしれない．キャリア開発は昇進のみによるものではない一方で，キャリア開発と昇進という 2 つは，学術教員の状況では複雑にからみ合っている．昇進のために要求される活動や仕事は，一般的に現在の学部での役割の中で成長するために期待されていることと同じである．これらは，昇進していくと増える自由裁量権とともに，より上位の肩書や役職を得るために考えられることと根本的に一緒である．

　たとえば，臨床医や研究者が，キャリアの道筋を考えようとしている時，より広い見方をもつこと，より掘り下げる方向に焦点を当てた専門的技術を求めることのどちらの広がりも考慮しなければならない．組織の中で昇進した役職のために必要とされている十分に広い視点を維持しようとしつつ，特定の臨床や研究の専門能力も認められるようにするということも必要となる．臨床や研究を実行するあなた自身の能力について他の人は知っているだろうか？　また，あなたの管理能力・リーダーシップについて知られているだろうか？　この二分法では，認識を限られたものにしてしまうかもしれない．たとえば，フォーカスする視点が欠けていたり，統一性のないプロジェクトや活動を快く引き受けすぎたり，負担がかかるのではないかと考えてしまい視野が狭くなりすぎてしまったり，限られた範囲の外側にあるものをうまくできなくなったりしていないだろうか．あなたは，森をみていますか？　それとも木をみていますか？

21.3　チャンスをみつける

21.3.1　あなたがチャンスをみつけるのか，チャンスがあなたをみつけるのか？

　私たちは誰でも，知識・技術・能力を成長させ，発展させる可能性をもっている．しかし，自分たちの成長をアシストするちょうどよい機会をみつけ出すことがいつも簡単というわけではない．特定の領域や技術に関してより成長すればするほど，本当に学ぶことができる機会を見分け，追い求めることはより一層難し

くなるかもしれない．学術団体の規模や方向性次第では，多くの教員は技術を習得するために，さまざまな内部のコース，プログラム，ワークショップを受けられることもある[6]．

Larryは学部の若手教員で，同世代の中で最も高い業績を残している人物である．また彼は多くのよいアイデアをもっている．彼は熱意もあり，几帳面でもあり，将来の大規模なプロジェクトや指導者の役職を得る機会のための技能を備えている．彼は現在サテライトの病院に所属しており，大学のキャンパスやメインの病院で行われている日々の業務にかかわるには制約がある．Larryは，しばしば彼がタスクフォースや委員会で働いている時のたくさんの仕事を引き受け，彼の仕事の組織化や細やかな注意力はいつも他の人から高く評価されたり，称賛されていたりする．Larryは，昇進が可能であり，妥当である段階に自分自身が達しているると考えており，そのため彼が昇進の候補者の中に入れてもらえるよう応募したり，要求し始めたりしている．Larryは，自分自身のことを理解できていないことがある．それは，彼の対人スキルやコミュニケーションスタイルがしばしば，他の人をイラつかせ，「知ったかぶりをする人」としてとらえられていることである．彼は，ミーティングの間，ほかの人を見下していると捉えられている．「彼は私のことをどう思っているのか？ 愚かだと思っているのか？」と，数人の臨床医が病院で小声でこそっと言うのが聞かれた．

Larryはこの団体の中でどんな人かあまり知られていない．それゆえ，彼の性格に問題があると考えている同僚からのフィードバックがあまり耳に入ってこない．おそらく，Larryを最も悩ませている問題点は，昇進する人間が断ってからた後に，その昇進の機会であったことを知るということである．彼は，ある役職の募集をみつけ，その役職の選定にかかわっている教員や管理者にコンタクトしてみてもすでに選定が終わっていたことが一度ならずあった．Larryは，彼の昇進のチャンスは，サテライトの病院での臨床の仕事のために少なくなっていると感じている．また，彼の対人スキルが彼のキャリアの道を狭めていることを彼は十分理解していない．Larryは，彼の欠点を認識させてくれ，その欠点を変える方略を一緒に考えてくれる同僚やメンターへ意見を求めない限り，昇進の機会を考えてもらえる見込みはなく，挫折したり，不満を感じたりすることが増えることが予想される．

多くのケースで，指導者やマネジメントの役職というものは，しっかりと準備し，技術を磨いていれば現れるというものではない．チャンスはポッと突然現れ

る[7]．リーダーシップの機会を引き受けても，「しかるべき時にしかるべき場所にいる」というわけではないかもしれないし，ある程度の立場を経験して，より大きな責任を引き受けられるよう立場が人を作るということかもしれない．医学において指導的な役割の役職を強く希望する教員に出会うことも稀にある．そして，臨床・教育・研究・組織運営への貢献を競い合っても，指導者へ昇進するチャンスは，計画したり予想したりすることは難しいのかもしれない[8]．そのチャンスがあり，興味があるようなら，それに飛び込んでみるということは必要だろう．ただ，ちょうどよい機会を待つということはストレスがたまる．特に，大分時間が経過している時や，退職したり，降格したり，組織を去るということに上司が急いでいない時には余計ストレスがたまるかもしれない．現在の上司自身のリーダーシップやコントロールのスタイルや好みの結果として，新しいアイデアを共有したり，信頼を育んだり，リーダーシップやマネジメントのスキルを構築したりする場がなければ，そのストレスがデメリットになるかもしれない．

21.3.2　自信をもって，でも，うぬぼれないで！

　多くの教員は，ネットワークやコラボレーションを構築すること，新しいスキルを学び実践すること，次のチャンスのために自分を売り出すといったことを試みつつ，数えきれないくらいの責任を常に背負っているように思われる．あまりに多すぎる仕事を引き受けること，多様な種類の責任を引き受けることによって中身が「薄すぎる」ことにならないようにして，いろいろな役割やチャレンジを受け入れることで時間とともに豊富なコネクションのネットワークができたり，チャンスが回ってきたりする．おそらく，新しい目標に到達する手助けをしてくれる人，組織の内部や外部の他のチャンスをあなたに紹介してくれる人に出会うであろう．

　人と接触しつながりをもって人の輪を広げると，味方を得たり，メンターを見つける機会も増える．メンターと意味のある関係性を構築する能力は他章に記述されているので，本章では細かいことは述べない．しかし，支持的な役割のメンターやプロのコーチは，あなたの現在の立場での成長を手助けしてくれ，キャリアのなかでの次の役職やステップアップのための準備について助けてくれるとても素晴らしいものであると言っておけば十分だろう[9]．実力のあるキャリアについてのメンターやコーチは，今何をすることが必要なのかを理解している．また，実力を伸ばそうとすれば，それを成し遂げられるよう，一緒に仕事をしてくれる

であろう．メンターは，注意深くあなたの自信を高めることができなければならない．同時に，あなたが限界を感じていることを他の人にわからないようにしながら，あなたの必要な能力開発の機会を共有することができるべきである．もちろん，すべての人が，かなりの努力をしないといけない分野をいくつか抱えている．しかし，そうした分野についてことさらに言わないことは，あなたが成長し続ける時に強みや達成に焦点を立て続けるために安全な状況を確保する．

21.4　バランスをとりながら成長していく

　ワーク・ライフ・バランスについての懸念が増大している．とりわけ，われわれの忙しい生活が，インターネット上での迅速なコミュニケーションと満足によって消耗されるようになっており，そうした懸念は増大している．

　多くの臨床医は，個人的な時間，個人的な空間，プライバシーを保とうとする時，患者のニーズに応えたいと思う気持ちも現れ，揺れ動く．この緊張感は，学生，研修医がいるうえに指導医もしくは統率力が求められる立場もあり，それらが混ざると，より深刻化した難しい問題となる．プロフェッショナルとして果たすべき要求が競合する中で，プライバシー・時間・自分個人特有のバランスを維持するための有効な解決策をみつけたとしても，みんなにとってうまく働く唯一の戦略は存在しない．実際，生活のすべての要素のバランスを取ろうとした時，優先しているものの間でトレードオフが生じ，時間とともに統合を図られなければならない[10]．このように，あなたにとってうまくいくいろいろなオプションをみつけ出すことは個人的な責任である．Steven Lowenstein 医師は，論文を書くまとまった時間の確保，Eメールに振り回されないようにするための提案を含め，実際の生活を過ごしていくためのいくつかの解決策を提案している．Lowenstein 医師は，「単に『時間をマネジメントする』ことだけでは十分ではない」と記述している．また，あなたは優先事項についてはっきりした声明を含んだ個人的なミッションステートメントも必要としている．アカデミックキャリアのためにどんなことを心に思い描いているのか？　何を大事にしているのか？　何を成し遂げたいと思っているのか？　それをいつ成し遂げたいと思っているのか？[11], p. 165)

　優先順位に沿って，忍耐力と粘り強さの両方のバランスを取る必要性が重要になっている．絶えず続く忍耐が目標達成のためには必要であることということで悩むと思われるが，忍耐が必要であり，下を向かないようにしなければならない．

このケースで，忍耐とは，ただ単に無抵抗で何も口にしないということではなく，じっくりと計画・執行・実施をし，現在の役割の中で称賛されるべき業績を淡々と積みかさねることで，専門家としての指導的立場と成功への道への冒険が待っている．

21.4.1　指導者のためのレッスン

- ほかの人を観察することで学ぶ
- タイミングが適切でその役職があなたにちょうど合っていると思われるチャンスを求めていく
- つながりを使って，より多くチャンスにつながる複数の仲立ちをつくりだしていく
- 気長に根気強く成功を成し遂げる
- 結局，得た肩書よりも何を成し遂げたかの方が大事である．

これが「真髄」だ

- あなたが興味をもっており，空きがあって，時間がかかりすぎないような委員会を探す
- 可能な時にはいつでも，1つひとつの機会からメリットを最大化する
  - ほかに誰と会うことができるだろうか？
  - ほかに何を学ぶことができるだろうか？
  - ほかのどんな学問を学ぶ機会を得ることができるだろうか？
- 「はい」というべき時と，「いいえ」というべき時を認識する
- 新しいチャンスが今の役割のなかでどんな助けになるのか，学びの蓄積の構築のどんな助けになるのか考える
- 木の間から森を見続ける

引用文献

1) Howard Hughes Medical Institute. Making the right moves: a practical guide to developing programs in scientific management for postdocs and new faculty. 2nd ed. Chevy Chase: HHMI; 2006. Accessed on July 9, 2015. http://www.hhmi.org/programs/resources-early-career-scientist-development/making-right-moves.
2) Dye CF. Leadership in healthcare: values at the top. Healthc Exec. 1999;15(5):6-12.

3）Dye CF. Leadership in healthcare: Essential values and skills. 2nd ed. Chicago: Health Administration Press; 2010.
4）Heifetz RA, Kania JV, Kramer MR. Leading boldly. Stanford Social Innovation Review. Stanford, CA: Leland J Stanford University Graduate School of Business; 2004.
5）Gray P, Drew DE. What they didn't teach you in graduate school: 199 helpful hints for success in your academic career. Sterling: Stylus; 2008.
6）Ledlow GJR, Coppola MN. Leadership for health professionals. Sudbury: Jones & Bartlett Learning; 2013.
7）VanVactor JD. Collaborative leadership model in the management of health care. J Bus Res. 2012;65(4):555-61.
8）Fairchild DG, Benjamin EM, Gifford DR, Huot SJ. Physician leadership: enhancing the career development of academic physician administrators and leaders. Acad Med. 2004;79(3):214-8.
9）Hall LM, Waddell J, Donner G, Wheeler MM. Outcomes of a career planning and development program for registered nurses. Nurs Econ. 2004;22:231-8.
10）Friedman SD. Work + Home + Community + Self. Harv Bus Rev. 2014;92(9):111-4.
11）Lowenstein SR. Tuesdays to write … A guide to time management in academic emergency medicine. Acad Emerg Med. 2009;16(2):165-7. PMID: 19133847.

参考文献

1）www.myfourcircles.com
2）http://www.hhmi.org/programs/resources-early-career-scientist-development
3）Burke RJ, Mattis MC, editors. Supporting women's career advancement: challenges and opportunities. Cheltenham: Edward Elgar; 2005.
4）https://www.aamc.org/members/leadership/catalog/322618/careerdevelopment.html
5）http://www.med.upenn.edu/mentee/documents/mentor_guide.pdf

Mary Jane Rapport は，コロラド大学医学部アンシュッツメディカルキャンパスの理学療法・リハビリテーション・小児科部門の教授である．彼女は，そこで教員と物理療法プログラムの学生に対するコーディネーターをしている．また，コロラド大学の小児理学療法研修プログラムディレクターや JFK パートナーでの子どものメンタルヘルスの LEND プログラムの理学療法士訓練ディレクター，医学部の医学教育プログラムの共同ディレクターも務める．

22
教育スキルを向上し，医学のキャリアを考えよう
Faculty Development and Promotion in Academic Medicine

22.1 まず「これ」を考える：将来の教員メンバー

　理論上，これから医学部教員になろうという人にとって，教員職の国内市場は大きい．専門や業務分野，景気に左右されるとはいえ，医学部教員は社会の中でも特に流動性の高い専門職である．もちろん，実際には，配偶者の職業，家庭の事情，教員職を始める場所，経済情勢等で大きな制約があることも多い．それでも，教員志望者はその市場が大きいことを常に考えるべきである．

　この市場において，キャリア形成の場となる組織は驚くほど多様である．教員志望者は自分のキャリアと，キャリア形成の最初の場であり，最も重要な時期を過ごす組織の文化やそこで得られる機会が適しているかをよく検討するべきである．従来，米国には多元的で多様な高等教育のシステムがある．公的資金を多く受けている組織（公立の医学部），公的資金が少ない組織（私立学校），実務/ヘルスシステムから非常に優れた仕組みを作り出した組織（例：メイヨー，クリーブランドクリニック），政府システム（例：退役軍人局），民間システム（例：Geisinger）がある．この過程で大切なことは，図 22.1 に示す「使命」を読むことと，希望する組織の文化を知ることである．それらは自分に適しているか？　組織の評判や将来所属する可能性のある部門の評判も極めて重要だが，その評価は難しい．メンターと話し合ったり，オンライン情報を評価したり，同分野の人と議論することもすべて重要である．

米国初の公立大学であるノースカロライナ大学チャペルヒル校は，教育，研究，公共サービスを通じてノースカロライナ州，アメリカ合衆国，そして世界に貢献する．世界屈指の研究大学として，業績に強い責任をもって取り組む．

われわれの使命は，研究，学識（scholarship），創造の中心となり，次世代のリーダーとなる大学生，大学院生，専門職学生（professional student）等の幅広い層を教育することである．優秀な教職員の尽力，ノースカロライナ州民の支援により，われわれの知見とリソースを投じて学びへのアクセスを強化し，次世代の一人一人が成功，繁栄するよう育成する．また，知識ベースのサービスや大学のその他リソースをノースカロライナ州民や州機関にも拡大し，州全住民の生活の質を向上させる．

ルクス（ラテン語で光）とリーベルタース（ローマ神話における自由の女神）とともに，という本学創立の理念の通り，変化の先頭に立ち，社会の改善と世界の深刻な問題の解決支援に大きな足跡を残している．

われわれの使命は，ノースカロライナ州民や本大学がサービスを提供する人々の健康向上である．患者診療，教育，研究といった相互関連分野で優秀な成果を修め，リーダーシップを発揮してこれらを達成していく．

・患者診療

　ノースカロライナ大学ヘルスケアシステムの要として，本医学部は最高の治療をノースカロライナ州民やその他われわれが担当する人々に提供する．また，これは本大学の根強い伝統であるが，現在医療サービスを十分に受けられていない人々にも行き届くよう活動を継続していく．優れた教育，研究により，最良の医療ケアをさらに充実させる．そしてそれは治療を受ける側，提供する側の双方にとって快適，平等，協力的な環境の中で行う．

・教育

　教育，研究指導の優秀な教授陣を最大限サポートし，将来の医療のプロフェッショナルや生物医学研究者に素晴らしい教育を行う．最新設備の中で革新的かつ統合的なカリキュラムを提供し，本医学部は非常に多様なバックグラウンドをもつ優秀な学生や研修生を魅了する．

・研究

　秀逸な研究プログラム，研究拠点，リソースの開発，支援により優れた研究成果を上げ，研究段階から患者診療への移行を実現する．ノースカロライナ大学病院の臨床プログラムやノースカロライナ大学チャペルヒル校のその他医療関連学部（歯科医学，看護学，薬学，公衆衛生学），その他の学部，学校，プログラムが身近にあり，革新的な世界最高レベルの共同研究の機会を提供する．

上記すべての使命において，地域，州，国，そして世界のニーズに応えるべく邁進する．

全施設に尋ねる質問
1. 上記の使命は，あなたがその学校について知っていることと一致しているか？
2. 組織の優先事項は何か？あなたの優先事項と一致しているか？
3. あなたが出会った教員やリーダーは，この使命に適しているか？
4. 研究，教育，臨床医療ケアについて相対的に何を重視するか？
5. 施設は，地域，州，あるいは国に関心をもっているか？
6. サービスを重視するか？リーダーシップを重視するか？

図 22.1　(a) UNC チャペルヒル校の使命，(b) UNC School of Medicine の使命

22.2 教員の進路（tracks）

　教員志望者にとって，どの進路を追求するかが重要な決断である．この20年，さまざまな医学部で教員の「進路」が多数開発された．組織によって詳細は異なるが，大枠は一致している．従来，医学部は関連大学と共通の終身在籍制度（手法）を用いてきた．最初に指導員または助教としてスタートし，初期の一定期間（通常6～7年）経過後，昇進したメンバーに終身雇用（とその他の便益）授与の「昇格合否（昇進もしくは退職）」が決定される．医学部教員の給与が大幅に上昇したため，米国のほとんどの医学部は終身雇用の教員数を制限したり，終身雇用による財務リスクを限定的にしたりする方向に動いている．研究重視の組織の多くは研究費獲得が難しい現状を認識しており，昇格合否判断までの初期期間を延長している．さらに，終身雇用の取得の機会を減らす一方，非常勤雇用（臨床/研究指導者ともいう）の教員ポジションを増やしている組織も多く，特に，臨床医や臨床医学の教員に多い．これらのポジションは通常「終身」ではないものの，契約延長（当組織では最長5年）の可能性もあり，また昇格の可能性もある．最後に，ほとんどの組織に「客員」教員のポジションがある．一般的には，医学部から離れて従事する者や特定業務（たとえば臨床中心，特定の教育，研究，運営管理）の役割につく者向けである．一般的にある程度の年功序列が認識されている（例：特任准教授）が，部門の教育や研究といった中心的な教員の役割の中では小さいものとなる．

　数ある進路の中から選択することは，教員志望者にとって極めて重要な決断である．患者診療，教育，研究のバランス，組織の文化や規則，個人が志望する経歴をよく考えなければいけない．どのような決断をするにしても，各組織の各進路にともなう地位にも注意が必要だ．学部や専門によって進路の地位はさまざまである．研究重視の組織では常勤教授職が最高の威信を享受しており，一方，教育重視の組織では，教育能力の高さで常勤職を授与されたり，あるいは非常勤職の教員でも常勤と同等の地位を得ることができたりする．自分に提案された組織の各進路でどのような地位を得られるかよく調べることが肝要である．―非常勤の教員は能力開発やリーダーシップにおいて同一または同等の機会が与えられるか？　ほとんどの組織で非常勤教員も主要な役割を担うことができるが，一般的には学部の管理の中枢には参画できない．重要なことは，進路の変更が制限される可能性があることだ．教員志望者はこのルールを理解することが重要である．

最初の進路選択が将来長きにわたって自身のキャリアに大きく影響するのである．

22.3　昇格：基本を理解しよう

　昇格，そのプロセスと価値はキャリア開発と成功にかかわる重要な問題であり，学部を検討する教員が公式，非公式を問わず，働き始める前に昇格を左右するルールを理解するよう努めなければならない．最初のポイントは時間である．昇格審査はいつか？　昇格を判断するのは誰か？　部門，学部，大学の相対的な影響力や，昇格の見込み（例：ほぼ全員昇格か，ほぼ全員昇格なしか），昇格できなかった場合のことを理解しておくことが重要である．正式なプロセス以外に，より全般的な質問となるのは昇格がもつ意味合いである．部門や組織は昇格を勤続年数に対する報酬，つまり永年勤続に対する報酬として捉えているのか，あるいは業績に対する評価であるのか？　昇格時に金銭または運営管理上の報酬はあるのか？

　キャリア開発と昇格に関する自己の責任は何か？　教員志望者は自身の専門的能力の開発における直接個人が果たす役割を受け入れて，その過程に入るべきである．具体的には，臨床，教育，学術上の実績をリストにしたポートフォリオを保管し，定期的に自分の業績目録を更新し，進行中の組織業務，たとえば部門や学部の委員会や一般的職務へ参画することである．保持すべき情報を明確に定めたガイドラインのある組織が多いが，こうしたガイドラインを事前に調べておくべきである．さらに広い意味では，自分で自分の能力開発に責任をもたなければならない．これは自分の業績や将来の能力開発に必要なものを定期的に自己評価することである．それが進行中の専門能力開発への責任であり，優れた能力と個人の組織における存在価値（personal organization）とを組み合わせて，教員の一員として成功に不可欠なものである．

　キャリアと個人的事情のトレードオフはどうだろうか？　近年，女性教員が劇的に増加したことにより，ルールや教員への期待も変わりつつあるが，それは女性に限った話ではない．組織によって手続きは大きく異なり，現在適用されている正式なルールを知ることが大切である．充実した育児休暇，昇格審査時期の柔軟性等，その他の選択肢はますます一般的になっている．米国の人口構成の変化にともない，育児だけでなく，親の介護も今後ますます重要になるであろう．正

式なルールと同じくらい部門の非公式のルールや文化も重要である．育児・介護へのサポートはあるか？　部門は教員とともに取り組んでいるか？　組織文化でのこの構成要素について優れた判断力をもつことは，将来所属する組織を評価するうえで重要なことである．

22.4　大学での最初の役職

　現在，組織での最初の役職は助教レベルがほとんどで，場合によっては，指導員または講師の段階が2〜3年，一般的にはフェローシップの期間にあり，教員志望者は研究や臨床分野の専門知識をこの間に高めることができる．呼び名にかかわらず，助教の業務の中心は，ギルドシステム（訳注：同業者組合）（大学はギルドシステムから発展した）の職人のようなものである．助教は全職務を通じて教員の中核業務を学び，組織の運営方法に適応していく．それらの職務の範囲内で，教員によって職務記述書の内容は異なるであろう．臨床の教員は臨床診療を多く取り扱い，学生，研修医，その他学習者への教育を行い，研究中心の教員は論文発表や研究費獲得の実績を積まなければならない．しかし，詳細な職務内容とは関係なく，ヘルスケア組織における助教の重要性は以前より増している．医療のニーズが高まるにつれ，臨床診療に割かれる時間は多くなるであろう．しばしば臨床診療の比重を大きくすることが組織の若手教員の責務である．

　正確な職務記述書の内容がポジション交渉の鍵である．業績向上のため，ヘルスケア組織や医学部は臨床や，時には学術上の生産性に対して大規模なインセンティブプランを用意している．報酬の大部分はこうした業績に対するインセンティブが占めていることが多く，教員志望者は所属する組織のルールを理解することが不可欠である．しかしながら，アウトプット重視は各教員にとってはほんの一部分のことにすぎず，インプットも同じく重要である．たとえば，各活動に費やす義務のある時間などで重要なのは，年何週，週何時間の勤務か，中核職務に費やす時間の配分や，教員間の透明性などである[1]．

　業績はどのように管理されるのか？　多くの部門や組織には月次や四半期毎など定期的に臨床業務のフィードバックを取得するシステムがあり，また正式な年次評価の手順もある．年次評価では，業績データや上司との直接面談，正式なサマリーが評価される．これはすべての医学部の認証要件である．新人教員は，所属する部門，組織の手順を知り，その手順が多様な教員にどう機能しているかよ

く調べる必要がある．部門や規模に応じた評価者は誰か．評価者が毎年一貫性のある人であることが大切だ．年次評価は教員の実績を記録するよい機会である．詳細は記憶から薄れることが多いため，きちんとした記録を維持することが重要である．税金用の財務記録と同じで，少なくとも昇格までは詳細な記録を残すべきである．

年次評価に加え，いわゆるキャリア開発評価の役割も重要である．キャリア開発評価はより長期の専門能力開発に焦点を当てる．年次評価が直近の実績（診療相対値，教育評価，論文発表，助成金獲得）に焦点を当てているのに対し，長期の将来像，中長期的な方向性について時間をかけて考えることは価値がある．昇格に向けて適切に進んでいるか？　長期的な関心は何か？　どのような新しいスキル，経験を身につけたいか？　指導の追加は必要か？　実施方法は部門の環境によって大きく異なるであろう．小さな組織単位では，年次評価時に主任教授や部門長が行う場合もあるし，あるいは大きな組織単位では，さらに上位の役職者によって行われる場合がある．どのように行われるにしろ，キャリア評価の正式なプロセスは有益なものである．そして，大学としての活力にとっても重要である．

教員の職務にはすべて学識が求められる．しかし，組織によって学識の定義やそれに対する期待は大きく異なる．学識とは何か？　1990年代初頭，Boyerが示した分類法が非常に有益である．Boyerは，学識を発見，統合，普及，教育に分類した[2]．

組織によって重要視する学識のタイプは異なる．研究に特化した組織では発見に重点を置き，独自の研究論文や助成金獲得が中心になり，論文の量，影響度の両方に注目する．場合によっては，別の学識がより評価されることもある．

学識はどのような形式を取るべきか？　医学分野において，研究組織では一般的に論文審査を受けた論文が重視される．しかし，他の領域では，書籍や他の媒体が重視されることもある．これは特にオンライン情報の激増による影響が大きい．表22.1は広義の学識を示す．主な要素は論文審査と長期記録である．

昇格の基準は何か？　当然，この章で多く言及しているように，組織によって大きく異なり，自身が所属する組織のルールを知ることが重要である．伝統的に，准教授への昇格は現時点の業績と将来性に対する評価である．かつて，そこから大学が育まれた修道院文化においては，この最初の大きな昇格は新入会員からコミュニティの正式会員への移行を意味した．医学においては，技能を学修する規

学識は家庭医療の領域と家庭医療の将来に不可欠である．家庭医療の国内リーダーとして，ノースカロライナ大学家庭医療学科は当大学教員の，そしてノースカロライナ州全体の学識の発展，奨励に特別な責任を負う．われわれのビジョンは，診療，ヘルスケア組織に重要な知識を発見し，普及，促進していくことである．われわれの研究と学識により，個人や地域住民のケアに関する疑問に答えていくことを目指す．

どの領域も独自の学識を定義しなければならない．家庭医療は広範囲のさまざまな状況下で有効な総合医の領域として，学識の幅広い理解が必要である．他の臨床領域と同様に，*発見の学識*，基本プロセスの探求，臨床診療，医療サービス研究，政策の関係探求を包含する．当部門の最近の発見の学識には，NHSC（National Health Service Corps）の内科医維持に影響する要因に注目した研究，アルツハイマーの特別介護ユニットの有効性，地中海食の血液脂質への影響，そして能力開発研究奨励制度の長期的成果などがある．

家庭医療の学識には統合の学識も含まれる．*統合の学識*は新たな知見を解釈し，引合せ，あるいは元の研究に影響する新しい知見をもたらす．当学科の最近の統合の学識の例を挙げると，ドメスティックバイオレンスに対する介入の有効性に関する情報の統合，「Essentials of Family Medicine」の妊婦検診の項，逆子の帝王切開の有効性に関する POEM，膝損傷管理の全国会議での招待講演などがある．

最後に，家庭医療の学識には応用の学識も含まれる．*応用の学識*は，実際の問題に取り組み，それら問題に対する新手法の開発に力を入れる．近年の例を挙げると，バンコム郡プロジェクトという居住区への電子カルテ導入に関する調査，ヒスパニック系の治療の障害を減らすための介入，糖尿病患者の有害事象における人種格差削減のための COPC ベースの介入などがある．

教育と学識を区別することが重要である．教育は最重要責務の一つだが，今いる環境や仲間内だけにとどまり外部に直接影響を及ぼさなければ，教育それ自体だけでは学識とはいえない．同様に，サービスと支援活動は家庭医療の根本精神である．学識となるためには，サービス活動が専門分野の知識に直結し，かつ専門の特定分野の枠を超え，サービスの内容以外にも波及し，また影響を与えなければならない．

家庭医療学科は学識に価値ある形式が多数あると理解している．知的好奇心，学習意欲，旧来の前提に対する疑問をもち続けること，誠実さ，質へのこだわり，知識共有への責任といった側面は不変である．当学科が高い価値を認める学識とは，持続する形式をもち，焦点を長期間変えずに維持し，論文審査の承認を受け，また地域の枠を越えて外部に大きな影響を与えるものである．

表22.1　ノースカロライナ大学家庭医療学科の学識

NHCS：National Health Service Corps，全国医療サービス機構，POEM：Patient Oriented Evidence that Matter，患者志向かつ医療行為上重要なエビデンス，COPC：Community Oriented Primary Care，地域志向プライマリケア

定の教育・研修以外の実践で培われた臨床診療，および有望な学識を意味する．組織によって評価の基準は異なる．表22.2 は 1 つの組織の例である．臨床診療，教育，研究の中核職務に関するエビデンスの強さを明確にランク分けしている．肝に銘じておくべきことは，最終的には，単に量だけではなく，質とインパクトが重要である．一部の組織では，他分野の能力，たとえば運営管理やコミュニティへの専門サービスなどを基準に昇格が決まるところもある．繰り返しになるが，就業時間の長さに重きを置くのではなく，学外からの評価を重視するべきである．そこに学識がともなえば理想的である．

	臨床診療	教務	研究と学識
エビデンス 強	●同僚医師による臨床スキル評価，証拠書類および推薦状	●学生の達成度，高得点，賞，プロジェクト，出版，プレゼンテーション（昇格志望者による指導のエビデンス）	●研究費研究プロジェクトの主任研究員職（直近3年以内）
	●患者診療向上のイノベーション	●医学部外の教育プログラム・コースの指導	●論文誌への研究論文掲載（査読不問，目標年約4本），筆頭著者，権威ある論文誌（JAMA, New England Journal of Medicine, Annals of Internal Medicine, BMJ, Lancet）への掲載をより重視
	●症例報告または臨床論文発表	●革新的なシラバス，コースの開発，配布資料，明確に定義された目的，文献を含む，証拠書類の提出必須	●方法論的革新のエビデンス
	●臨床サービス/プログラムの運営資金調達	●学生，同僚からの高い教務評価	●研究セクションまたは外部研究費検証委員会のメンバー
	●学術教材を発行，開発する学習者の指導	●教育改革の解説，評価の発行	●国内推薦者からの推薦状
	●臨床フェローシップの指導		●研究費研究セクションまたは査読論文誌/編集委員会のメンバー
	●患者治療成果の証拠書類		●リサーチフェローシッププログラムの指揮
エビデンス 中	●外部臨床センターへの招へい診療	●特定教務および活動の証拠書類（文書で記録された経験が最低3年）	●論説，要約
	●主科または生涯学習会議での臨床プレゼンテーション（最低年4回）	●他大学での客員教授	●地方，地域，国の会議でのプレゼンテーション（最低1回）
	●臨床診療の資料作成（例：プロトコル，手順書など）	●教育テーマのプレゼンテーション（全国規模）	
	●生涯学習プログラムの編成/調整	●地方，地域，国の団体，組織への教育相談	
	●特殊臨床スキル開発および専門知識・技能の記述		
	●大学または他の臨床ワークショップでのプレゼンテーション		

（つづく）

	臨床ケア	教務	研究，学識
エビデンス中	●患者/一般向け臨床教材の開発		
	●学習者スキル/プロジェクトの指導		
	●州または国の臨床委員会への参加		
エビデンス弱	●臨床試験への参加		●学生/フェローおよびレジデントの研究プロジェクトの監督
	●部門または病院の委員会への参加とリーダーシップ		●研究能力に関する地元大学からの推薦状
	●臨床フェローシップでの教務		

表 22.2　中核職務の代表的業績評価基準：家庭医療学科　助教-准教授（2015年）

　最後に，大学の起源である修道院に立ち戻ってみると，組織への貢献もまた重要である．若手教員は業務と自身の予定とのバランスをうまく取り，部門のガバナンスに適切に参加して，所属する部門や大学とうまく付き合う方法を学ばなければならない．異なった部門や専門は，異なった文化をもつ．ちょうどよい加減を学ぶことについては，習得が難しいことがある．それにもかかわらず，組織への貢献という要素は，ますます昇格の正式かつ欠かせない要素となっている．

　助教時代は，大学から離れたり，別の組織に移ったりするなど，キャリアの出発のための重要な時間である．初期の数年間で成績不振（研修から自立した業務に移行できない教員も一部いる），配偶者の転勤，家庭の事情で離職する人もいる．助教時代の終盤には独立した役割が増え，好業績を残すにつれ，他組織に移る機会が増す．特に研究に重点を置く教員，臨床で需要の高い専門科の教員，また，特に増えているのが臨床管理の専門知識をもつ内科医である．医学部の臨床に対する責任が大きくなり，相対的に学識の重要性が低くなっているため，臨床教員の影響力が増してきている．そのため，元々の部門，部局，組織の大きな課題は，キャリアを通していかに長く中核の教員を引き留めておけるか，になっている．採用活動においても長期的な維持においても，助教は莫大な投資の象徴である．

22.5 准教授職

従来の終身雇用制度では，准教授のランクはキャリアの最終ステージであり，教員の一員として永年資格に達したという組織の承認になる．古くからいわれているように，准教授は最終ランクともいえる．有期雇用の昇格システムが整った組織では，有期雇用の教員向けにそれに準じたステイタスがある．どちらの雇用制度でも，優秀な教員は助教と准教授の境界が曖昧なことも多い．いずれにせよ，准教授になると，部門や学校の中で大きなリーダーシップを担い始めるのが一般的であり，他の教員も参加する大規模な研究プログラムを指揮したり，研修医やその他研修プログラムを運営したり，新規の臨床診療のイニシアチブを始めたりするようになる．

さらに，准教授の重要な任務は職務全般で自分の能力開発を継続することであるが，1つの分野に焦点を絞るようになることが多い．環境や部門を問わず，多くの場合，准教授には臨床の役割も依然として多く残り，教育や研究の傍ら臨床にも現実的な形で参加している．優秀な准教授の特徴は，専門的に発展し続ける能力である．

教授への昇格基準も組織によってさまざまである．多くの場合，教授レベルには准教授レベルで業績が認められた分野での持続的な生産性が求められる．研究者の場合は，往々にしてキャリアが進むにつれて業績を示すことが容易になる．論文や研究助成金は事実上，同分野の専門家による評価や長期的記録を意味し，臨床の高度な専門治療は，地域や国からしばしば注目され，評判が広がるためである．しかし，残念ながら，教育技能や一般的な臨床業務については，地域や国の評判を得ることは少ない．組織への貢献は引き続き重要である．准教授は，部門や組織の業務への参画を示し続けなければならず，それもだんだん組織の業務が増えていく．最終的に，組織への貢献に加え，組織の枠を超えた学外の評価（組織の文化によって異なるが，州レベルや地域レベル）がますます重要視されるようになる．

22.6 教授職

教授は大学における階級の最高位である．伝統的に，研究重視の組織では長年にわたる優れた業績の象徴である．実際には，豊富な学術成果，進行中かつ安定した研究資金の獲得，全国レベルでの専門分野に与えた明らかな影響などである．

有期雇用の場合，「教授職」の意義はさらに多様である．臨床や市場のニーズの高まりを受け，一部の組織では，従来の学術的な貢献や業績とは別に，臨床スキルや臨床への潜在的な貢献を基準に臨床医を昇格させている．対照的に，有期在職の教授のレベルに大学の業績を重視している部門や組織もある．たとえば，新しいカリキュラムの開発や，重要な学識かつ/あるいは重要な研究プログラムの開発などである．多くの場合，全国的な名声も重要になる．専門学会に全国レベルで参加していることが重要で，単にメンバーであることや会議に出席するだけではなく，能動的な役割を果たしていることが求められる．委員会の長，国の公職，プログラムの委員を務めることは，国の役割を担っている証である．もしうまく務めていれば，部門や組織の運営管理上の重要な役割も認められる場合もある．准教授レベルとは対照的に，教授レベルに共通していえることは，若手教員の育成に正式に参加することである．多くの組織では，教授が若手教員の業績・昇格審査に選出される．少なくとも，新人の能力開発にグループで責任を負うのが理想的である．

多くの組織が無期雇用資格取得後の正式なレビューや有期在職向け教授の昇格後レビュー（たとえば5年ごと）を求め始めている．これは根本的に財務上の問題からである．医学部教員にかかる費用を考えると，組織は教員から「価値」を確実に得ることが重要である．基本的なレベルでは，組織への貢献価値を教育，学識および組織への貢献のそれぞれについて文書で示すことや，臨床や助成金，契約で得た収入金額と全費用を対比した明確な明細表を作成することと言い換えることができる．このようなレビューは教員にとっては脅迫的であろうが，活力の維持に非常に有効である．上級教員は引き続き能力開発を維持するべきである．

22.7 退職を見据える

退職に関する定まったガイドラインはない．法律で年齢制限が禁じられており，大学が定年を設けることを抑制している．個人的な事情—健康，配偶者，年金プランの財務状態—が重要かつ適切な役割を果たしており，さまざまな組織でさまざまな雇用継続の選択肢を用意している．教員個人にとっては，専門にもよるが，いつ時間外待機業務を受けるのを止めるかが最初の重要な問題である．時間外待機業務は金銭的な報償をもたらすため，財政的に問題になる部門もある．次の問題は，いつ臨床業務を止めるかである．厳格なルールも，能力の衰えを見極める

良策もない．しかし，将来的にはこの問題により多くの関心が向けられる見込みである．教育の役割はほぼ臨床への関与の継続に左右される．資金を供給された研究や運営管理は後々まで継続可能であるが，資金の供給―あるいは講座主任教授や学長の意向―次第であることは変わらない．

　バイタリティ溢れる上級教員は成熟した研究プログラムを率いたり，若手教員を指導したり，他の部門の活動を支援するなど，部門に大きく貢献できることは疑いの余地がない．しかし，それは互恵関係である．教員は貢献，関与し続けることを約束し，部門/学部は有意義な参加を可能にする仕組みをもたなければならない．

22.8　結　論

　医学部の教員は，われわれ社会の中では特に流動性の高い職業であり，教員志望者には莫大な機会がある．教員のキャリアは，教員候補に始まり，初期，中期，後期のライフサイクルをたどる．これらの段階は，おおむね助教，准教授，教授に相当し，各段階は組織や専門の影響を受け，助教から准教授に昇格する極めて重要な時期がある．組織や教員の進路の選択がキャリアの道筋とチャンスを決める．ひとたび教員職が始まると，教員個々の目標，専門開発へのコミットメント，組織の環境，教員のパフォーマンスがキャリアの範囲を決める．

引用文献

1) Daugird AJ, Arndt JE, Olson PR. A computerized faculty time-management system in an academic family medicine department. Acad Med. 2003;78:129-36.
2) Boyer EL. Scholarship reconsidered priorities of the professoriate. Princeton: Carnegie Foundation for the Advancement of Teaching. 1990.

Warren P. Newton は，現ノースカロライナ地域健康教育センターディレクター，ノースカロライナ大学医学部副学部長，William B. Aycock 特別教授，家庭医療学科長．リーダーシップと医療の質の専門家として全米で有名である．

23

管理職の医師を育成しよう

Executive Physician Development

23.1 はじめに：舞台は用意された

これから管理職になる医師の皆さんへ

　皆さんをわれわれのヘルスシステムの中のリーダーシップチームに迎えることができて，大変嬉しく思う．また，皆さんがこの役割に選ばれたことも非常にめでたく感じている．面談の間にわれわれが話し合ったことに加えて，当ヘルスシステムの管理職の医師に対して私が最も優先的に求めていることをいくつかの箇条書きで示したいと思う[1]．

- システムで考えろ．患者個人だけでなく
- 患者を第一に考えろ．ただし，患者の**ことだけ**を考えるな
- （診療）過程の中での無駄を認識することを学べ
- われわれの特異的なヘルスシステムの業務上の梃子（てこ）になるものを理解しろ
- 関係性構築とパートナーシップを強化し，直接的なコントロールよりも影響をあたえることをうまく使え

われわれは，皆さんがチームに入ってきてくれることを楽しみに待っている．

あなたのヘルスシステムの経営最高責任者（CEO）

　本書を通じて，著者らは以下の変化と必要性に向けた一貫性のあるお膳立てをしている．それらは，市場原理とシステムの進化に基づいた医療提供の変化と，もう1つは医師や多職種が必然的な変化を誘導していく準備を確実にするような，進取的で変革的な応答の必要性である．医師のリーダーシップ開発に投資す

る行動は，学術的な医療組織を責任をもって誘導していくにあたって必要な，いくつかのステップのうちの1つである．

有能な管理職のリクルーターである Carson Dye は，ヘルスシステムの運営医師のリーダーを巻き込むためのオリエンテーションの中でこう述べている．

> 「**医師中心的**という単語を私は好んで使う．なぜなら，ある意味，大雑把にいえば，『**指導される**』という言葉は多くの人々のやる気を失わせるからである．それは，医療組織におけるすべてのリーダーシップやマネジメントの地位が完全に医師により占められるという意味だろうか？　私の回答は断じて No である．多様な背景と訓練を経て形成される多様な個人に応じた役割が存在する．すべての組織が医師による CEO を必要とするわけではないように．私にとって医師中心的という言葉は，単純に関与とインプットの対比に立ち戻るということである．あなたが医師を日々のルーチンや進行中の事柄に巻き込み，組織の中でマネジメントやリーダーシップの地位に導くということである．医師中心的，医師主導的といった言葉は，組織の形態によるものである．中には，非常に主体的に，臨床統合の進歩とポピュレーション・ヘルス・アプローチの実装に医師を巻き込んでいく組織もある．これらの活動のなかで，習熟した医師のリーダーシップは明確に必要になる．より小さな病院ではその点まで至らず，医師のリーダーを大いに必要とするということはおそらくないであろう」[2]．

Dye の見立ては正しく，米国のヘルスシステム業務を率い，影響を与える，最も影響力のある人々や組織も同意している．以下の最近のコメントとタスクフォースが報告してきた知見を考察してみてほしい．

> 「強力な環境の力は，今日の病院における分断された臨床面と運営面のマネジメントモデルに対して，強固な医療の質を保ち患者に注力しつつ，協働して乏しい資源を有効に活用するための臨床マネジメントの構造を作り出すような新しい方法を見出すように迫っている．統合が続くほどに，医師たちは彼らの知見をもち寄ることが求められる．他の病院のリーダーたちとコラボレーションのなかで臨床事業をマネジメントするためである」[3]．
>
> 「医療機関が今日直面している課題に対処する際に求められるのは，偉大なリーダー

ではなく,偉大な医師のリーダーである.最も成功した組織は,医療の最前線でのケアの提供について根本的に再考し,デザインし直している」[4].

「医師が,病院やヘルスシステムの中でリーダーシップの役割を引き受け続け,ヘルスケア組織の牽引役を務めるとともに,臨床的に熟達する段階の先へと進み,長期的に考え,より大きな問題について理解しみることができ,かつチームプレーヤーとして協働する必要がある」[3].

「ヘルスケアの財政が量依存ではなく価値依存の支払いに移行するようになるに従って,臨床医は専門職種が連携するチームで働き,状況横断的にケアを調整し,エビデンスに基づいた診療を有効に活用し,質と患者安全を改善し,ケアの提供においてより大きな効果を創出する必要が出てくる.医療制度はこれらの変化を支援するように適合しなければならなくなり,病院とヘルスシステムは新たなコンピテンシーを獲得しなければならなくなる」[5].

しかしながら,これらの課題と相対するにあたっての問題点は,臨床医がほとんど訓練されておらず,職場でのパートナーや意思決定者として社会化されていないということであり,また Stoller(2004)が述べたように,臨床医はフォロワーシップとコラボレーションに抵抗感をもっているということなのだ.これらのダイナミクスは,マネジメントとリーダーシップの技術をもつ臨床医がヘルスケア組織において上位の運営の地位へと昇進していく時により強く働く.

2011年の米国病院協会(American Hospital Association)の政策集団は,改革されたヘルスケアの環境において医師が熟達し,リーダーシップを発揮するために必要だと彼らが思われたスキルについて議論し,以下のように結論づけている.「対人面でのスキルやコミュニケーションスキルが現在のコンピテンシーの中に含まれる一方で,チームワーク,共感,コンフリクト・マネジメント,カスタマーサービスなどをより強調することが必要であるとメンバーは感じている」[5].メンバーは,このコンピテンシーの一部分として情動知能をスクリーニングすることが重要であると示唆している.同協会は,鍵となるコンピテンシーと,それらの相対的な重要性を順序立てて扱うよう求められた際に,最も大きな(leadershipの)ギャップがある領域について次のように結論づけた[5].

1. システムに基づいた診療:**コストを意識した,効果的な医療**
2. コミュニケーションスキル:**効果的な情報交換**

3. システムに基づいた診療：**他の提供者と連携したケア**
4. コミュニケーションスキル：**ヘルスケアチームと効果的に働く**

　彼らの発見は，最高と考えられるリーダー像にとてもよく沿ったものであった．われわれの最高の医師を強化し，発展させ，従事させ，この急速に変化する時代において，指導者たちにわれわれのヘルスシステムを提供させた．医師の関与とリーダーシップがわれわれのヘルスシステムを変化させていくのに必須である一方で，医師のリーダーは効果的な**ヘルスシステム**リーダーに成長していく必要がある．この変化は，医師にマネジメントと財政に関する認識を提供することのはるか先にあたる．過不足なく適合したトレーニングを行う，つまり学びながら実際のシステムでのリーダーシップを行うことをも包含する．

　ジレンマは，医師はどうしても，医師でないヘルスシステムの成功したリーダーと比較して，システムを率いる方法についての学習に同じだけの時間を割けないということである．教育や研究の責任がある学術的な医学界におけるプレッシャーが加わるため，時間の面でかかわり合うことはむしろ少なくなる．組織のリーダーシップの役割を引き受けている医師は，特に上級職であればあるほど，どうしても準備もせずに状況に突っ込んでいかざるをえなくなる．また，その状況はスキルとコンピテンシーを必要とするものだが，彼らはそれを学んでおらず実践してもいない．加えて，医師は臨床的な技術と学術的な業績により選ばれがちで，組織のビジョンに基づいた効果的な遂行が可能な行動によっては選ばれない[6)7)]．

　これらの要素が医師のリーダーシップとパートナーシップの行程を回避できないものにし，それはヘルスシステムが無視できないものになっている．ゆえに，われわれは次に，どのように幹部レベルでリーダーシップコンピテンシーが行動に移されているかだけでなく，逆説に満ちた世界において効果的に率いていくために必要な，システム志向性の思考についても探求してみようと思う．

23.2　医師管理職の育成

　上級の医師管理職はシステムの世界における責任を負っている．国際的に名声の高いシステムのグルである Barry Oshry は，組織の生態をシステムの中のシステムの中のシステムと表現している[8)]．政党，患者，医療提供者，家族，サポートスタッフ，管理者，運営理事会，保険の支払い者などが関係性の中で相互に影

響し，より大きなシステムの中で彼ら自身の「世界」の中で対応しようともがいている．医師が命令や依頼書や，医師という地位の卓越性により影響を与えていた日々は遠くに過ぎ去った．医師は，臨床面全体にわたる事業体をみわたすことができる場所へ登っていく．そこでは，幅広い視野が得られる一方で，組織のミッションが実行されている場所と彼ら自身の間に距離も形成する．産業をまたぐビジネスの経営者はこの現実を理解し，彼らの組織との間に深い関係性を保つために相応の努力を払っている．インディアナ大学ヘルスシステム（Indiana Health System）の管理職である Drug Puckett がわれわれに繰り返し伝えることは，患者のことを考え続けろ，しかし患者のことだけを考えるな[1]，ということだ．視野を広くもつことは，システムレベルで率いていくためには欠かせないものだ．

　数年前，私はある産業カンファレンスに参加し，そこには Cone Health（ノースカロライナ州，グリーンズボロ）の新しいシステム CEO の Tim Rice が来ていた．彼は古い友人であり，仕事の同僚でもあり，最高執行責任者（COO）として長年勤務した後にこの新しい役割を引き受けていた．私は彼に，CEO としてどんなことに注意を払っているのかと尋ねた．彼は空港の出発ゲートのところでニュースを流しているテレビを指差し，「あれが私が注意を払っているものだ．私はあのようなしっかりとした実務スタッフを抱えて病院を経営している．環境における政治的力や市場の力に注意を払う．環境とはヘルスケアだけでなくその周辺もだが，これは私達がコミュニティにどのように効果的にサービスを提供するかという点で，大きなインパクトを与える可能性がある」．この返答は，ヘルスシステムの上級職がどのように彼らの関心を広い視点から狭い視点までのバランスをとり，関連する産業への影響を確認しているのか，またその一方でヘルスシステム全体への関係をどのように探求しているのか，という事柄の 1 例である．それには，患者を治療するというミッションと，システムのサービスの中でリーダーシップが必要であることをリンクする必要がある．

　これらのシステム思考とリーダーシップの効果については，長い間ヘルスシステムの CEO を務め，Veterans Health Administration（退役軍人保健局）の地域ディレクターを以前に勤めた Clark Doughty によって共有されている．Clark はある時私にこう語った．「Chris，私が（ヘルスシステムにおいて）意思決定をする時に，私の人々は私の意図に疑問を呈さなかった．彼らは，私が組織，退役軍人とその家族，そしてわれわれの従業員のすべてにとって正しいことをしようと意図していたことを知っていたのだ．彼らがいつでも私に賛成してくれたわけでは

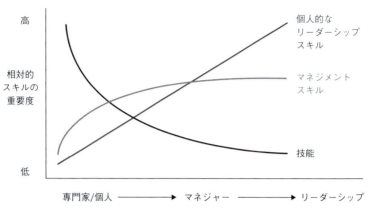

図 23.1　医師にとって要求されるスキルの変化

ないし，私も自分がなぜそのように決めたのかをいつでも誰とでも共有してきたわけではない．しかしながら，私は彼らと時間を共有し，彼らは私のことをよく知り，私がいつでも正しいことを意図していたことを知っていた」．この声明が正確に示していることは，システムとしての視点に立つことと患者のことを気にかけること，そして言行を一致させることが効果的な上級職のリーダーシップの証しであるということだ．これは，力学のバランスの1つの形であり，管理職の医師がリーダーシップの役割を引き受ける時に行うことを昼夜問わず期待されているということなのである（図 23.1）．このエピソードは，システムで働いている全従業員との信頼関係を築くことの重要さを，痛烈に思い出させてくれる．

23.3　最高位の医師になる

　医学の中で，医師の管理職のリーダーシップのランクには大きな広がりがある．上級職の中には管理業務の対象をもつ者もいれば，もっぱら臨床的な面での監督をしている者もいる（図 23.2）．ほとんどの管理職の医師は，彼らの臨床能力と彼らの仲間たちに対する信頼性を保つために，いくつかの臨床的な業務との接点をもっている．2013 年の Cejka エグゼクティブ・サーチ（Cejka Executive Search）による医師管理職の報酬調査によると，管理職の医師は集団として，平均で彼らの時間の 68％を管理業務に，26％は臨床業務に，3％を研究に投じているとされている．最高医療責任者（Chief Medical Officer）は 89％を管理業務に消費して

医師リーダー職の役割の進化	
実践家としての医師 →	リーダーとしての医師
■ 熟達した治療者	■ 治療者,指導者,協働者,コーチ
■ 臨床的な熟達者:狭く,しかし深く専門領域に対する知識を要する	■ 医師のリーダー:医学,ヘルスケア,組織に対する幅広い理解が必要
■ ヒエラルキー上のリーダー:役職の力,権威や例示などを通じて管理する	■ マトリクスリーダー:影響と発達したネットワークによって率いる
■ 独立した個人の貢献者	■ 協働するチームのリーダー
■ 個人的な達成により動機づけされる	■ 他者に権限を与えることで達成することにより動機づけされる
■ 他者を導き,解決法を提供する	■ 解法を生み出すために,ビジョンを提供し,他者を噛み合わせる

図 23.2　医師リーダーの役割の発展

いる[9].常勤で,臨床医ではない管理職ですべてを管理業務に捧げる者のニーズも増している.

2010年のWitt/Kiefferの医師管理職の変容についての調査[10]では,ヘルスシステムのCEOを下記の4つの,上級の医師管理職にとって最も重要な業務上の責任に沿って評価している.

1. 品質,安全と成果の改善に対する行動を指揮する
2. 医療スタッフの業務を率いる
3. 医師間の提携/統合戦略に対して責任をもつ
4. イノベーションを誘導し,経営指標に対してポジティブな影響を有する

この調査は,これらの責任の重要さと,役割の中で医師の指導者がどれほど効果的であると考えているか,という2点の間で,いくつかの矛盾を示している.たとえば,半分以上の回答者は経営状況についての改善があることが重要もしくは最重要と認識しているが,一方で41%の医師上級指導者のみがこの領域が有効であると回答している.

もう1つの重要な調査結果が見出したことは，CEO が医師の上級職にとって最も重要な業務上の**到達目標**を何と考えているか，ということだ．業務上の到達目標という用語が使われる時は，具体的に測定された結果をしばしば反映している，ということをここに記しておく．同じ調査において，以下の内容が業務上の到達目標として最も重要であるとの結果が出た．
1. 患者の利益を向上すること（全回答中の 98％）
2. 組織の利益を向上すること（97％）
3. 質/安全の基準を向上すること（95％）
4. 病院/医師の提携を向上すること（90％）
5. 医師の利益を向上すること（85％）

　上記の項目を評価するにあたって，組織の新しい取り組みを「前進（向上）させる」中で，影響力が，多くの場合，直接的な権限をなしに，どのような役割をはたしているのかということを考えるべきである．Barry Oshry は，組織の CEO の集団に対して，システム的に考えて行動するように教育するという点についての物語っている．

> 「われわれの部屋は CEO で満員だった．CEO は，組織の最高職である一方で，時に物事を起こすということにおいて彼らが（組織の）底辺にいる場合があることを知っていた．他の誰かが資源を管理していて，賛成も反対も，過程を行き詰らせることもできる状態にある．トップにいれば，彼らがまるで 24 時間太陽を輝かせることができるように考えてしまうことがあるが，それはわれわれが抱く幻想である．トップにはそんなことはできない」[8]．

　上級の医師であるリーダーは，ほとんどの場合，目標や新しい取り組みに従うように要求できるようなコントロール力をもちあわせていないことを知っている．むしろ，彼らは組織間の境界をつなぎ，（組織ごとに構築された）サイロ（訳注：組織が閉鎖的であることのたとえ）を破壊し，組織を横断する合意を得るために，関係性と連携を築くことに頼らなければならない．

医師上級職の向上の経路

　国立ヘルスケアリーダーシップセンター（National Center for Healthcare Leadership：NCHL）による医師リーダーシップ向上白書において，Binger は医師リーダーのキャリアステージを概観している[11]．しばしば，医師は早い段階でタスクフォースに従事するように要求されたり，プロジェクトに独立した寄与者として技術的な専門知識を提供したりする．彼らは，医学的または外科的な専門性による専門的技術により選ばれることが多く，プロジェクトの向上や遂行を通じてグループを率いていく能力によって選ばれることは少ない．彼らの提供する重要な情報は，彼らの性質的に技術的なものになりやすい．「これらの医師たちは1つの部署やプロジェクトを率い，典型的には，同じ一般的なステークホルダー（例：同僚の医師）を代表する1人または数人の個人的な関与者を監督する．結果として，医師リーダーは1つの「言語」のみしか話す必要がなくなり，成功するかどうかは，技術的な能力といくらかの個人的な能力にいまだに大きく依存している」[11]．

　中間段階の医師リーダーは，新たな発見を導くことや，時にヘルスシステムの問題を扱うための行程を実行することを要求されていることに気づく．彼らがこれらの役割に選ばれたり，配置されたりしたのは，彼らが医学的な専門性や，臨床システムの知識を有しているためではない．むしろ，この要求は技術的スキル，人間関係的スキル，コンセプチュアルスキルといったバランスによるものである．「これらの医師は複数の部署，委員会，プロジェクトを率い，典型的には複数のステークホルダーからマネジャーや個人的な関与者を監督することに対して責任を負う．結果として，これらの医師は複数の言語を話せる必要がある．なぜなら異なる対象者に対して有効にコミュニケーションを取れる必要があるからだ．成功するかどうかという専門的な技術による部分は相対的に少なくなり，対人関係の技術による部分が大きくなり，また，それほどではないにせよ，コンセプチュアルスキルも必要となる」[11]．

　上級職になると，「……医師は組織全体を率いる，たとえば病院やメディカルグループなどは，すべてのステークホルダー集団から幹部職，マネジャー，個々の関与者を監督する．これらの医師は，しばしば先任の医師リーダーが発展的な役割に成功し持続的なインパクトを与えたことを受けて，これらの役割へ昇進する．彼らは，自身の医師リーダーシップのブランドを構築し，システム思考が可能な個人として知られ，マネジメントでの挑戦に参画するだけでなく，その挑戦が組

織全体にどのように影響するか，ということまでも考慮する．効果的であるためには，彼らは異なる多数の言語を話せる必要がある．成功するかどうかはコンセプチュアルスキルや知識による部分は少なくなり，対人関係の技術，名声による部分がより大きくなる．多くの医師たちがもってきた伝統的な強み—技術的なスキルと知識—これは特徴的で重要であるが，成功のための小さな要因になりがちである」[11]．

上級職の医師は，システムの大きさや職務の範囲に基づいた責任や，無数の称号をともなっている．上級職の診療科や診療部門の業務を除いたシステム横断的な役割は，以下のようなものである．

最高品質責任者（Chief Quality Officer）	患者安全管理者（Patient Safety Officer）
最高医療情報責任者（Chief Medical Information Officer）	最高臨床責任者（Chief Clinical Officer）
最高医療責任者（Chief Medical Officer）	チーフ・トランスフォーメーション・オフィサー（Chief Transformation Officer）
臨床イノベーション・オフィサー（Clinical Innovation Officer）	スタッフチーフ（Chief of Staff）
医務副社長（Vice President Medical Affairs）	専門職（Professional Affairs）
チーフ・インテグレーション・オフィサー（Chief Integration Officer）	最高戦略責任者（Chief Strategy Officer）
医務副社長（Vice President Medical Affairs）	チーフメディカルグループ（Chief Medical Group）
最高パフォーマンス向上責任者（Chief Performance Improvement）	

より大きなリーダーシップへの関与を目指した医師達は，臨床と機能横断的な委員会に所属し，統括役を務めることや，自身のリーダーシップについて学び，それを実行することで，一時的なフォーマルなリーダーシップの役割を探し出す準備になっていることにしばしば気づいている．課題をこなし，あなたのヘルスシステムの中でのリーダーシップの機会についての略歴を作ってほしい．そうすれば，委員会での業務を見出すことができるかもしれない．それは実りを多く生むかもしれないし，面白くないものかもしれないが，あなたの影響力と洞察力にとっての現実の修業の場として，あなたがかかわることができる．リーダーシップ開発の世界では，これは応用リーダーシップ学習と呼ばれている．他の選択肢は，あなたのキャリアデベロップメントの旅の道案内をしてくれる上級コーチを見出すことだ．

医師管理職リーダーシップのコンピテンシー

　コンピテンシーという用語は，リーダーシップ開発と人材管理の分野において仕事現場でのスキルのことを示し，勤務者が有する必要のあるスキルセットとしての視点と，それが開発される範囲という視点の双方がある．

　リーダーシップコンピテンシーと同様に，医師リーダーシップの領域に特徴的なものを同定するために多くの業績が積み重ねられており，これら2つの間には多くの重複がある．Stoller（2008）は，以下のように記している．「効果的な医師のリーダーに必要なコンピテンシーは，一般的なリーダーシップ技術とヘルスケアの課題を取り組むための必要なスキルを合わせたものである」[7]．彼は，6つの主要なリーダーシップコンピテンシーを医師リーダーたちに示している．

1. 専門的な技術と知識（例：業務システム，財務システム，ITシステム，人材管理，戦略計画に関するもの）
2. 産業的な知識（例：臨床プロセス，規制，ヘルスケアの動向）
3. 問題解決能力
4. 感情知性
5. コミュニケーション
6. 生涯学習へのコミットメント

　NCHLは，2013年に内部の医師リーダーシップ開発評議会（Physician Leadership Development Council）に対して，医師たちにヘルスケア組織を効果的に率いてもらうために必要なコンピテンシーに対する理解をより深いものとすることを求めた[12]．NCHLのコンピテンシーモデルはその幅広さと深さにおいて賞賛するに足るものであり，どんな単一のリーダーもすべてをうまく行うことはできないことを認識している．

　創造的リーダーシップセンター（Center for Creative Leadership：CCL）は，基本的な4つのリーダーコンピテンシーを（1）自己認識，（2）学習の機敏さ，（3）影響力，（4）コミュニケーション，と認識している[13]．これらのスキルセットは，すべてのリーダーが志向すべき基礎であり，上級リーダーは必ず習得するべきものである．CCLはコンピテンシーの包括的なリストを有し，それは彼らがリーダーたちにより高いレベルの管理職リーダーシップに進むために必須であると認識している内容である．

　上級の医師リーダーにとってどのスキルが重要だろうか？　あなたのリーダー

シップの潜在的な能力をよい方向に高める知識と技術のドメインがあることを理解してほしい．何から始めるべきだろうか？ NCHLコンピテンシーモデルをCCLのコンピテンシーと並べて探求してほしい（引用文献参照）．そして，あなたの学術的なヘルスケア組織において，期待されるリーダーシップコンピテンシーについて人材管理もしくはその他の代表者とともに議論してほしい．あなたの組織で何が期待され，何が賞賛されるのか，思い描いてほしい．そこから，リーダーシップスキルとのギャップを認識する作業を始めよう．資格を有するエグゼクティブコーチによるスキルとコンピテンシーについての360度評価を導入し，報告を受けることを検討してほしい．この過程は，強みと弱みを認識すること，将来に向上すべきコンピテンシーを認識すること，スキルと能力を拡大させるための行程表を作ることの手助けとなるだろう．

23.4 上級医師リーダーになるための学習にレバレッジをかける

「リーダーシップコンピテンシーの正しい複合体を有する医師は，将来にわたって高い需要があり，病院やヘルスシステムがより責任を負った，効果的な医療提供システムとして前進するために効果的なパートナーになるであろう」[3]．
本章の冒頭にあったシステムCEOのトップ医師の優先事項をもう一度記す．
- システムで考え，患者個人のことだけを考えない
- 患者のことを考え続けるが，患者の**ことだけ**を考えない
- 過程の中の無駄を認識することを学ぶ
- われわれの特異的なヘルスシステムの業務上のてこになるものを理解する
- 直接的なコントロールよりも，関係性構築とネットワーキング活用による影響を高める

これらの優先事項は研究や調査，業界を率いるエキスパートにより提案されたコンピテンシーモデルにより包含されたものである．システムで考え，患者のことを考え，過程における臨床的なバリエーションと無駄を減らし，ビジネスがどのように機能するのかを理解すること，これらはすべて重要なものである．1つずつの要素は他の要素とは別のものとして独立しており，かつ関係性構築とネットワーキングスキルを高めるのに必要なものである．

以前は**ソフトスキル**と呼ばれていた，他者と効果的に相互作用する能力は，よい**高次のスキル**と認識されている．その理由は，習得するのが困難だからである．考え，実行し，影響を及ぼす最も効果的な方法をその時々に見分ける能力は，上級リーダーのパフォーマンスの頂点にあるものである．ほとんどの医師でない上級管理職は，高い次元の能力を組織での生活の中の第一線で長年にわたり研ぎ澄ませてきている．前に述べたように，医師のリーダーは得てしてそうした機会を有していない．ゆえに，複雑なヘルスケア組織を運営していく専門的な知識を得ていくことに加えて，医師のリーダーは，効果的な職場での相互作用スキルの短期集中コースをしばしば必要とする．

　感情知性（emotional intelligence：EI）と自身への規律は，医師の管理職を効果的に成立させる．あなたがどれだけ知っているかにかかわらず，あなたの周りにいることで人々が楽しめないのであれば，あなたが効果的であるとはいえない．影響力と効果についての昔話ではあるが，次のようなものがある．ある過程の中で影響力をもちながらも，**同時に**まったく効果的でないこともありうる．効果的に影響を与えなければ，効果的とはいえない．課題は，「医師の知性」の処理能力（馬力）をシステムの目標達成に費やすことである．つまり，あなた自身と，あなたがみているように世界をみようとしていない他者との間で，相互のやり取りを行う，ということである．時に，他者はあなた以上に明確に世界がみえていることがある．最終的に，あなたはあなた自身の視点だけに固執して頼るのではなく，それを変えるために開かれた姿勢をもった，効果的な医師のリーダーになれるだろうか？　他者に影響を与えること責任がありつつ，どのように自分自身も他者から影響を受けようとするだろうか？

　平均的なヘルスケアリーダーと比較して，突出したリーダーを差別化している5つの塊は，認知的なコンピテンシーと，感情知性に関係している[14]．

- 認知のコンピテンシー（例：システム思考，パターン認識）
- 感情知性：自己認識のコンピテンシー（例：感情面の自己認識）
- 感情知性：マネジメントのコンピテンシー（例：感情的な自己管理，適応性，独創力）
- 感情知性：社会的認識のコンピテンシー（例：共感）
- 感情知性：関係性マネジメントのコンピテンシー（例：他者との関係構築，チームワーク）

これらの高い次元のコンピテンシーがどのリーダーシップレベルでも重要である一方で，上級の医師管理職のレベルにおいては特に重要となる．上級の経営チームを納得させ向かう方角を変えるために必要な知識や，多額の金銭を無駄にしている研究職から協力を求めるために，あなたのビジョンに完全には忠誠を誓っていない手術室のスタッフとの会議で議長をするために，どのような技術が必要か考えてみるとよい．

　あなたの新しい役割のために，鍵となる情報を学ぶことを促進し，必須となる技術を得るために，次に続く質問を思考の導きとして活用してほしい．そして「仕事学習計画を加速する」方向へ進んでほしい．

　組織の管理者のための，Barry Oshry の要約を思い出そう—他人の心情や知性に対して命令したり，自分のやり方を強要したりすることはできない．気づきを促し，自分自身をマネジメントすることが，新しい性質のための鍵である．自分自身を本格的に適応させ（高潔さと誠実さをもって），それぞれの状況において，自分自身が一番効果的であろう．

　効果的なリーダーになるための方法を自学自習できる人は非常に稀である．ほとんどの人にフォーマルまたはインフォーマルな学習か，専念（職業訓練において）が必要である．多くの人はエグゼクティブコーチとともに働いたり，メンタリングを受けたり，学習のパートナーとつながることで，学習を加速させ，適応し，多くのものを得る．これらの方法の1つひとつがリーダーの思考，意思決定，そして究極的には彼らの組織への効果的な影響についての質を向上させる．1つのツールは，あなたの仕事の学びを促進するワークシートである（図 23.3）．

23.5　結　論

　リーダーシップコンピテンシーの正しい複合体を有する医師たちは，将来にわたっての高い需要があり続けるだろう．医師のリーダーは，焦点を絞り実地に応用された，現実のシステムリーダーシップ業務を通じた訓練により，ヘルスシステムのリーダーとして発達していく必要がある．ただドメインだけで考えるだけでなく，システム思考の能力を向上させることは，ヘルスシステムの管理職にとっての特徴である．自己認識と他者認識のサイクルを増やすことを通じて，関係性のマネジメントスキルを継続的に構築することは，自己マネジメントの機会を作る．それは複数の方面を横断し，無数のステークホルダーの中で率いていくため

Ed Betof, Ed.D. President Betoff Associates, Senior Fellow, The Conference Board

重要な情報の学習を促進し,あなたの新しい役職に必要なスキルを身につけるために,以下の質問を使用してあなたの思考を導きます.「能力促進学習計画(Accelerated Job Learning Plan)」の指示に従うこと.

あなたの学びを導く質問:

1. あなたの新しいリーダーシップの役割を十分に果たすために必要な,最も重要な情報とスキルは何か?

    情報:

    スキル:

2. これらの情報とスキルのうち,あなたが現在もっていないものは何か?

    情報:

    スキル:

3. これらの情報とスキルを得るための,最良の方法は何か?

    情報:

    スキル:

4. これらの情報とスキルの学びを促進するために,さらなる戦略やアプローチを必要としているか?

    はい _____   いいえ _____

5. 現在の役割と,所属する組織の中で成功するためにあなたが理解しなければいけない,言語化されている/されていない規則,価値,ガイドライン(文化を構成する重要な要素)は何か?

6. これらの規則,価値,ガイドラインを学ぶための最良の方法は何か?

7. これらの規則,価値,ガイドラインの学びを促進するために,さらなる戦略やアプローチを必要としているか?

    はい _____   いいえ _____

8. 新しい役割について早期に学ぶために,解答を得ることが重要と考えるその他の質問はあるか? 下に記せ.

図23.3 あなたの仕事の学びを促進する[15]

に必須のものである．

引用文献

1) Puckett, D. Personal conversation with Doug Puckett. President Indiana University Health Morgan; April 23, 2015.
2) Witt/Kieffer. A Blueprint for Developing New Healthcare Leaders. blog posting: http://blog.wittkieffer.com/2013/08/26/physician-executives-part2/; accessed April 23, 2015.
3) American Hospital Association/American College of Physician Executives. Physician Leadership Education. White Paper. 2014.
4) Dye C, Sokolov J. Developing physician leaders for successful clinical integration. Chicago: Health Administration Press; 2013.
5) Combes J, Arespacochaga E. Lifelong learning physician competency development. Chicago: American Hospital Association's Physician Leadership Forum; 2012.
6) Hess C, Barss C, Stoller JK. Developing a leadership pipeline: the Cleveland Clinic experience. Perspect Med Educ. 2014;3(5):383-90.
7) Stoller J. Developing physician leaders—key competencies and available programs. J Health Admin Educ. 2008;25(4):307-28.
8) Oshry B. Seeing systems. 1st ed. San Francisco: Berrett-Koehler; 1995.
9) Cejka Executive Search. 2013 Physician Executive Compensation Survey. 2013.
10) Witt/Kieffer. Transformation of Physician Executives. White Paper; Fall 2010.
11) National Center for Healthcare Leadership. Physician Leadership Development Programs: Best Practices in Healthcare Organizations. White Paper; 2014.
12) Murdock J, Brammer C. A successful model of leadership development for community practice physicians. Physician Exec. 2011;37(2):52-4.
13) Center for Creative Leadership. Executive Dimensions; 2013.
14) Stoller JK. Can physicians collaborate? A review of organizational development in healthcare. OD Practit. 2004;36:19-24.
15) Betof E. Leaders as teachers. 2nd ed. New York: McGraw-Hill; 2014.

Christopher J. Evans は，前職で病院とメディカルグループの管理者を務め，創造的リーダーシップセンター（Center for Creative Leadership）の上級教職員メンバーである．戦略的リーダーシップと組織のダイナミクスを専門としている．医療現場のマネジメント，ヘルスケアマネジメント，エグゼクティブコーチに関する複数の認定資格を有している．

24
異動と昇進について知ろう

Moving Out to Move Up

24.1 はじめに

　学術的なキャリアが進むにつれて，現在の組織の中だけをみると，実のあるリーダーシップ役割は限られてくる．より大きな学術的なコミュニティの中でキャリアを向上させるために，1つの学術的な組織を離れることは，課題に満ちたものになるかもしれない．しかしながら，それは異なった学術的な文化について，観察し，学び，向上し，参加し，導くというような，他には得難い機会を提供する．本章では，私の20年間にわたる4つの異なった学術的な組織における個人的な経験をもとに，「昇進するために異動する」ことの長所と課題について議論を行いたいと思う．

24.2 いつみるべきか：準備ができるのはいつか？

　いつ自分が新しい課題に挑戦する準備ができ，他者を違う段階に率い，導き，向上させるために役職を引き受ける準備ができるのか，われわれはどのように知ればよいのだろうか．それぞれの学術的な役職や役割は，学習，組織の生産的な構成員になること，その役割を楽しみ，向上するための機会としてみられるべきである．しかしながら，結局のところあなたが昇進する準備ができているかどうかを予想する徴候は示されている（表24.1）．

　もしかするとあなたは，新しく，先行きのみえない機会を引き受けようとしているかもしれない．それは学習のためや，自分自身への課題設定のため，自分の毎日の業務に少しの多様性と興奮をもたらすためかもしれない．または，現在の役割のなかで潜在能力の限界に達していて，専門家としての成長を求めている段

- より多くの責任と権威を希望している
- 関心が変わったことに気がついた
- 追加の課題や機会を求めている
- 現在の役割において満足できていると感じている
  - 活力や興奮を失っている
  - 挑戦していないと感じている
- 専門職としての継続的な成長を求めている
- より高い次元で他者を率いる/メンタリングすることができると信じている
- 他者（例：スーパーバイザー，同僚など）が，準備ができているとアドバイスしている
- 追加の課題や責任やリーダーシップの機会を求めている
- 人材斡旋会社から1つもしくは複数の役割について複数回のコンタクトを得ている

表24.1　異動する準備ができた徴候

階にいるのかもしれない．または，すでに自分が効果的ではないと感じているかもしれない．今の役割の中で停滞しているのかもしれない．停滞という言葉に引っかかるものがあるのなら，個人と組織の両方にとって健全なのは「新しい血」を導入し，新しい活力，異なる見方，優先順位，目標をもち込むことである．

　これらの徴候を自分自身がどう評価するかは別として，他者があなたのリーダーシップと管理者能力についてどのようにいっているのかに耳を傾け，関心をもってほしい．これらの知見はあなたが思いもよらなかった人々からもたらされることもある．人々があなたに対して，「学科長になる必要がある」「学部長になるべきだ」などということは，明らかかもしれない．しかしながら，メッセージはより微妙なものかもしれないし，たとえば人々があなたにリーダーシップの機会や責任を増やしてくるかもしれない．それは彼らが，あなたならそれだけの仕事をこなせると知っているからである．ゆえに，自分自身で景色を変える必要があると認識したのであれば，自身の責任やクリエイティビティ，活力に関連したことであれ，他者があなたには責任の範囲を拡大する準備ができているというのを聞いたり，確信したりした時も含めて，いずれにせよ時が来たことを示している！

24.3　ネットワーキングとリーダーシップの向上

　昇進したいと思っているかどうかや，昇進する準備ができているかどうかにかかわらず，いつでも自分の現在のポジションのなかで学び，成長することについ

てチャンスを掴んでほしい．現在の役割において，より技術を向上させ，熟達することで自信を育て，自身の気づきを得てほしい．失敗することもあるだろうが，そうなったら，それを学びの機会と捉えてほしい．他者からの，自身のパフォーマンスに対する評価の機会を探ってほしい．その中で学び，リーダーとして成長することができる．「自分自身を成長させよう」（1章）で述べた通り，360度評価を受ける機会を探り，フィードバックコーチを使ってほしい．あなたのリーダーシップが効果的かどうかについて同僚から学ぶことはかけがえのない経験であり，大体の場合，改善の機会のある領域を明らかにしてくれる．

　ネットワーキングのもつ潜在能力を軽視しないことが大切である．学術的な仲間を拡大することは，現在の役割における新しいアイデア，資源，友情のヒントを提供してくれる．またそれだけでなく，他の組織や国の組織における機会について，あなたの基礎を広げてくれる．ネットワーキングにおける仲間は，他の役職を探している時には巨大な資源になりうるもので，時にはあなたが気づいていない，もしくは考えもしなかった機会を提供してくれるかもしれない．私がつながっていると考えていた人々が，彼らの組織でチャンスを模索する機会を提供してくれて，私と組織の双方にとって論理的に適合する役職を作りたいと希望してくれた，といったいくつかの例がある．

　繰り返しになるが，公式的または非公式的なリーダーシップと，自身の成長の機会を模索してほしい．メンターや評価者や複数のリーダーシッププログラムから学ぶことに加えて，自信を成長させてくれる活動に注力し，挑戦してほしい．異なるリーダーシップスタイルを認識し，尊重してほしい．複数の状況におけるリーダーを観察し，彼らの言葉だけを聞くのではなく，組織における彼らの行動と他者との相互作用について注意深く観察してほしい．

24.4　自分の組織の外をみることで，何が自分の組織にあるのか認識する

　時に外の役職を探り，真剣に異動を熟慮することは，自分がどんな引き出しをもっているのかについて注意を向ける機会となる．現在の組織での地位，肩書や報酬を改善するために，他のポジションを探そうとする教員もいる．一方，私自身がそうだが，オファーされ，「相性」がよさそうならば採用する役職のみを探すことに時間と労力を投資する者もいる．新しい機会を求め続けながらもオファーをまっ

たく受け入れない状況は，自分の施設と国中での評判に影響する可能性がある．

広い視野をもって調査を行うことで，現在のポジションに対する複数の比較対象を見出すことができるだろう．この作業により，自分の現在の役割に対する新鮮な視点が実際に提供され，複数の理由で，今は異動のタイミングではないことが強調されるかもしれない．

> 「今は異動するタイミングではない」ことの個人的な例としては，自分で準備ができていると確信していた時に，外部の役職を得るための面接を受けた時に起こった．対面での面接の中で，ポジションが明らかにより多くの時間的な投資を必要とすることが明確となり，それが私の大きなリサーチグラント（研究助成金）の主任調査者としての責任を果たすことを阻外する可能性があった．応募を取りやめ，組織には，非常に素晴らしいキャリアの機会である一方で，自分にとっては今が適切なタイミングではなく，自分の組織に現在の役割のまま残ることが一番相性のよい選択肢だと伝えた．

24.5 内部での機会：それは存在するのか？

皆さんは，キャリアを進めるためには自分の組織を離れなければならないと考えているかもしれない．しかしながら，時々組織内部で昇進とリーダーシップの機会がめぐってくることがある．これらの機会は明確であるかもしれないし（空席の役職か），もしくは新設されるかもしれない．すなわち，異なるもしくはより大きな責任にともなう役職/肩書が，雇い続ける目的のために作り出されるかもしれないということだ．大学の委員会やイニシアチブ（新たな構想）に組み込まれることで，キャリアアップの促進や，ネットワークの構築，予想もしていなかった機会にもつながる．継続的なキャリアアップの野望について，自分のメンターだけでなく管理者のメンバーとも共有しておくことは重要である．彼らは，組織の中での可能性を広げる知恵と権力を有しており，外的な機会について客観的な意見を提供してくれるかもしれない．

私が交渉したもののうちのある異動の中で，私が異動しようとした組織がオファーしてきたのは，私がいつでも「準備ができている」と認識していたレジデンシーのディレクターシップであった．部門により提案されたこの可能性に満ちた計画と，このリーダーシップの役割を拡張しようとしてくれたことはとてもありがたかったが，私は時間枠の観点から，他に遂行したいと思っていた直近のキャリアの目標を認識していた．数年その組織に所属すれば，レジデンシーのプログラムディレクターという役割はリーダーとしての私の成長を促すのに最もよい経験を提供するとはいえなくなるだろうと感じた．もったいないことではあったが，私は同僚に役割を明け渡し，研究実績と両方の希望を叶えてくれるような，もっと私の希望に合致するキャリアの機会を待つことにした．その後，間もなくして理想的な機会がめぐってきて，私は医学校における学生研究のディレクターに指名された．

　他の状況としては，リーダーシップチームの中の数人に学術的な管理者として任務を引き受けたいと希望を伝えたが，この話を現職に就いている人とシェアすることを忘れてしまったことがある．似たような学術的な役割は他の組織に空席があり，リーダーシップの役割を引き受けるために私は異動した．私が去ってから約3カ月後に，私の前の組織で役職についていた者が退職した．もしその役割の管理者に対して私の目標を開示していたならば，私は組織を異動することなく空席になった役割につくことができたのだろうかと思った．

24.6　ヘッドハンターが電話をかける時

　誰だって，求められて悪い気はしないだろう．人材調査コンサルタントからの最初の数回の電話は，興奮の高ぶりをもたらし，新しく素晴らしい役割を「完璧な場所」で得ることを心に描くという，時に妄想のような瞬間をもたらす．覚えておくべきは，人材調査コンサルタントの仕事はよい候補者を採用することである．単にあなたの肩書や現在の管理職の役割によって電話してくる．もし興味がなくても，電話を取りEメールに返答をするのがよいだろう．なぜなら将来的にまた同じコンサルタントや調査会社から連絡があるかもしれないからだ．興味がないことを正直に伝え，コンサルタントになぜそう思うのかをタイミング，相性，環境，家族の理由などを挙げ，具体的に伝えるのがよい．調査コンサルタントは，

他の候補者を推奨することをいつでも望んでいる．

> ある時，ある役職について私が筆頭の候補者ではなかったが，人材調査コンサルタントが私に会うことを希望したため，空港での面接を設定した．私の地域の空港のクラブで，私たちは素晴らしい対話を行った．会議を欠席することは最も刺激的なことであった．彼らは，選考過程をかなり進めており，すでに選ぶべき候補者が誰なのかを特定していると告げられた．その一方で，彼らは変わらず私と会う時間を設けることを希望してきた．翌週の間に，私は注意深く選ばれた候補者を調べて，彼の資格や成績を評価した．このことは，私に人材調査過程に関して素晴らしい知見を与え，その組織が役割を果たすために求めていた技術とスキルについての知見をも与えてくれた．加えて，人材調査会社が将来的なリーダーシップポジションの採用に私を含めてくれることになった．

その役割に興味がある時に重要なことは，人材調査コンサルタントにそのことを伝え，調査が進捗する時に彼らの会社に敏感に反応することだ．調査コンサルタントは，最も質の高い候補者を同定し魅了することにおいて，組織を手助けすることを期待されている．調査会社は，組織に対してその役割に最も相性がよいと彼らが信じている候補者をしばしば提示する．ゆえに，コンサルタントや調査会社とのやりとりはプロフェッショナルで，かつ意味のあるものであるべきで，それはあなたと組織内の人々とのやりとりと同様である．表 24.2 に調査プロセ

- 履歴書（CV）を更新し，さまざまな管理/リーダーシップポジションの経験において果たしている責任を反映すること
- 関心表明書を準備し，特定の役割に合わせて調整すること，真剣に思考し注意を払うこと
- 組織や機会について他人と話すこと
- 人材調査会社とコンサルタントを調査すること
- 組織を調査すること．その目的，ビジョン，価値と現在の雰囲気と文化などを可能な限り理解すること
- 人材調査委員会と組織のメンバーを調査すること
- 尋ねられるであろう質問のリストを準備し，それに対する返答について練習すること
- 組織に対して尋ねたい質問についてのリストを準備すること
- そなえよつねに

表 24.2　人材調査に備える準備

スにあたってのいくつかの基本的なコツを記している．

24.7　役職を得ることができなかった場合

　あなたは素晴らしい次のキャリア段階となるものを追求しようとしているかもしれない．あなたは役職を探すことに労力を注ぎ，調査過程において見事に行動することを信じ，自分がその役職での筆頭の候補者であることを信じているかもしれない．無理からぬことだが，思考は将来のことに跳び，役職に就任し，家族と一緒に引っ越しまで済ませた気になっているかもしれない．しかしながら，理由は常に明確になるわけではないが，役職に選出されないこともある．それは心を傷つけ，不満を募らせ，自分自身に対して疑念を生じるかもしれない．「なぜ」自分が選ばれなかったのか，理由を探し続けるかもしれない．選ばれた候補者の資格状況を評価することはこの作業を助けるかもしれないが，選考は政治的もしくは文化的な要素により影響している可能性もあり，組織にとっては「最も望ましい」結果なのかもしれない．

　調査コンサルタントに，選考に関連したフィードバックや知見を求めるのがよいだろう．私の経験からいうと，調査コンサルタントはフィードバックを提供する意思に関して人によって雲泥の差がある．どのような場合でも，この探索と自分自身の振り返りは，価値のある洞察とどういった領域での経験を必要としているかについての知見を提供してくれる．大事なことは，調査プロセスを通じて多くの教訓が生まれ，次の調査では，より準備の整った，快適な，知識のある状態にしてくれるということだ．プロフェッショナルとして成長する方略を認識しながら，調査プロセスは今の役職に対する情熱を呼び起こし，自分を鼓舞する報奨物，役割，新しい機会を得る環境を提供してくれるかもしれない．

24.8　複数の面接/調査を掛けもちする

　今までに何度か，複数の機会を掛けもちし，複数の調査会社と同時に働いたことがある．ある時には，3つの異なる調査会社と働いた．重要なことは，あなたが探している他の役職，さらに選考のどの段階にあるのかに関して，調査会社に嘘偽りなく打ち明けておくことだ．調査会社があなたのことをその役職を争うに足ると評価し，「よく適合する」と考えるのであれば，彼らはこの誠実さを認識

し，またそれが彼らのやる気を引き起こし，より迅速に動いてくれるだろう．この過程を導く鍵は，しっかりと計画することと，それぞれの機会においてオファーを受けるにあたって十分に準備できているかどうか，その十分さと明確さをよく確認することだ．

あなたのかかわり方に疑問を呈する者もいるだろうが，しかしながら，同時に複数の調査に自分自身がかかわること自体は珍しいことではない．同時に発生するような調査の参加者になるかどうかを尋ねられた時に，それぞれの似たような機会に対してどんな時にでも名乗りを上げようとするわけではなく，むしろ自分が相互に「適合する」であろうと思ったところのみを含めるように注意深く選んでいると安心させた．最後に，あなたについての参考資料をアップデートし，一緒に働いているコンサルタントに提供し，彼らが誰が強い衝動を有しているのかを確認する時の参考資料として使ってもらえるようにしておくことは重要である．

24.9 留まるべきか，行くべきか？

役職がオファーされ，よいところと悪いところを天秤にかけても，決断は明確には**ならない**だろう．おそらく自分自身に対して，「留まるべきか，行くべきか？」と自問自答するだろう．仮にそれが昇進でなかったとしても，新しい機会がプロフェッショナルとしての成長や学び，より献身的な環境を提供してくれるかどうかを評価しよう．新しい役職は，新たな挑戦と，新たな経験を提供してくれるし，最終的にはよりよいプロフェッショナルとして適合できるだろう．

> ある異動の可能性を提供されている間に，私は特に精神的な葛藤を抱えた．なぜなら，現在の環境と私が期待している将来の環境を比較しても，完全に「正しい」解答がなかったからだ．私は自分の現在の環境に満足していたし，同僚と働くことを楽しんでいた．私が作成したよいところと悪いところのリストは明確にならなかった．最終的に私は，「正しい」選択は存在しないと結論を下し，決断が何であれ，それが「正しい」ものであると心に決めた．このことは，大きな心の平和をもたらし，新しい機会に向かって解答を探す決断ができるようになった．

24.10　振り返らず，長く残りすぎない

　一度異動すると決めたら，その決断をもう一度考えたりはしないことだ．前を向き始めたら，振り返ってはならない．覚えておくべきことは，あなたはその決断を多数の事実に基づいて決め，パートナーでも，最良の友人でも，メンターでもなく，他の誰でもない自分自身によって決めたということだ．他の誰もその機会に対して，自分ほどに批判的に評価することはできない．今まで得てきた機会，支援してくれた人々，今まで所属した環境に感謝することは重要である．それらはあなたの歴史の中で非常に貴重な要素や，将来のネットワーキングの中で重要になる可能性がある．

　「さよなら」をいうのは大変である．人々やプロジェクト，将来的な可能性にかかわり合いをもっているだろうから．覚えておくべきことは，仕事が終わることはなく，書類入れが空になることもない，ということだ．つながっている紐を切り離すことや，こまごましたことをまとめ上げることが大変な一方で，それを手放して次に移ることを恐れてはいけない．言い換えるなら，去る決断を一度したのであれば長くとどまってはいけない．しばしば，将来の家，生活，キャリアの異動などについて，自分が挑戦しなかった場合の可能性について悩まされる．異動が発生するまで，2つの役職や多数のEメールを掛けもちし，多数の提携者に応答することが要求される．今いる組織はたいがいの場合準備が整っており，対外的にもあなた抜きで次の段階を検討していないとも限らないため，長くとどまることは組織の勢いを損なう可能性がある[1]．

　新しい役職を引き受ける時には，前の環境におけるすべての微妙な差異を新しい役職に移植しないように気をつけなければいけない．前の組織を頻繁に思い起こさないように気をつける必要がある．その代わり，新しい文化と環境に対して開かれた状態であることが必要だ．なぜなら新しい役割を始めるのだから．

24.11　異動した直後に提供される驚くべき機会

　新しい仕事や，組織や，家や，コミュニティには，興奮，不確実さ，知らないことなどがあり，それらを説明するのは大変である．変化や新しいことによってアドレナリンが出ている時には，最大限のキャパシティがあり，別の機会をともなってくることがある．

ある時，私の学術的なキャリアの異動の直後に，新しい家に着いて1週間もしないうちに法人組織の役職についての連絡を受けたことがあった．引越荷物の段ボール箱を空けるのにまだ忙しい時だった．ほんの数秒か数日かにわたって，自分に対して疑問をもった．自分の決断，運命，冷静さなどに対してである．私はこの機会について熟慮するように招かれたことを非常に誇りに思ったが，その機会は，私にアカデミアの外でのキャリアを考慮するように迫ってきた．私は，新しい学術的な機会を選んだ多くの理由と，新しい研究施設でなしてきたコミットメントを慎重に再構築してきた．加えて，早急に自分の家族を移住させなければならないことが，その別の機会を選ばないという私の決断に大きな影響を与えた．私は潔くその提案を拒否した．また，調査会社に対して理論的根拠を伝えたところ，企業は私の状況と決断について完璧に理解し，それを尊重してくれた．

24.12　ハネムーン期：信用性を再度構築する

　他の組織から新しい役職に移ってくると，あなたは「外部の熟達者」として取り扱われ，人々があなたに「疑わしきは罰せず」という原則を適用してくれるハネムーン期を得ることになる．しかしながらこの期間に，実態やそれぞれの役職について自分がよく知らないことがはっきりする．ゆえに，適応し，信用性を再度構築しなければならない（表 24.3）．部外者としての学習曲線は急な勾配であり，内輪の秘密を知らない状況で，そこから誰が信頼に足るかを学び，誰に信頼をもって権限を移譲できるかを学ぶ必要がある．加えて，リーダーシップの階段を1段ずつ上るにつれて，課題はより大きくなり，より時間を要する．それは新しい段階の尊敬を成し遂げるためのものである．

24.13　家族を移住させる

　本章では，職業人としての進歩のための異動に着目してきたが，われわれの多くに家族があり，その点で平等な目でみることが大切である．子どもに学校を辞めさせ，パートナーに仕事を辞めさせるのは困難なことであろう．ゆえに，家族のメンバーとは（異動の）過程を進んでいく時に緊密なコミュニケーションを取

うまくいくためのコツ	避けるべきピットフォール
● メンターとのやり取りを続ける	● 異なる文化を強要しないこと
● 新しい文化を受け入れ，適応するための準備をする	● 前の組織で行ってきたやり方について常には口にしないこと
● 重大な変化を急に起こしすぎないように気をつける	● 同時にあまりに多くの課題に取り組みすぎず，中心となる課題に優先的に取り組むこと
● 知らないことがあった時にそれを認めるのを怖がらない．組織にとって新参者であれば，すべてのことに答えをもっていることは期待されていない	
● 新しいアイデアは注意深く導入する	● 組織に関するすべてのことを知っていると知ったかぶりしないこと
● 自分に学ぶための時間を与えることを許容する	
● 勇敢であれ	
● たやすく勝てる場所を探せ	

表24.3　新しい役職に適応する

る必要がある．彼らは異動により影響を受けるので，異動が誰にとっても正しい決断であることを確認したいところだ．時に，本章の最初で，異動のタイミングは正しくない時にやってくることがあると言及したが，それは家族にとって正しくないのだ．候補者が役職の最終選考に残っても，役職が提示された段階でその人のパートナーが環境を変えることを拒んで話がうまく進まなくなった，といったことを何回か聞いたことがある．こういった理由は，候補者がその先の選考から抜け出すための言い訳にもなりうるが，組織や調査会社は候補者に対して時間を割いているので，組織と調査会社の両方の心象を悪くする．

24.14　結　論

リーダーシップの機会を追求することは異動を意味することがしばしばある—新しい都市，新しい組織，新しい役職への異動である．これらの生活の変化は，課題に満ちたものである一方で，個人的な，職業人としての，リーダーシップ面での成長の機会となる．仮に現在の役割に留まったとしても，調査を通じて成長と振り返りが発生する．自分が所属してきた組織やそれぞれの環境に対して心から感謝して，価値も感じていたし，またそこから離れるというのはいつでも辛いことだった．しかしながら，それぞれの異動において，私は自分のポテンシャル

を超えた成長を得て，異なる環境や文化の中で生活し学ぶ機会に価値があると感じることができた．あなたが，今がまさにその時であり機会であると感じ，他の組織や他の役職に正しく「はまる」ものがあるのなら，異動し昇進することについてためらう必要がないことを保証しよう．

引用文献

1) Maxwell JC. The 5 levels of leadership. New York: Hachette Book Group; 2011.

Janet M. Guthmiller医師は，ネブラスカ大学メディカルセンター歯学部の学部長である．ノースカロライナ大学―チャペルヒル歯学校の教授であり，学事部門の副学長を歴任した．また，アイオワ大学歯学部やボルチモア歯科口腔外科学部の指導医であったこともあり，卒前卒後の教育にかかわり，自由診療での歯周疾患診療にかかわり，研究も行ってきた．

あとがき：変化するヘルスケアの風景
Afterword：The Changing Healthcare Landscape

1 変革の時

　現代の大学は中世にその起源をもち，その起源の特徴を数多く残している．神聖なミッションの価値，ヒエラルキーを愛し，ガバナンスをシェアする．そしてしばしば異なったルールを学術的な修道院の中に有する．19世紀に，産業革命による知識の裕福さと専門化により誕生した現代の大学は新しいディシプリン（学問分野）を生成した．医学に関していえば，Flexnerによる組織的な革命は堅固に医学部を大学の一部として，また基礎科学の鍵を握る役割として強調して確立した[1]．1950年代からは，政府や産業からの研究助成金が増加しメディケアやメディケイドなど，他の商業保険からの臨床面での資金獲得が大幅に増加したことで教員数は顕著に増加し，医学部とそれに付随した学術的な医療組織は顕著に規模と複雑さを増した．並行して，この50年間にわたって米国のヘルスケアの支出はインフレーションよりも早く成長し，不況の時もほとんどまたはまったく低迷することがなかった．現実的には，ほとんどの医師はインフレーションよりも多い収入の増加とともに生涯にわたる職を得ていた．これらが医学部教員の伝説的な成長の時であった．

　しかしながら，ブームには終わる時がやってくる．ヘルスケア改革は未曾有の変化をケアを行う組織にもたらし，病院の広範な合併と臨床医の雇用，オフィスとヘルスケア組織にわたる電子的医療情報の実装をともなった．そのペースは驚異的なものだった．たとえば，この3年間でノースカロライナ州の130の独立した病院は15未満の独立したシステムに合併され，多くの臨床医が雇用され，2つの電子的医療情報システムが州を占拠している．似たような変化が国全体にわたって起こっている．

　学術的な医療組織とその教員にとってこれらの変化による意味合いは何であったのか？　変化の徴候と原因の両方が米国におけるヘルスケア支出の爆発であった．それは他の国の3倍にも達するものであり[2]，経済的成長そのものを危険にさらした．医療の質[3]~[6]と人々における全体的な健康[7]という文脈におけるヘルスケア組織の貧弱なパフォーマンスが認められることが増えてきた．財政的には，サービスに対する支払いか

ら価値に対する支払いに置き換わることで，学術的な医療組織が命令することが可能な払い戻しが増加するというプレッシャーに直面し，高価な患者ケアを通じた，研究，教育と貧困者のケアの相互補助は制約されるだろう．そして，結末は大規模なヘルスケア組織やそれらの関連する医学部におけるかなりのコストの圧力に至るだろう．このもくろみに加わったのが情報技術と遺伝子技術の顕著な変化であり，コストを増加させた．しかしこれらの変化は，患者にとってのよりよい協働，より効率的な組織，より効果的ながんやその他疾患の治療を期待できるものである．人口の高齢化と慢性疾患の高い有病率を加え，ヘルスケア組織における大幅な変化の圧力は顕著に増加している．医学部の教員は大きな渦巻きの中心にいて，変化する患者ケアや，教育と学識を社会の新しい状況やニーズと合致させる点においてリーダーシップを発揮する役割を果たすであろう．

2　医学部教員への意味合い

このように，医学部教員の基礎的な業務は変化している．研究と教育に関する外的な支援の相対的な減少を所与として，臨床的なケアは大きく，増加している役割である．将来の臨床的なケアはより多くの量がより収入を産出するサービスや手技よりも，3つのねらいに直結する：健康増進，患者協働，費用効率の高さである[8]．サービスに対する支払いから価値に対する支払いに移りゆくことは，個々の教員メンバーや組織の両方にとって段階的であり困難なものである．そのうえ，組織の戦略はいくらかのサービスラインにおいて投資と成長を必要としている．ゆえに，異なる部門の教員は特異な臨床面での役割や，学部のミッションや，特定の学術的な医療組織の戦略的なニーズによって顕著に異なった環境や報酬を経験するかもしれない．

臨床的ケアの文脈も顕著に変化している．特にほとんどの医学部が含まれている統合されたヘルスシステムにおいて，組織化されたグループ診療，治療に対する確立されたプロトコール，電子的健康情報の普遍的な使用，多くの専門性と専門職を巻き込んだチームベースの患者ケア，医療の質の改善と公衆衛生が強調され，そして医師の報酬は量だけではなく質，さらには患者満足度に基づいている．現代の医学部における臨床医はそのような環境で診療をたやすく行うことができなければならず，そうした環境で「どのように診療するか」を学生やレジデントに教えることを学ばなければならない．

これらの臨床上のケアにおける顕著な変化は，古典的な学術的ミッションである教育と研究にも大幅な変化が同時に起こっている．Flexnerian の前の時代から，医学部教員は主に医学生，次いでレジデントに教えていた．レクチャーと徒弟的な学習の組み合わせを主に病棟で行っていた．最近の世代では，ケアは外来環境にシフトしており，教育

も同様に外来環境へシフトしている（しかしながらよりゆっくりとである）．今やほとんどの医学部が1年次から臨床教育を開始しており，教員が教える学習の幅は医学教育の継続性の中で広がりをみせている．加えて，メディカルスクールは幅広いディシプリン（学問分野）による専門職の増加に対しての教育プログラムを開発している．その結果，専門家の連携による教育が弾みを得ており，医学部教員は，看護，薬学，公衆衛生，ソーシャルワークなどを含む幅広い医療専門職，また医療現場アシスタントや救急救命士などに対する教育を行うことをますます求められている．最終的に，受動的な学習のピットフォールや，学習者を協働させるような新しい情報技術のプラットフォームにおける実験結果が認識されてきたことから，われわれの教育手法にも革命が起こっている．講義の役割は急速に消失し，オンライン上の非同時性の学習，「反転」授業や，相互的な小グループのカリキュラムなどに置き換わってきている．1対1のプリセプティングですら，学生のポートフォリオ，即時フィードバック，チーム教育の発達にともない変化してきている．このことからも，将来の医学部教員はケア全体の継続性にわたって，さらにケアの大部分にわたり，世代ごとに大幅に異なる方法で，数多くの異なった学習者を教育することになるだろう．

　研究と学識も変化している．Boyerは1994年の古典的な業績において，学識の分類を記述し，発見，統合，普及の学識を区分けしている[9]．第一に，疾患の基礎的なメカニズムの探求に特化した学識は，よくある大きな問題に取り組む学際的なチームの役割の重要性をますます強調している．そのような研究がますます費用を費やしているが，しかしながらそれは政府の研究補助金がより狭い範囲の組織に集中するであろうことを意味している．そこまで多くの施設が堅牢な研究ミッションを保つことはできないだろう．知識の爆発的な拡大が意味するのは，統合に関する学識が重要な知見を達成することができるということである．新しいケアのモデルの必要性が普及の学識を力強く誘導する．たとえば新しいプログラムや臨床的なイノベーションの評価などである．ゆえに，教員の将来的な役割はある程度所属する組織のミッションによる．発見の学識は大量の研究を行っていたり，熱望したりしている組織によって財政的にサポートされる．ひとたびこれらの学識に対する社会的な抵抗が少なくなれば，学識の統合と普及はさまざまなところで可能となる．

　ヘルスケア組織やその下にある医学部に対して影響を与えている経済的な圧力が，教員にも顕著な変化の動力を与えることを強調しておくことは重要だろう．最近の世代まで，病院とヘルスシステムの財政的な収益は，教員数の増加や臨床プログラムや臨床研究の発展に対して大きな動力となってきた．その最終損益に対する脅威は学術的事業の健全性に直接的に変換される．10年以上前，ペンシルベニア大学のヘルスシステムは財

政的な危機にあり，大学全体の破産に陥る危険性があることが浮上していた．医療費負担適正化法（Affordable Care Act）は現在ヘルスシステムの収益を脅かし，電子的医療情報の実装にともなう資金需要の増加と，価値に対する支払いへの要求に対する臨床面ツールの大きな変更などにより，多くの施設が「どれだけのリサーチを行う余裕があるのか」という問いに答えるべく，彼らの学術的なミッションに取り組む新しい方法を開発し始めている．個々の教員メンバーのレベルにおいては，これが意味することはコストのバランスに関する直接的（給与，給与以外の経済的利益）な要素だけでなく非直接的（スタッフや補助的なサポート）な要素，稼いだ収入についての直接的な（サービスに対する支払い）要素と非直接的な（オーダーされた補助とその下流部門）要素について持続的な注意を払うということである．医学部教員が，臨床医のように開業でき，実質的に永年の職業の保障を確信することができていた時代は過ぎ去った．その一方で，他の多くの産業のように，生産性や報奨金や組織に提供された価値に持続的な注意が向けられ，短期指標の収入増加の要求というレンズを通してフィルターがかかっているのが現状である．

　現在の環境の最後の構成要素は，学術的な組織において社会的責任に対する社会の側からの要求が増加していることである．臨床レベルにおけるこの要求は，臨床的にあるいは財政的にも患者へのエンゲージメント（かかわり方）が増加していることを意味する．多くのヘルスシステムはすでに患者満足度に関する競争を開始している．個別化医療に対応する技術が発展し患者へのエンゲージメントは，コストと死亡率の両方に働きかける慢性疾患の管理における将来有望な戦略である．近い将来は，患者との一層のエンゲージメントが想定され，それは臨床チームや臨床医を顕著に適応させるであろう[10]．しかしながら，社会的責任の風当たりは強く，リソースにも制約があることからより明らかになるであろう．例はたくさんある．2015 年の 8 月に IOM が GME（graduate medical education）の財政が国の要求に対して非常に同期していないことを見出し，大規模な構造的な再編を求めた[11]．世界における他の国のほとんどは医学部の社会的責任を要求しており，それは臨床的ケア，教育や研究を通じて人々の要求に合わせるようにというコミットメントである．この種のレンズは現代の学術的な医療組織のよりどころである相当量の政府の助成金へ適用されていくだろう，メディケアやメディケイドの資金，NIH，CDC，AHRQ，PCORI（Patient Centered Outcomes Research Institute）の助成金，州のサポートなども同様である．医学部教員はこれらの力学を調停することの最前線に立っている．社会的責任を果たすためのシステムを稼働させ，一方で組織やケアのコンテンツや医療専門職の次世代を養成することにおいて革新を生み出すものである．

3　結論：医学部教員のキャリアへの意味合い

　将来的に医療の規模とペースが変化するという展望は多くの者を怯えさせるが，豊かな機会が医学部教員には残されている．500 年以上にわたって続いてきた人的組織は，そのほとんどが大学であり，そのことは経済，科学や社会の深淵な変化をものともしない，大学の適応に対する基礎的な能力を強調する．長期間にわたって，大学は非常に適応能力が高く，現代社会において若者を教育することと，社会の将来的な発展をリードするというミッションの高い価値により利益を得てきた．医学部教員の次世代は彼らが日々，あるいは彼らのキャリアにわたって行っていることに関する顕著な変化を目の当たりにするであろう．しかしながらそこではよりよいヘルスケアシステムを構築し，教育の新しい方法を開発し，ヘルスを劇的に改善する研究を行う機会も提供される．

引用文献

1） Duffy TP. The Flexner Report─100 years later. Yale J Biol Med. 2011;84:269-76.
2） OECD. *Focus on Health Spending OECD Health Statistics 2015*, D. Morgan, Editor. 2015.
3） Institute of Medicine and Committee on Quality of Health System. To err is human: building a safer health system. Washington, DC: National Academies Press; 2000.
4） Institute of Medicine and US Committee on Quality of Health Care in America. Crossing the quality chasm a new health system for the 21st century. 2001. Washington, DC.
5） McGlynn EA, et al. The quality of health care delivered to adults in the United States. N Engl J Med. 2003;348(26):2635-45.
6） Institute of Medicine. Partnering with patients to drive shared decisions, better value, and care improvement─workshop proceedings. 2013: Washington, DC. p. 1-204.
7） Committee on Integrating Primary Care and Public Health, Board on Population Health and Public Health Practice, and Institute of Medicine. Primary care and public health: exploring integration to improve population health. 2012, National Academies Press: Washington, DC.
8） Berwick DM. A user's manual for the IOM's 'Quality Chasm' report. Health Aff (Millwood). 2002;21(3):80-90.
9） Boyer EL. Scholarship Reconsidered: Priorities of the Professoriate. Carnegie Foundation for the Advancement of Teaching. Jossey-Bass, 1990.
10） NC Institute of Medicine. Patient and family engagement: a partnership for culture change: a report of the NCIOM task force on patient and family engagement. N C Med J. 2015; 76:197-200.
11） Eden J, Berwick D, Wilensky G. Graduate medical education that meets the nation's health needs. Committee on the Governance and Financing of Graduate Medical Education, Board on Health Care Services, and Institute of Medicine, Editors. 2014. Washington, DC: Institute of Medicine of the National Academies. p. 1-256.

Warren P. Newton は，現在ノースカロライナ州の Area Health Education Center（AHEC）プログラムの Vice Dean でありディレクターである．また William B. Aycock Distinguished Professor であり，ノースカロライナ大学医学部の家庭医療学科の主任教授である．彼はヘルスケアの質と教員養成に関して国家的に認められたエキスパートである．

索　引

● あ行

アイコンタクト……………………17, 21
アカデミックキャリア……………………260
アカデミックリーダーシップ…………170

医学部教員…………263, 175, 193, 265
医師管理職………………278, 280, 285
意思決定……………………………131
医師上級職の向上……………………283
医師の健康プログラム（PHP）………142
医師向けリーダーシップ開発プログラム
　　（PLDP）…………………………65
一問一答式の質問……………………27
意図……………………………6, 26
異動…………………………291, 292, 299
医療過誤………………155, 157, 158
医療現場……………………………202
医療事故……………………………156
医療訴訟………………151, 152, 155
医療保険の相互運用性と説明責任に関する
　　法律（HIPAA）………………158
インフォームドコンセント………………153

教えること……………………50, 183
思いやり……………………224, 227
　　抵抗に対する――………………229

● か行

会議………………51, 90, 91, 92, 97
外的決定……………………………196
ガイドライン…………………………151
会話…………………………………220
家族…………………………………300
関係構築………………………………80
患者ケア……………………49, 153
患者の判断能力……………………154
感情知性（EI）………………285, 287
管理目線……………………………196
管理職…………………………275, 278
管理スタイル…………………………75
管理能力（MI）………………78, 81

聞くこと………………………………20
記述的リーダーシップ………………112
帰属の回避……………………………26
基礎的管理能力……………………79
逆境でも折れない心…………………60
キャリア………252, 256, 263, 274, 297
キャリアアップ………………………294
キャリア開発………………257, 266, 268
キャリアパス………………………257
教育…………………………………151
教育スキルの向上…………………263
教員…………………………………263
　　――のキャリア………………274

──の進路 ································ 265
教員階級 ···································· 117
極性思考 ···································· 236

経営最高責任者 ························ 275
経営指標 ···································· 281
傾聴 ································· 24, 128
結果責任 ······································ 88
権威勾配 ······················· 85, 88, 216

高圧的人格 ································ 105
効率化 ·· 38
コーチング
　········ 5, 129, 177, 180, 185, 186, 188
　医学教育における── ············ 178
コーチングモデル ······················ 185
コスト ······································ 277
コミット ······································ 8
コミュニケーション
　················ 37, 128, 197, 217, 285
　効果的な── ···· 13, 16, 18, 21, 22, 127
コラボレーション ······················ 259
コンテキスト ····················· 168, 201
コンピテンシー ·························· 287
　──としての戦略的思考 ············ 244
コンフリクト ··· 33, 34, 37, 38, 39, 42, 96

● さ行

最高医療責任者 ·························· 280
サイロ思考 ································ 125
サポート ···································· 129
参加の促し ································· 38
サンドウィッチ・テクニック ·········· 24

時間 ·································· 49, 50

時間管理法 ································· 48
時間マネジメント ························ 52
　──4つのP ······························ 52
自己開示 ···································· 81
自己開発 ·································· 3, 4
自己管理 ···································· 26
仕事中心マネジメントスタイル
　································ 75, 76, 79
自己評価スタイル ························ 78
事前指示 ·································· 154
実質的リーダーシップ ·············· 113
実践 ··································· 67, 69
自由回答式の質問 ········ 23, 27, 31
終身雇用 ·································· 265
終身在籍制度 ···························· 265
集団思考 ·························· 216, 220
集中 ································ 6, 8, 68
生涯学習 ·································· 285
昇格 ·· 266
上級医師リーダー ······················ 286
証言 ·· 158
上司 ························ 192, 194, 196, 197
昇進 ······························· 291, 294
障壁 ·· 218
情報共有 ···································· 92
情報交換 ·································· 277
助言 ·· 183
人材 ·· 139
人材調査 ·································· 295
心身の鍛練 ································· 69
身体と心のエクササイズ ·············· 43

隙間活用 ···································· 54
ステップアップ ················ 252, 259
ストレス ···································· 70

成果期待	81
性格特性	223, 224, 232
生産性を高める	54
誠実さ	216
政治的行動	203
政治的な賢さ	201, 203, 204
生前の意思	154
成長	2, 252
性別	111, 112, 115
責任	134, 140
説明責任	36, 88, 131, 147
説明責任ピラミッド	139, 140
全米医師データバンク（NPDP）	156
専門家のニーズ	142
戦略	236, 239, 241, 242, 281
戦略的思考	236, 241, 243, 244, 246, 247
戦略的ドライバー	240
戦略的マネジメント	241
戦略的リーダーシップ	241
挿管不要	154
組織イニシアチブ	137
組織化	6, 7, 9
組織的景観	202, 204, 205, 206
組織の取り組み	282
組織文化	215
訴訟	155, 156
蘇生処置拒否	154
措置入院	153
ソフトスキル	287
損害賠償請求	156

● た行

退職	273
タイムマネジメント	48, 56
対立・衝突	33, 34, 37, 38, 39, 42
代理的代表者	113
対話	24, 38, 45
段階的介入ピラミッド	145
探求サークル	41
探求的サークル対話エクササイズ	39
地位	84, 88, 293
マネジャーの――	85
チームワーク	134
チェックイン会議	92
強み	28
抵抗に対する思いやり	229
ディスカッション	15, 17
展望	224, 226
動機づけ	184
投資-生産性マトリクス	57
到達目標	282
トップダウン	178

● な行

内的決定	195
内部の首尾一貫性	42
内容とつながりのバランス	13, 15
人間関係	65
人間中心マネジメントスタイル	75, 76, 79, 80
忍耐力	55
ネガティブフィードバック	220

311

ネットワーキングの向上 …………… 292
ネットワーク ………………………… 259

● は行

パートナーシップ ……………………… 65
バーンアウト ………………………… 114
ハネムーン期 ………………………… 300

ビジョン ……………… 167, 201, 240
批判的思考 …………………… 238, 239
病院のためのロードマップ …………… 16
評価 …………………………… 6, 143
氷山モデル …………………… 40, 41
標準治療（SOC）……………… 152, 155
標準治療問題 ………………………… 158

ファシリテーター …………… 97, 103
ファシリテート ……………………… 210
フィードバック …… 5, 23, 24, 27, 30, 46
フィードバック・セッション ………… 23
フォロワー …………………… 166, 201
フォロワーシップ …………………… 166
部下 …………………………………… 193
ブレークスルーモデル ……………… 229
プロジェクト管理 …………………… 130
プロジェクトバンドル ………… 137, 138
プロフェッショナリズム … 134, 140, 147
プロフェッショナル ………………… 260
　　──の責任 ……………………… 134

米国医科大学協会（AAMC）…… 126, 151
米国卒後医学教育認定評議会（ACGME）
　　…………………………………… 151
ヘッドハンター ……………………… 295
ヘルスケアチーム …………………… 278

ヘルスシステムの思想的リーダー ……236
変化 …………………… 223, 224, 225
防衛反応 ……………………………… 29
防御反応 ……………………………… 35
法廷 …………………………………… 152
法的な問題 …………………………… 159
補償限度 ……………………………… 155
保証人（HCPOA）…………………… 154
ボススタイル ………………… 76, 77, 78
ホットボタン ………………………… 105

● ま行

マイクロマネジャー ………………… 75
前向きな行動 ………………………… 66
マネジメント ………………… 123, 124
　　──に必要なこと ………………… 74
　　──の原則 ………………………… 74
　　──のコンピテンシー ………… 287
マネジメントスタイル ……………… 75
マネジメント効率 …………………… 78
マネジメント能力 …………………… 84
　　──の3つのR …………………… 84
マネジャー
　　……… 74, 85, 123, 126, 128, 129, 164
　　──の管理方法 ………………… 123

ミスコミュニケーション ………… 19, 20
民族人種 ……………… 111, 112, 115

命令 …………………………………… 44
メタコンピテンシー ………………… 62
メディケア …………………… 151, 161
メディケイド ………………… 151, 161
面接 …………………………………… 297

メンター……………………………11
メンタリング……177, 180, 181, 182, 189
　　──においてのコーチング…………185
　　医学教育における──……………178
メンティーの発達活動………………183

目標……………………………………63
目標ステートメント…………………240
モチベーション…………………80, 130
ものの見方…………………………61, 64
問題解決………………………………92
問題解決能力…………………………285

● や行

役職……………259, 267, 297, 299, 301
役割………………………38, 84, 86, 252
　　ファシリテーターの──…………103

勇気………………………214, 215, 218
優先順位づけ……………………52, 53

要求……………………………84, 87

● ら行

リーダー……………………123, 132
　　女性の──………………………112

マネジャーと──……………………74
リーダーシップ
　　…………114, 123, 124, 134, 201, 292
　　──の取り方……………………164
　　──の変化……………………111, 117
　　医学における──………………173
リーダーシップ開発プログラム…………2
リーダーシップ行動の模範…………184
リーダーシップコンピテンシー………239
リーダーシップスキルセット…………207
リーダーシップチーム……………164, 217
リーダーシップレッスン………………189
リーダー変革…………………………232
リトリート……………101, 104, 107, 108
　　指導者の──………………………99
臨床業務………………………………49

レジリエンス………………60, 61, 70
連邦管理機関………………………160

ロールプレイ…………………………25
ロールモデル…………………………219

● わ行

ワーク・ライフ・バランス………55, 260
割り込んでくる仕事………………49, 50

欧　文

● A〜G

AAMC（Association of American Medical Colleges） ………………… 126, 151
ACGME（Accreditation Council for Graduate Medical Education） ……… 151
adverse outcome ………………………… 156
American College of Healthcare Executives ……………………………………… 221

be clear …………………………………… 17
be simple …………………………………… 17

Chief Medical Officer …………………… 280
closed-ended question …………………… 27

done speaking …………………………… 17

E メール …………………………… 50, 51
EI（emotional intelligence） …………… 287
eye contact ……………………………… 17

● H〜N

HCPOA（health care power of attorney） ……………………………………… 154
health system thought leader …………… 236
HEART …………………………………… 20
HIPAA（Health Insurance Portability and Accountability Act） ………………… 158

I ステートメント ………………… 29, 220
inquiry circle dialogue exercise ………… 39

lead up …………………………………… 196

manage up ……………………………… 196
MI（managerial intelligence） …………… 78

NPDP（National Practitioner Data Bank） ……………………………………… 156

● O〜Z

open-ended の質問 ……………………… 23

partnership ……………………………… 65
perspective ………………………… 61, 64
PHP（physician health program） ……… 142
PLDP（Physician Leadership Development Program） ……………………………… 65
practice ………………………… 61, 67, 69
proactivity ……………………………… 66
purpose …………………………………… 63

rank ……………………………………… 84
requirement ……………………………… 84
retreat …………………………………… 99

SBAR ……………………………… 16, 17, 18
SMART ………………………………… 188
SOC（standard of care） ………… 152, 155
── issue ……………………………… 158

to-do リスト ……………………………… 53

VUCA …………………………… 236, 237

360 度評価 ………………… 5, 143, 293
4 象限マトリクス ……………………… 53

医師として知っておくべき
マネジメントとリーダーシップの鉄則 24 の訓え

　　　　　　　　　　　令和元年7月25日　発　行

　　　　　　綿　貫　　　聡
　監訳者　　高　尾　義　明
　　　　　　錦　織　　　宏

　発行者　　池　田　和　博

　発行所　　丸善出版株式会社
　　　　　〒101-0051　東京都千代田区神田神保町二丁目17番
　　　　　編集・電話(03)3512-3262／FAX(03)3512-3272
　　　　　営業・電話(03)3512-3256／FAX(03)3512-3270
　　　　　https://www.maruzen-publishing.co.jp

© Satoshi Watanuki, Yoshiaki Takao, Hiroshi Nishigori, 2019

組版印刷・中央印刷株式会社／製本・株式会社 松岳社

ISBN 978-4-621-30398-6　C 3047　　　　Printed in Japan

本書の無断複写は著作権法上での例外を除き禁じられています.